약이 되는
약술 담그기

약이 되는 약술 담그기

초판인쇄 : 2021년 6월 28일
초판발행 : 2021년 7월 5일

지 은 이 | 안병준
펴 낸 이 | 고명흠
펴 낸 곳 | 푸른행복

출판등록 | 2010년 1월 22일 제312-2010-000007호
주   소 | 경기도 고양시 덕양구 통일로 140(동산동)
          삼송테크노밸리 B동 329호
전   화 | (02)356-8402 / FAX (02)356-8404
E-MAIL | bhappylove@daum.net
홈페이지 | www.munyei.com

ISBN 979-11-5637-120-5 (13510)

※ 이 책의 내용을 저작권자의 허락 없이 복제, 복사, 인용, 무단전재하는 행위는
   법으로 금지되어 있습니다.
※ 잘못된 책은 바꾸어 드리겠습니다.

약이 되는 약술 담그기

안병준 원장(의사·한의사) 지음

푸른행복

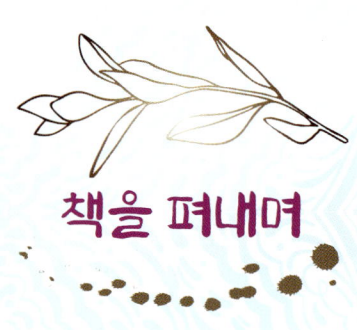

책을 펴내며

'일침이구삼약(一鍼二灸三藥)'. 한의학에서 흔히 쓰는 말로, 첫 번째가 침, 두 번째가 뜸, 세 번째가 약이라는 뜻이다. 이는 가벼운 병에 쉽고 빠르게 할 수 있는 것이 침 요법이고, 그보다 깊은 병에 할 수 있는 것이 뜸 요법이며, 더욱 깊은 병에는 약을 사용해야 한다는 의미이다. 달리 말하면, 약은 치료의 핵심이며 질병의 마지막 단계에 이르기까지 사용할 수 있는 근본적인 치료법이라는 것이다.

동서양을 막론하고 질병을 치료하는 데 있어 약은 핵심적인 역할을 한다. 뿐만 아니라 몸을 보하고 원기를 회복시키는 데에 약만 한 것이 없다. 우리 주변에서 흔히 볼 수 있는 식물들이 약이 되고 음식의 재료가 될 수 있다는 것은 모두 공감할 것이다. 그리고 이것을 어떻게 하면 가장 손쉽게, 그리고 효율적으로 약효 성분을 추출하여 오랫동안 보관하면서 먹을 수 있을까를 생각하면, 그것은 바로 술을 담가 먹는 방법일 것이다.

그런데 술을 약으로 사용할 수 있을까? 술을 한마디로 요약하면 '백약지장(百藥之長)이나 과유불급(過猶不及)'이라 말하고 싶다. 술처럼 좋은 약도 없겠지만 지나치면 안 된다는 뜻이다. 술이 오랜 역사를 가진 음식인 데에는 분명 술이 가지는 이점이 있기 때문일 텐데, 술로 인하여 패가망신하는 사람이 많은 것을 보면 이는 분명 지나치게 먹어서는 안 되는 음식임이 틀림없다.

대부분 약재는 물을 붓고 달여 먹거나 또는 가루[粉末]나 환(丸), 고(膏) 등으로 만들어 이용하는데, 이러한 방법들은 그 과정이 번거롭고 복잡하며 때로는 기술이 필요하다. 또한 어떤 약재들은 물에 잘 녹지 않아 물에 끓이는 방법만으로는 약효 성분을 충분히 추출하여 섭취할 수 없다는 문제도 있다. 이러한 어려움을 해결할 수 있는 방법이 바로 술로 담그는 것이다. 따라서 우리 주변에서 쉽게 구할 수 있는 약초들을 이용하여 쉽게 술을 담그는 방법과 이 술로 건강을 지키는 방법을 전하는 데에 이 책의 집필 의도가 있다.

  이 책에서는 먼저 약이 되는 식물을 이름, 과명, 생약명 등으로 정리하고, 각 식물의 부위별 특성 또한 자세하게 설명하고 있다. 특히 뿌리나 꽃 등 사용 부위가 특정된 것은 '식물명(사용 부위명)'의 형태로 정리하였으며, 맛과 약성, 음용법 등에 대한 사항을 요약·정리하였다. 식물명과 학명은 국가생물종지식정보시스템(http://www.nature.go.kr)을 따랐으며, 생약명은 '식품의약품안전처 식품의약품안전평가원 생약정보시스템(http://www.mfds.go.kr)'을 따랐다.

  '적용병증'에는 각각의 약술로 다스릴 수 있는 주요 병증 및 복용 방법을 《동의보감》과 《방약합편》 등 처방서나 본초서를 기준으로 요약·정리하였다. '채취 및 구입'에는 약재별 재료를 구입할 수 있는 방법과 장소를 설명하고 있다. '만드는 방법'에서는 이용 부위별로 약재의 분량과 술의 양 등 만드는 방법에 대해서 상세하게 정리하였다. '맛'에는 약미와 약성을 설명하고 있다. '주의사항'에서는 복용상의 주의사항에 대해서 정리하여 안전성을 높였다. 용어는 쉽게 이해할 수 있도록 가능한 한 한글로 풀어썼으나 이해를 돕는 데 필수적인 용어는 한자를 사용하고 우리말로 설명을 덧붙였다.

  이 책은 다양한 술 담그기 방법 가운데 약재를 소주에 담가서 그 약성을 추출하여 이용하는 침출주를 중심으로 설명하였다. 침출을 위한 술은 되도록 증류한 소주를 사용하며, 알코올 도수 30도 이상의 시판 소주를 이용할 것을 권한다. 그리고 살구, 매실 등과 같이 씨앗 안에 독성이 있는 과일류는 30~40일 정도 담근 후에 열매를 건져내고 숙성시킨 후에 마시면 부작용을 줄일 수 있으며, 향과 맛도 부드러워진다.

  이 책이 건강을 지키고 싶은 많은 독자에게 좋은 지침이 되기를 기대한다. 또한 아무리 좋은 술이라고 해도 지나치면 부족함만 못하다는 것을 기억해야 할 것이다.

  끝으로 어려운 여건 속에서도 출간을 허락하신 푸른행복출판사 대표님과 항상 좋은 책을 만들기 위해 수고해 주신 편집부 여러분께 깊은 감사의 말씀을 드린다.

저자 올림

감사의 글

약초의 귀한 사진을 제공해주신 분들의 성함을 아래에 기록해 둡니다. 대단히 감사합니다.

사진을 제공해주신 분(가나다순)

- **박종철** 명예교수(세계약초연구원 원장) : 감국 지상부(p.21), 감초 꽃(p.28), 귤나무 열매껍질(p.51), 박하 지상부(p.107), 박하 잎(p.108), 큰조롱 지상부(p.116), 살구나무 종인(p.137), 엉겅퀴 지상부(p.175), 엉겅퀴 종자 결실(p.177), 익모초 종자(p.199), 익모초 종자 결실(p.201), 천궁 지상부(p.237), 질경이택사 잎(p.248), 질경이택사 열매(p.249)

- **조경남** 교수 : 감국 줄기(p.22), 감국 무리(p.23), 구기자나무 덩굴줄기(p.47), 구기자나무 나무껍질(p.47), 구릿대 지상부(p.48), 구릿대 잎(p.49), 구릿대 줄기(p.50), 단삼 무리(p.60), 단삼 뿌리(채취품, p.60), 단삼 잎(p.61), 단삼 꽃(p.61), 맥문동 뿌리(p.89), 토종민들레와 서양민들레 비교(p.102), 민들레 뿌리(p.103), 산사나무 열매와 잎(p.133), 삽주 꽃(p.147), 삽주 무리(p.148), 지황 지상부(p.149), 지황 잎(p.150), 지황 꽃(p.150), 지황 건지황(p.151), 쇠무릎 꽃(p.165), 시호 지상부(p.167), 시호 잎(p.168), 시호 꽃(p.168), 시호 줄기(p.169), 실새삼 열매(p.170), 으아리 뿌리(채취품, p.196), 으아리 꽃(p.197), 으아리 종자 결실(p.198), 인동덩굴 무리(p.202), 인동덩굴 열매(p.204), 족도리풀 지상부(p.220), 족도리풀 뿌리(p.220), 족도리풀 꽃(p.221), 지치 뿌리(채취품, p.223), 지치 새순(p.224), 지치 꽃(p.224), 지치 열매(p.225), 질경이 지상부(p.226), 질경이 꽃(p.227), 질경이 뿌리(p.228), 질경이 전초(p.228), 질경이 잎의 심(p.228), 찔레꽃 익은 열매(p.231), 참당귀 잎(p.233), 참당귀 꽃(p.233), 참당귀 뿌리(p.234), 천궁 뿌리(채취품, p.235), 천궁 꽃(p.236), 천마 꽃(p.239), 천마 줄기(p.239), 천마 지상부(p.240), 천마 전초(p.240), 칡 열매(p.246), 하수오 잎(p.257), 하수오 꽃(p.257)

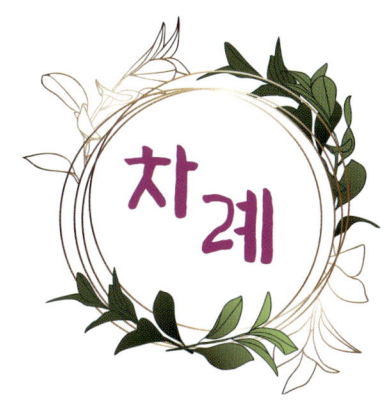

- 책을 펴내며 · 4
- 감사의 글 · 6

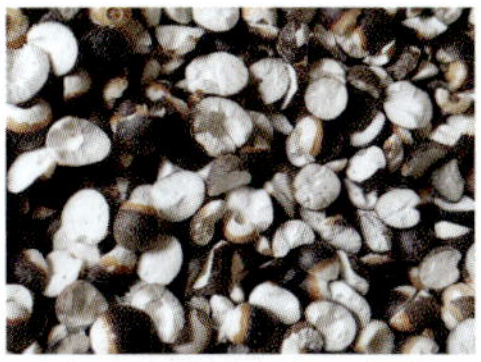

가시연꽃주 12	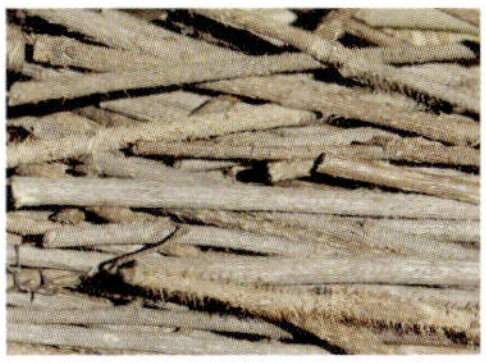 가시오갈피주 15	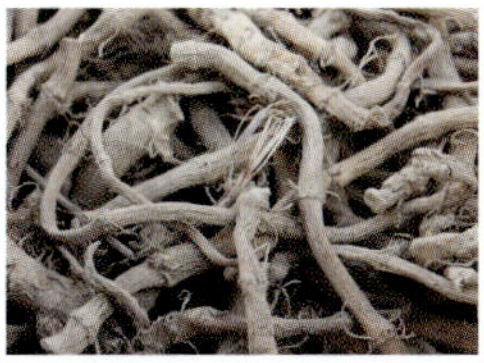 갈대주 18	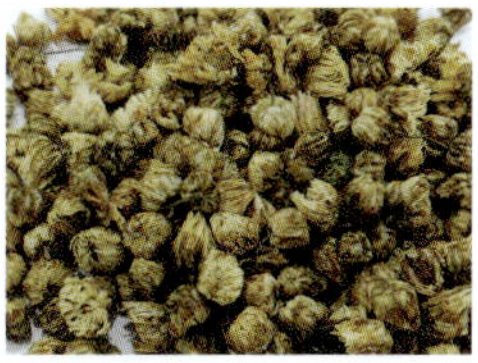 감국주 21
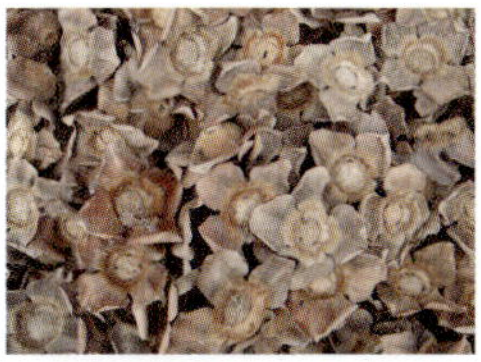 감나무주 24	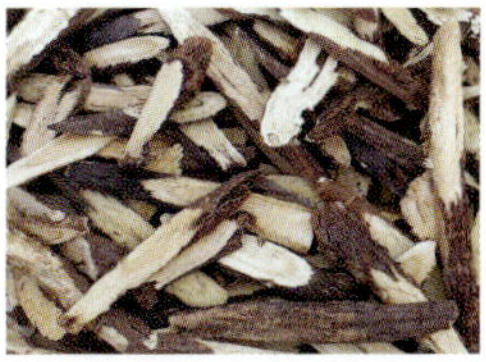 감초주 27	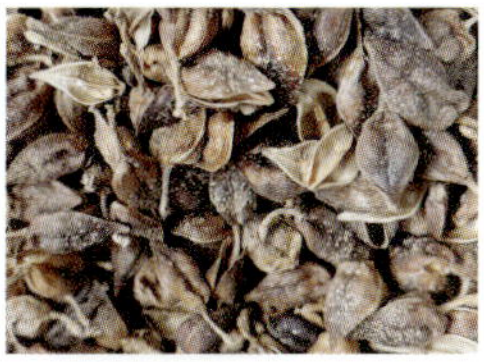 개나리주 30	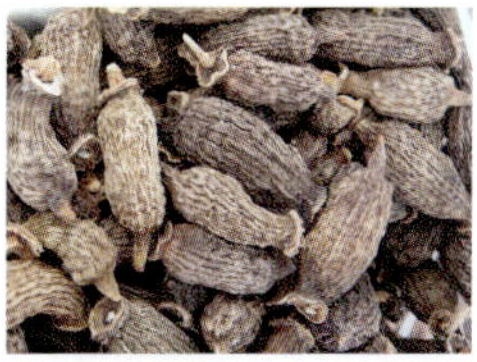 개다래주 33
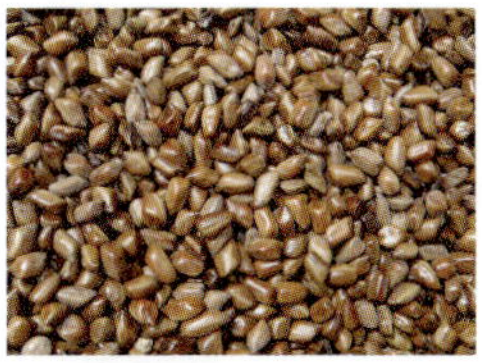 결명자주 36	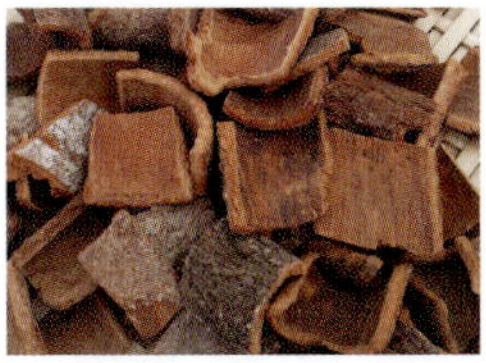 계피주 39	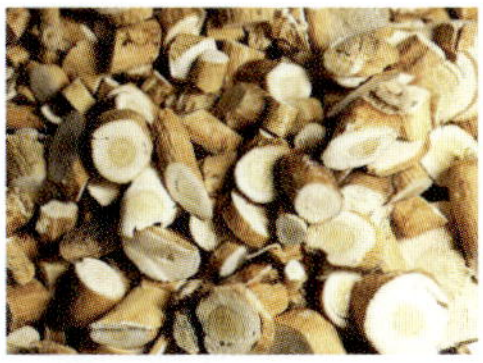 골담초주 42	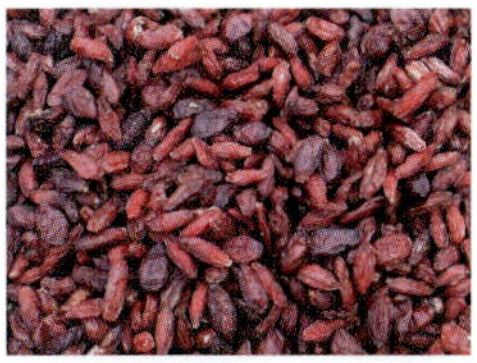 구기자주 45
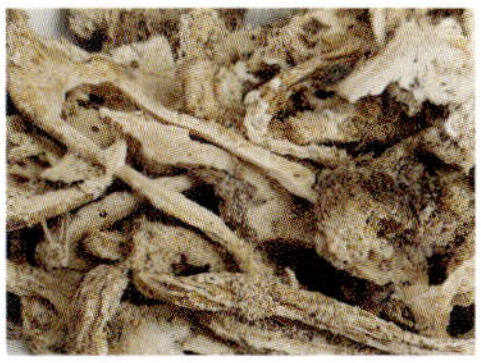 구릿대주 48	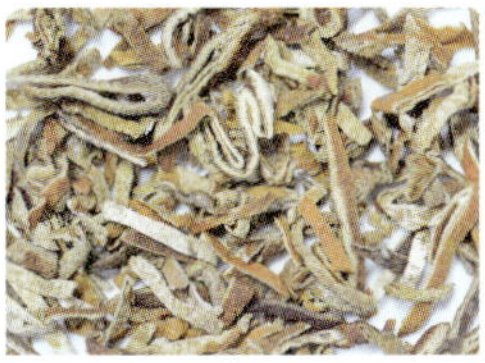 귤주 51	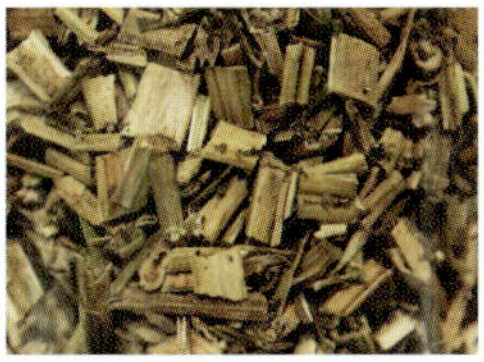 까마중주 54	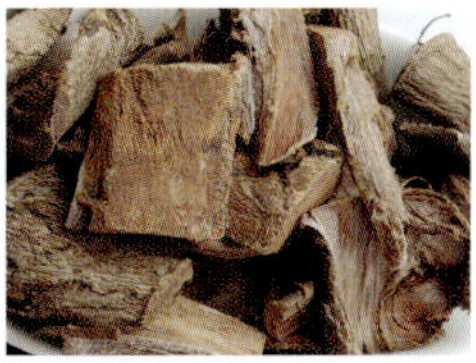 느릅나무주 57

단삼주 60	대나무주 63	대추주 66	더덕주 69
도라지주 72	둥굴레주 75	들깨주 78	마가목주 80
마늘주 83	매실주 86	맥문동주 89	머위주 92
모과주 95	목련주 98	민들레주 101	박주가리주 104
박하주 107	배초향주 110	백작약주 113	백하수오주 116
부추주 119	비파나무주 122	사과주 125	산딸기주 128

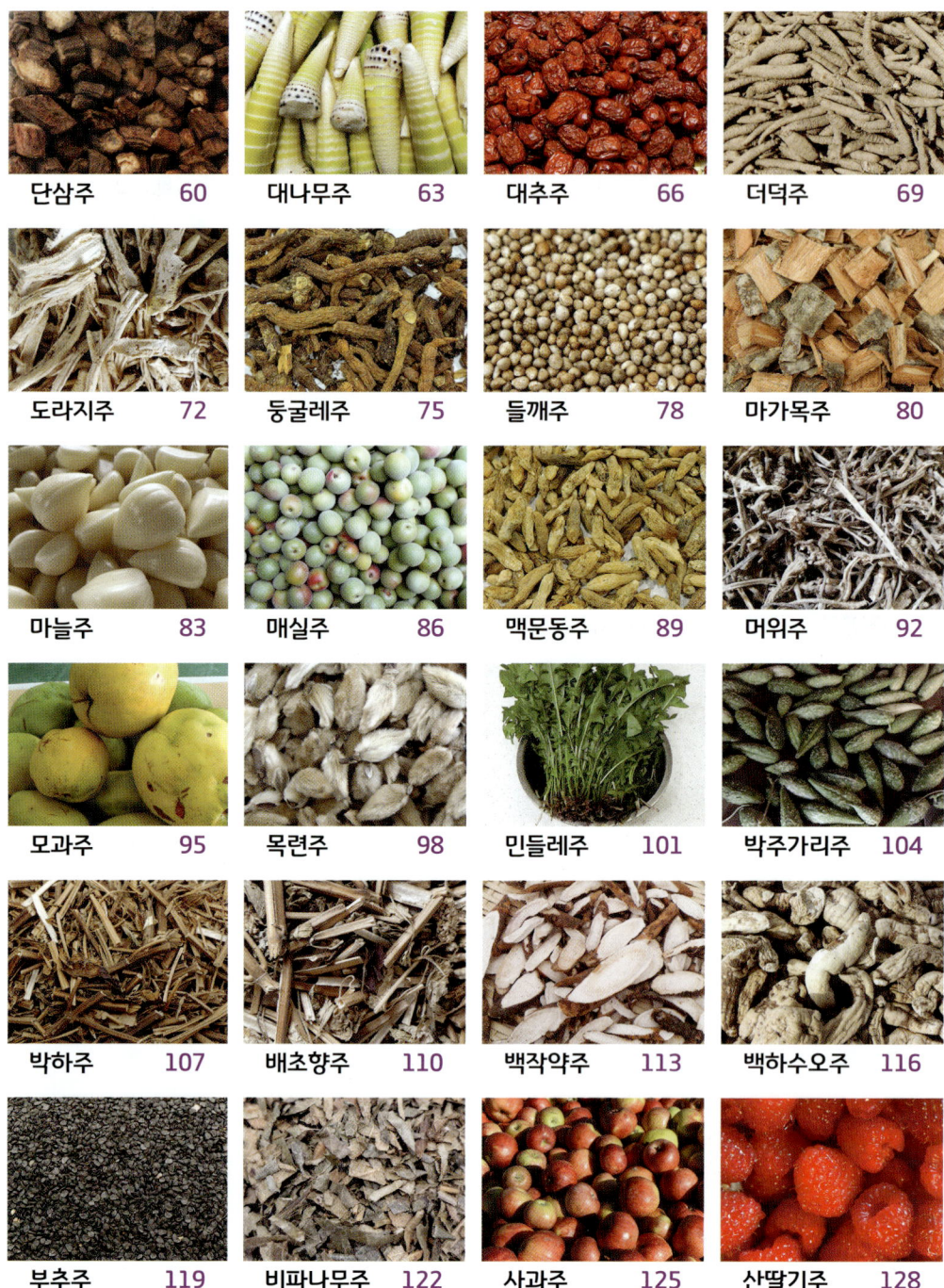

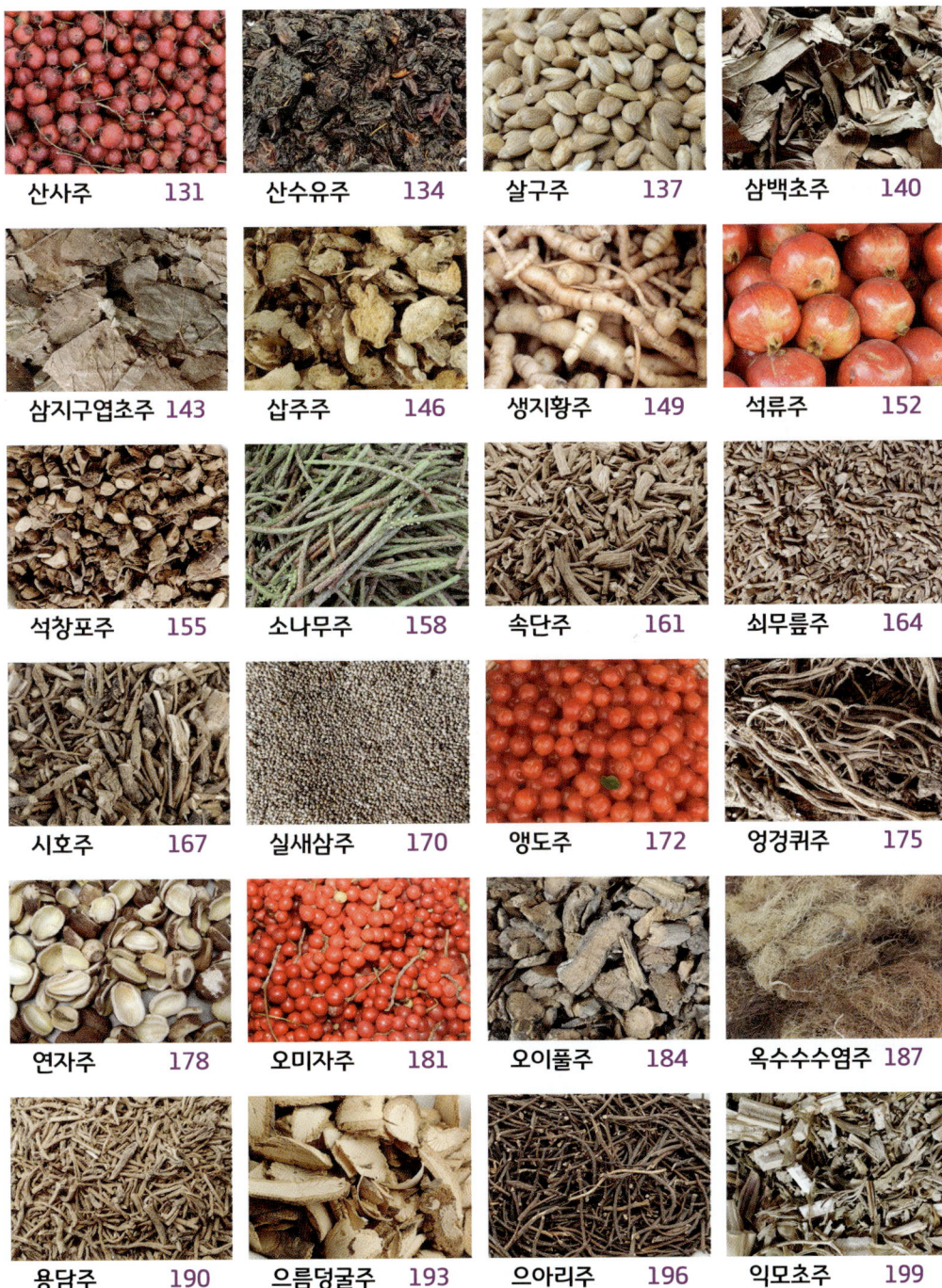

산사주	131	산수유주	134	살구주	137	삼백초주	140
삼지구엽초주	143	삽주주	146	생지황주	149	석류주	152
석창포주	155	소나무주	158	속단주	161	쇠무릎주	164
시호주	167	실새삼주	170	앵도주	172	엉겅퀴주	175
연자주	178	오미자주	181	오이풀주	184	옥수수수염주	187
용담주	190	으름덩굴주	193	으아리주	196	익모초주	199

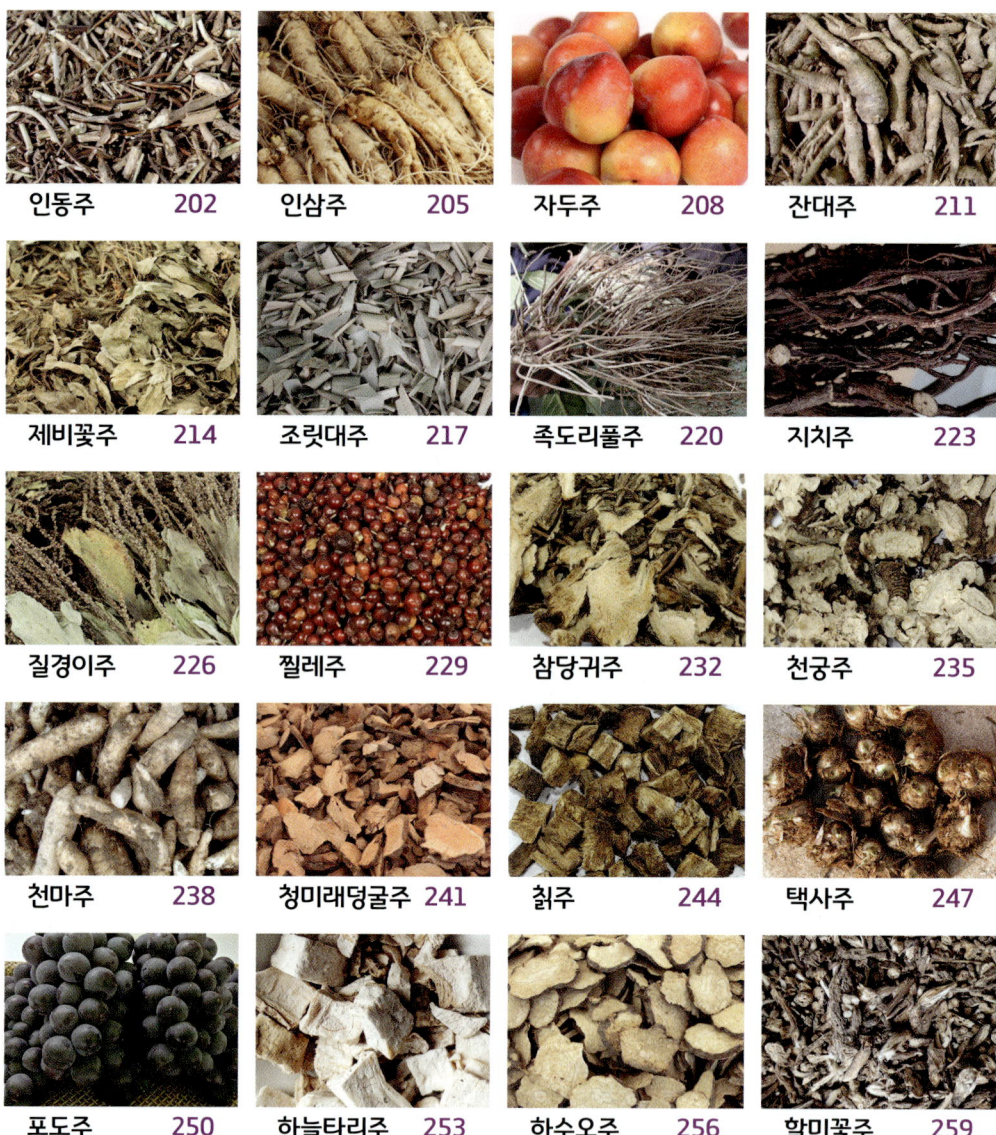

인동주	202	인삼주	205	자두주	208	잔대주	211
제비꽃주	214	조릿대주	217	족도리풀주	220	지치주	223
질경이주	226	찔레주	229	참당귀주	232	천궁주	235
천마주	238	청미래덩굴주	241	칡주	244	택사주	247
포도주	250	하늘타리주	253	하수오주	256	할미꽃주	259

내 몸에 약이 되는
약술 84종

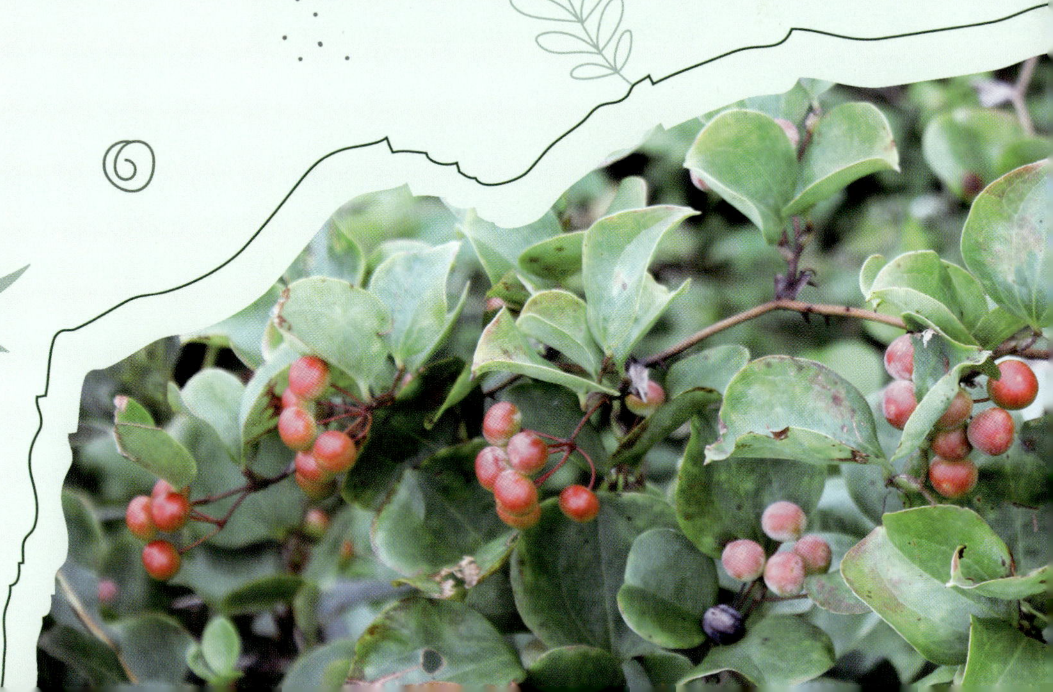

가시연꽃 酒

- **식물명** : 가시연꽃
- **과명** : 수련과
- **생약명** : 검인(芡仁), 검실(芡實)

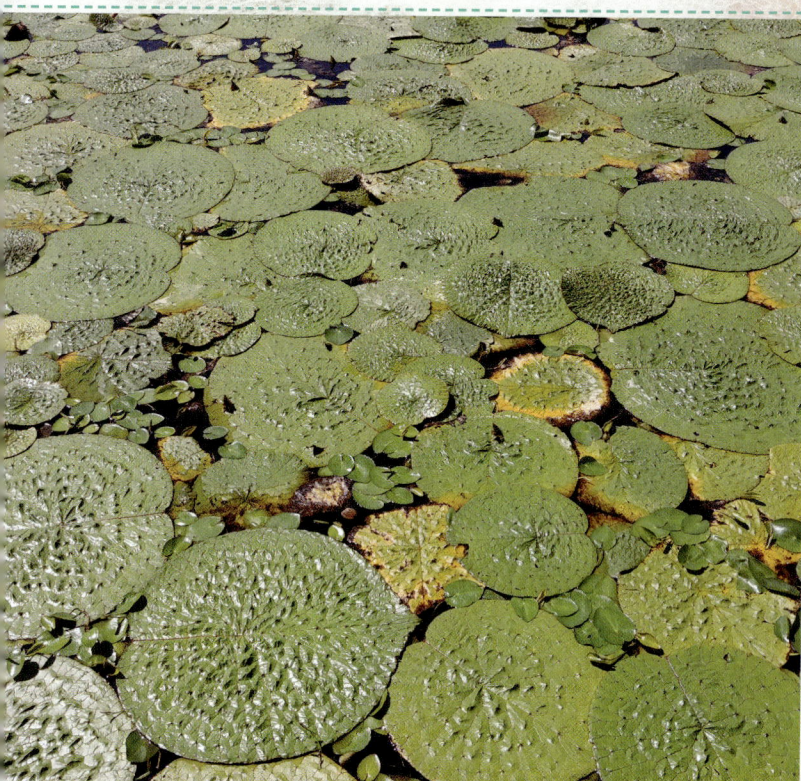

가시연꽃_ 무리

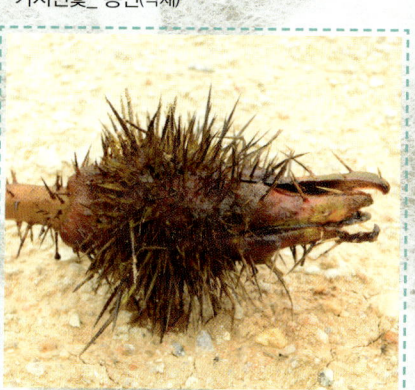

가시연꽃_ 종인(약재)

가시연꽃_ 열매

잎 둥근 방패 모양의 잎이 수면 위에 뜬다. 잎자루가 길고 지름이 20~200cm에 이르며, 표면에 주름이 지고 윤기가 있다. 잎맥이 튀어나오고 짧은 줄이 있으며 양면 맥 위에는 가시가 있다.

꽃 7~8월에 자주색으로 피는데, 잎 사이에서 긴 꽃대가 자라 그 끝에 1송이가 달린다. 꽃은 낮에 벌어졌다가 밤에 오므라든다.

열매 둥근 장과가 10~11월에 맺힌다. 가시가 있고 끝에 숙존악(宿存萼: 꽃이 진 후에도 달려 있는 꽃받침)이 남아 있다. 둥근 종자가 육질의 종자껍질에 싸여 있다.

특징 및 사용방법 개연이라고도 한다. 식물 전체에 가시가 있고 뿌리줄기에는 짧은 수염뿌리가 많이 난다. 열매를 검실(芡實), 뿌리를 검실근(芡實根), 잎을 검실엽(芡實葉)이라 하며 약용하는데, 약으로 쓸 때는 생으로 사용하거나 산제(散劑)로 만들어 쓴다.

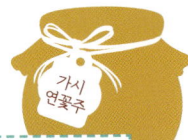

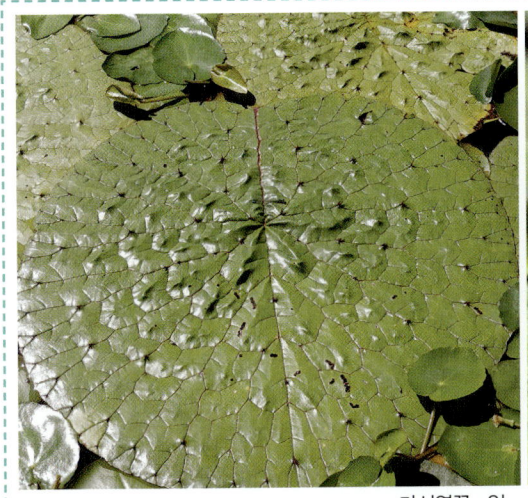
가시연꽃_ 잎

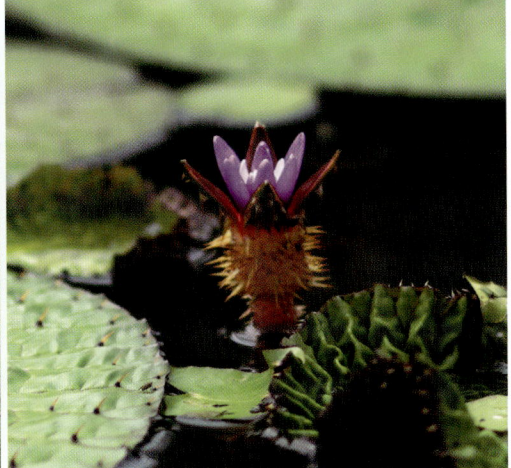
가시연꽃_ 꽃

적용병증

- **자양강장**滋養強壯 : 몸에 영양분을 공급하여 영양불량이나 허약함을 개선하고 오장(五臟)의 기운을 튼튼하게 하는 일로, 특히 병후 쇠약해진 경우에 원기를 북돋우기 위한 처방이다. 소주잔 1잔을 1회분으로 1일 2~3회씩, 20~25일 동안 음용한다.
- **요통**腰痛 : 허리의 연부조직(軟部組織: 힘줄, 혈관 등과 같이 신체에서 단단한 정도가 낮은 특성을 지닌 조직) 병변에 의해 통증이 생긴 경우의 처방이다. 소주잔 1잔을 1회분으로 1일 2~3회씩, 12~15일 동안 음용한다.
- **배뇨통**排尿痛 : 방광 내 요로(尿路)에 세균이 침입하여 염증을 일으킨 경우의 처방이다. 소주잔 1잔을 1회분으로 1일 3~4회씩, 5~6일 동안 음용한다.
- **기타 적응증** : 관절통, 갑작스럽게 토하고 설사하는 병, 비장과 위장을 튼튼하게 하는 데, 중초를 보하여 기허를 치료하는 데, 소변을 참지 못하여 저절로 나오는 증상, 정액이 무의식중에 몸 밖으로 나오는 증상

채취 및 구입 자생하는 늪이나 연못에서 채취한다.

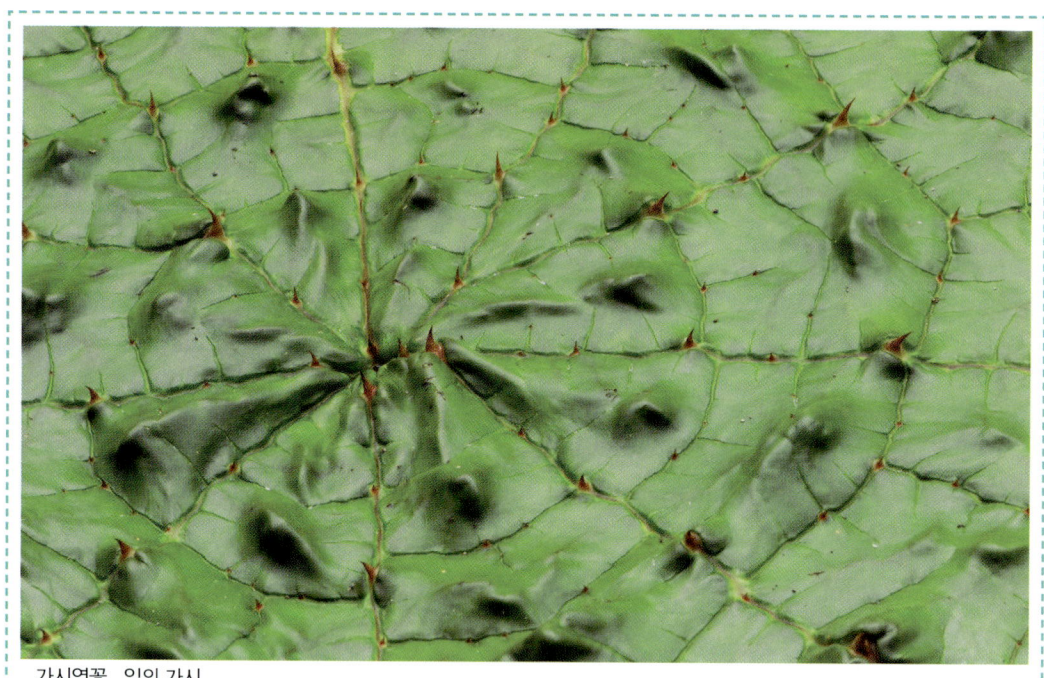
가시연꽃_ 잎의 가시

- **만드는 방법**
  - 뿌리는 8~10월, 열매는 10~11월에 채취한다. 뿌리는 깨끗이 씻어 물기를 없애고 사용한다.
  - 뿌리는 200g, 열매는 190g을 소주 3.6L에 넣고 밀봉한다.
  - 뿌리는 6개월, 열매는 10개월 이상 숙성시켜 음용하며, 15개월 정도 숙성시킨 후에는 찌꺼기를 걸러내고 보관한다.

- **맛** 맛은 달다. 설탕 50g을 첨가하면 술맛을 부드럽게 할 수 있다.

- **주의사항**
  - 본 약술을 음용하는 중에 가려야 하는 음식은 없다.
  - 장복해도 몸에 해롭지는 않으나 치유되는 대로 음용을 중단한다.

가시오갈피 酒

- 식물명 : 가시오갈피
- 과명 : 두릅나무과
- 생약명 : 오가피(五加皮)

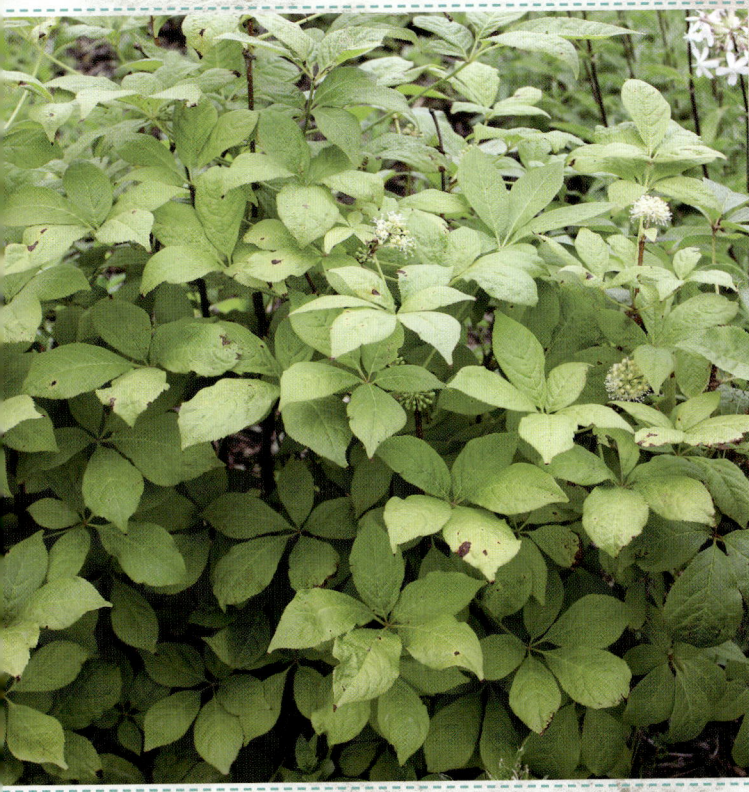
가시오갈피_ 나무모양

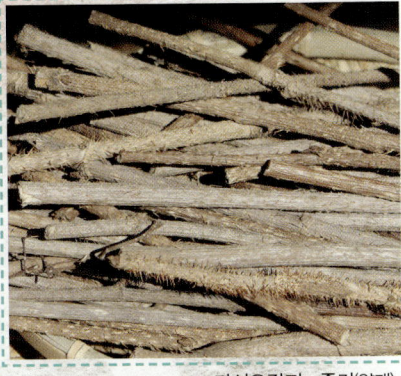
가시오갈피_ 줄기(약재)

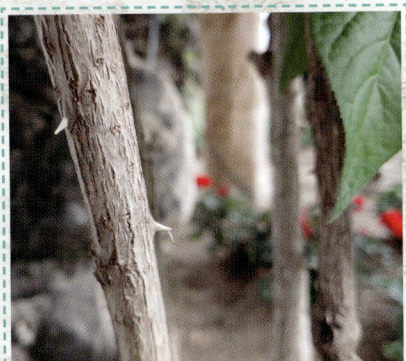
가시오갈피_ 줄기

잎 3~5개의 작은잎으로 된 손바닥 모양 겹잎이 어긋난다. 작은잎은 긴 타원형으로 끝이 뾰족하고, 표면은 군데군데 털이 나 있으며 가장자리에 뾰족한 겹톱니가 있다.

꽃 7~8월에 연한 자줏빛을 띤 노란색 꽃이 가지 끝의 산형꽃차례에 뭉쳐 달린다.

열매 둥근 핵과(核果)가 10월에 검은색으로 익는다.

특징 및 사용방법 회갈색 줄기에 가늘고 긴 가시가 빽빽하게 나며, 특히 잎자루 밑에 가시가 많다. 잔가지에 가시가 거의 없고 꽃차례가 큰 것을 민가시오갈피라고 한다. 주로 약용하고, 약으로 쓸 때는 탕으로 하거나 산제(散劑)로 만들어 사용하며 술을 담그기도 한다.

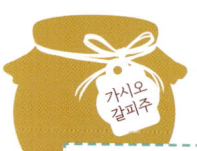

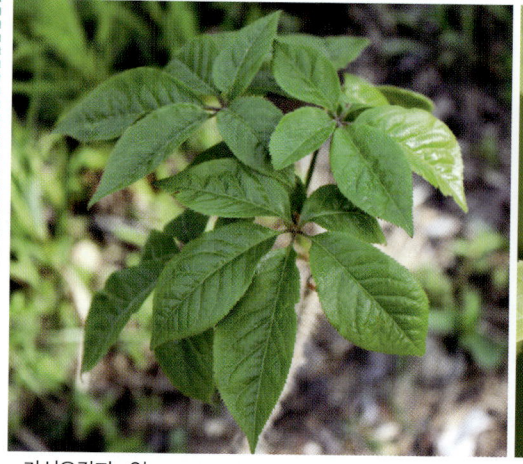
가시오갈피_ 잎

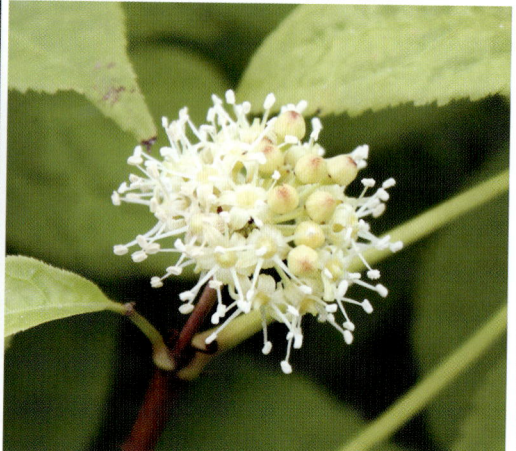
가시오갈피_ 꽃

- **인후염**咽喉炎 : 목구멍이 붓고 통증이 있는 경우에 처방한다. 소주잔 1잔을 1회분으로 1일 1~2회씩, 5~7일 동안 음용한다.
- **간염**肝炎 : 간세포가 파괴되어 간에 염증이 생기는 병증이다. 소주잔 1잔을 1회분으로 1일 1~2회씩, 15~20일 동안 음용한다.
- **혈담**血痰 : 가래에 피가 섞여 나오는 증세이다. 심하면 가슴이 아프고 답답하며, 가슴속에 뭉친 것이 이리저리 돌아다니는 것처럼 느껴진다. 소주잔 1잔을 1회분으로 1일 1~2회씩, 4~5일 동안 음용한다.
- **기타 적응증** : 각기병, 관절염, 동통, 신경통, 근육과 뼈가 약해져서 힘을 잘 못 쓰는 증상, 발기부전

채취 및 구입 대개 산에서 직접 채취한다. 약재상에서 취급하기도 한다.

만드는 방법
- 약효는 나무껍질이나 뿌리껍질에 있다. 여름에서 가을 사이에 채취하여 생으로 또는 말려서 쓰는데, 음지에서 말린 것이 효과가 좋다.
- 생것 230g 또는 말린 것 200g을 소주 3.6L에 넣고 밀봉한다.

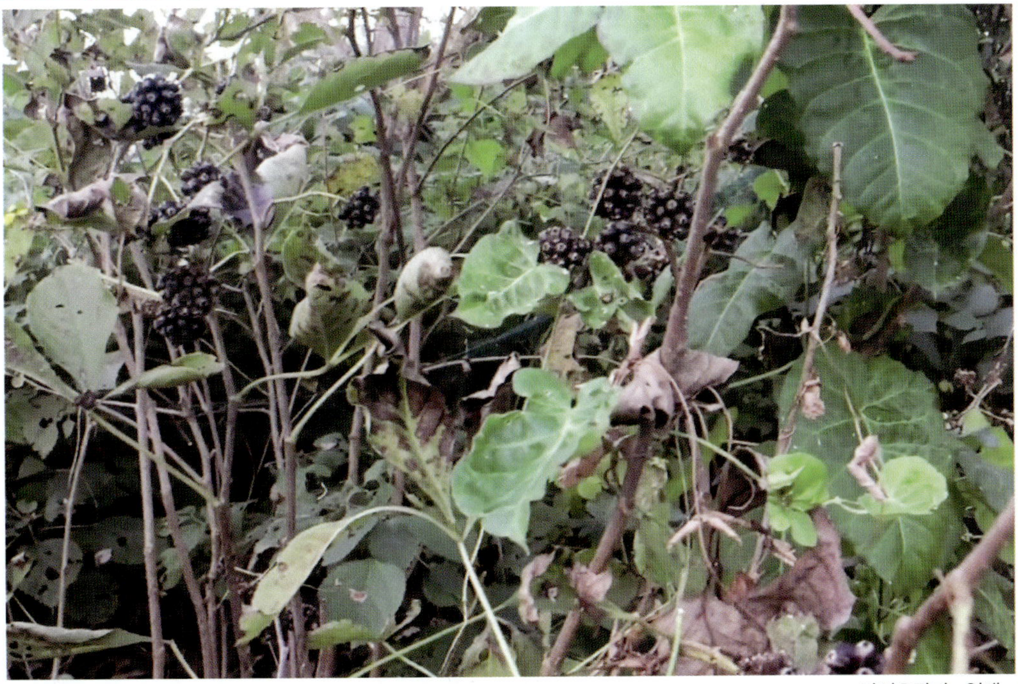

가시오갈피_ 열매

• 4~6개월간 숙성시켜 음용하며, 18개월 정도 숙성시킨 후에는 찌꺼기를 걸러내고 보관한다.

맛 맛은 쓰고 떫다. 입맛에 따라 흑설탕을 100g 정도 첨가할 수 있다.

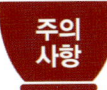

주의사항
• 본 약술을 음용하는 중에 특별히 가려야 하는 음식은 없다.
• 장복해도 해롭지는 않으나 치유되는 대로 음용을 중단한다.

갈대 酒

- 식물명 : 갈대
- 과명 : 벼과
- 생약명 : 노근(蘆根)

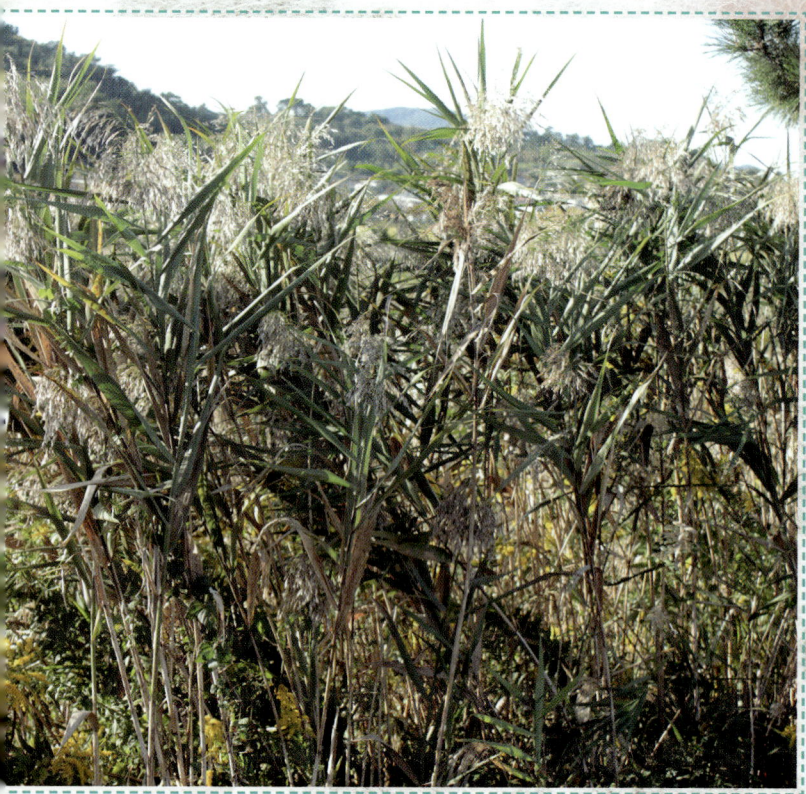
갈대_ 무리

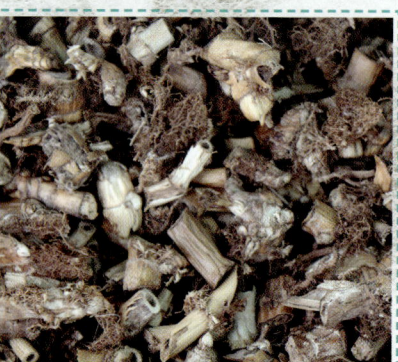
갈대_ 뿌리(약재, 전형)

갈대_ 뿌리(약재, 절단)

잎 가늘고 긴 피침 모양의 잎이 두 줄로 어긋난다. 잎끝이 점점 뾰족해지고 가장자리가 거칠다. 잎집이 줄기를 감싸고 있으며 털이 있다.

꽃 8~9월에 수많은 작은 꽃이삭이 줄기 끝에 원추꽃차례로 달린다. 꽃은 처음에 자줏빛이다가 자갈색으로 변하며 끝이 아래로 처진다.

열매 10월에 가늘고 긴 영과(潁果)가 맺히며, 종자에는 갓털이 있어 바람에 날려 멀리 퍼진다.

특징 및 사용방법 줄기는 마디가 있고 속이 비어 있다. 종자와 땅속줄기로 번식한다. 어린순을 식용하며, 약용, 공업용, 사방용(砂防用)으로 이용한다. 줄기를 위경(葦莖), 뿌리를 노근(蘆根)이라 하며, 약으로 쓸 때는 탕으로 하거나 생즙을 내어 사용한다. 주로 소화기 질환을 치료하며 생선으로 체한 데에 효능이 있다.

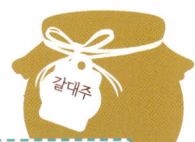

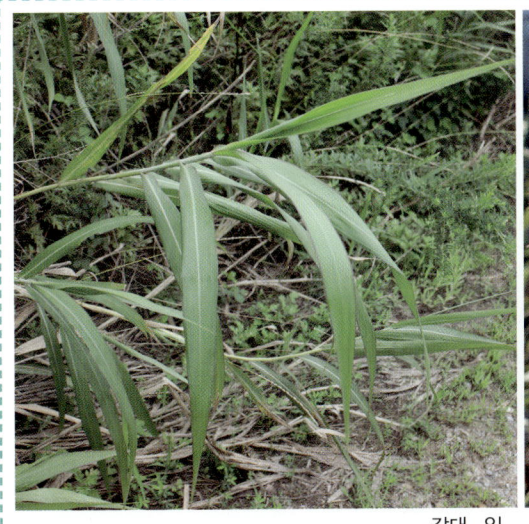
갈대_ 잎

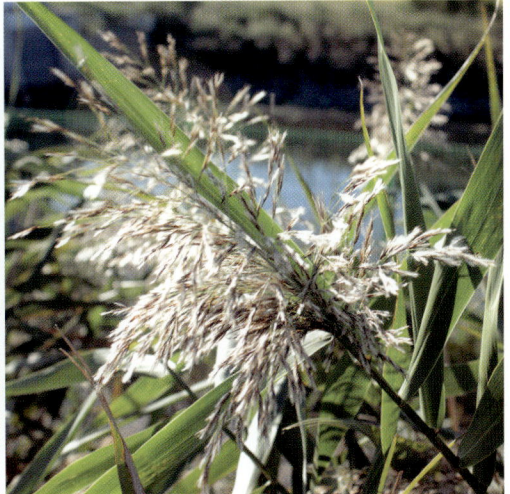
갈대_ 꽃

 적용 병증
- **협심증**狹心症 : 심장부에 격렬한 동통 발작이 일어나는 병증이다. 때로는 심장마비의 원인이 된다. 소주잔 1잔을 1회분으로 1일 2~3회씩, 10~15일 동안 음용한다.
- **요독증**尿毒症 : 신장의 기능 장애로 몸속의 노폐물이 소변으로 빠져나가지 못하고 혈액 속에 들어가 중독을 일으키는 병증이다. 만성 심장염이나 위축 신장이 이 병으로 전이되는 경우가 많다. 소주잔 1잔을 1회분으로 1일 3~4회씩, 12~15일 동안 음용한다.
- **심내막염**心內膜炎 : 심장 내막의 염증으로 인하여 격렬한 동통 발작을 일으키는 질환이다. 소주잔 1잔을 1회분으로 1일 1~2회씩, 10~20일 동안 음용한다.
- **기타 적응증** : 가래, 식체, 식중독, 위경련, 배 속에 덩어리가 생기는 병증, 번갈, 매독

채취 및 구입 전국 각지의 연못이나 개울가에서 자생하므로, 6~9월에 물속에 있는 뿌리를 채취한다.

만드는 방법
- 5~6월 꽃이 피기 전에 물속에 있는 뿌리를 채취하여 모래나 흙을 완전히 씻어내고 반쯤 말려 쓴다.
- 말린 뿌리 200g을 소주 3.6L에 넣고 밀봉한다.
- 6개월 이상 숙성시켜 음용하며, 18개월 정도 숙성시킨 후에는 찌꺼기를 걸러내고 보관한다.

맛 맛은 약간 달다. 술맛을 부드럽게 하려면 황설탕 50g을 가미한다.

주의사항
- 본 약술을 음용하는 중에 가려야 하는 음식은 없다.
- 장복해도 해롭지는 않으나 치유되는 대로 음용을 중단한다.

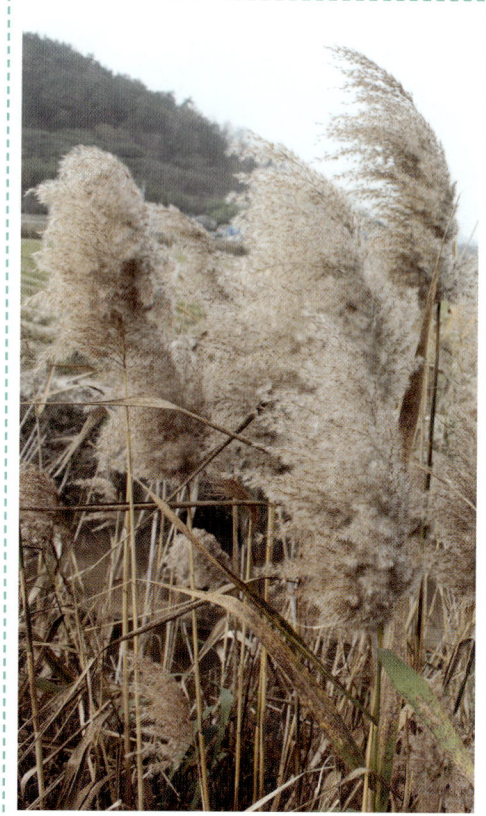

갈대_ 지상부

감국 酒

- 식물명 : 감국
- 과명 : 국화과
- 생약명 : 감국(甘菊)

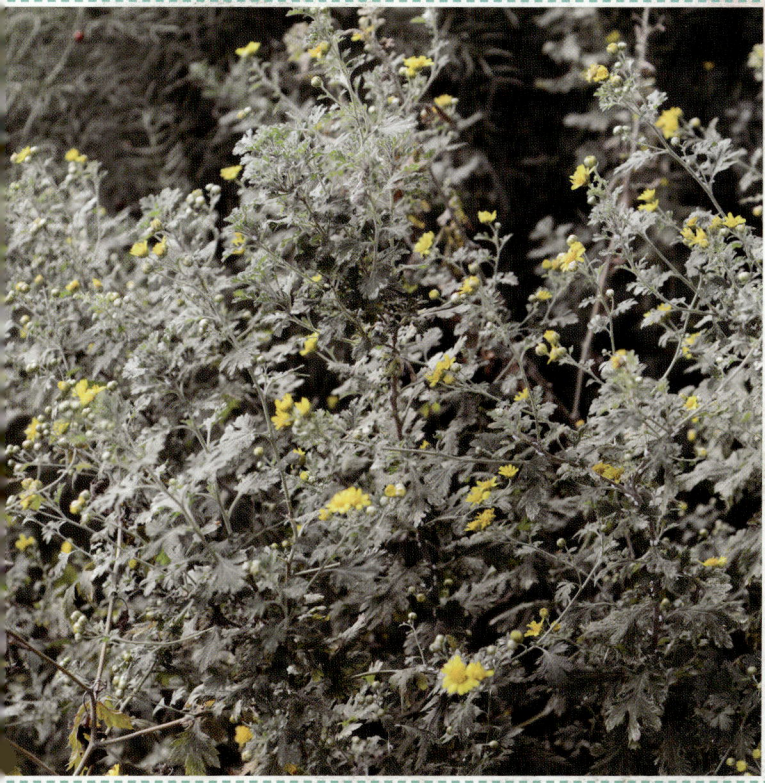
감국_ 지상부

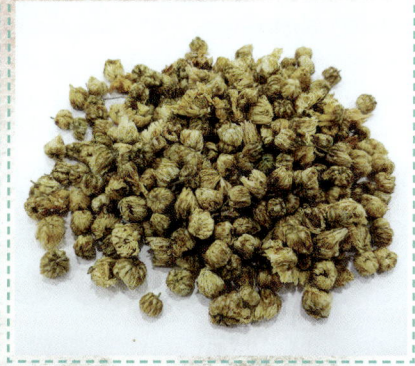
감국_ 꽃(약재)

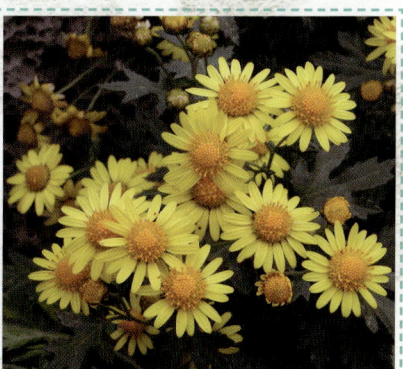
감국_ 꽃

잎 둥근 달걀 모양의 잎이 어긋난다. 잎은 깃 모양으로 깊게 갈라지고, 갈라진 조각은 긴 타원형으로 끝이 뾰족하며, 가장자리에 패어 들어간 모양의 톱니가 있다.

꽃 10~11월에 노란색 두상화가 줄기나 가지 끝에 산방상으로 모여 핀다. 혀꽃은 노란색이나 흰색도 있다.

열매 열매는 수과로 12월경에 맺히며, 속에 작은 종자들이 많이 들어 있다.

특징 및 사용방법 황국(黃菊)이라고도 한다. 전체에 짧은 털이 나 있으며, 줄기는 자흑색으로 가늘고 길다. 어린잎을 식용하며, 약으로 쓸 때는 탕으로 하거나 술을 담가 사용한다. 특히 위와 장을 편하게 한다.

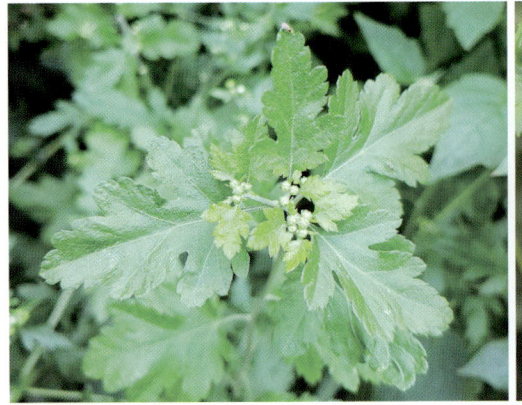
감국_ 잎

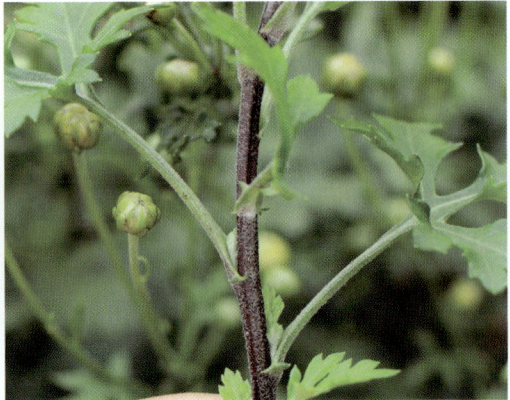
감국_ 줄기

적용 병증
- **위랭증**胃冷症 : 찬 음식을 많이 먹거나 몸 안에 양기(陽氣)가 부족하여 위(胃)가 냉한 병증이다. 배를 만져보면 아래가 차며 소화불량으로 자주 체한다. 소주잔 1잔을 1회분으로 1일 1~2회씩, 7~12일 동안 음용한다.
- **진통**陣痛 : 분만에 임박해 통증이 주기적으로 반복되는 경우, 출산 하루 전을 기준으로 하는 처방이다. 소주잔 1잔을 1회분으로 1일 1~3회 음용한다.
- **풍비**風痺 : 풍한습(風寒濕)의 사기(邪氣)가 팔다리의 뼈마디와 경락에 침범해서 생기는 병증으로, 뼈마디가 아프고 운동장애가 있으며 마비가 오는데 그 부위가 일정하지 않고 수시로 이동한다. 소주잔 1잔을 1회분으로 1일 1~2회씩, 1~3일 동안 음용한다.
- **기타 적응증** : 강심, 두통, 복통, 빈혈, 열독증, 치열, 풍습, 현기증

채취 및 구입 전국 약재상에서 취급한다. 자생하는 것은 꽃이 피는 10~11월에 채취한다.

만드는 방법
- 전초를 사용할 수 있지만, 꽃만 사용하는 것이 더욱 효과적이다. 채취한 전초를 말려서 잘게 썰어 사용한다.

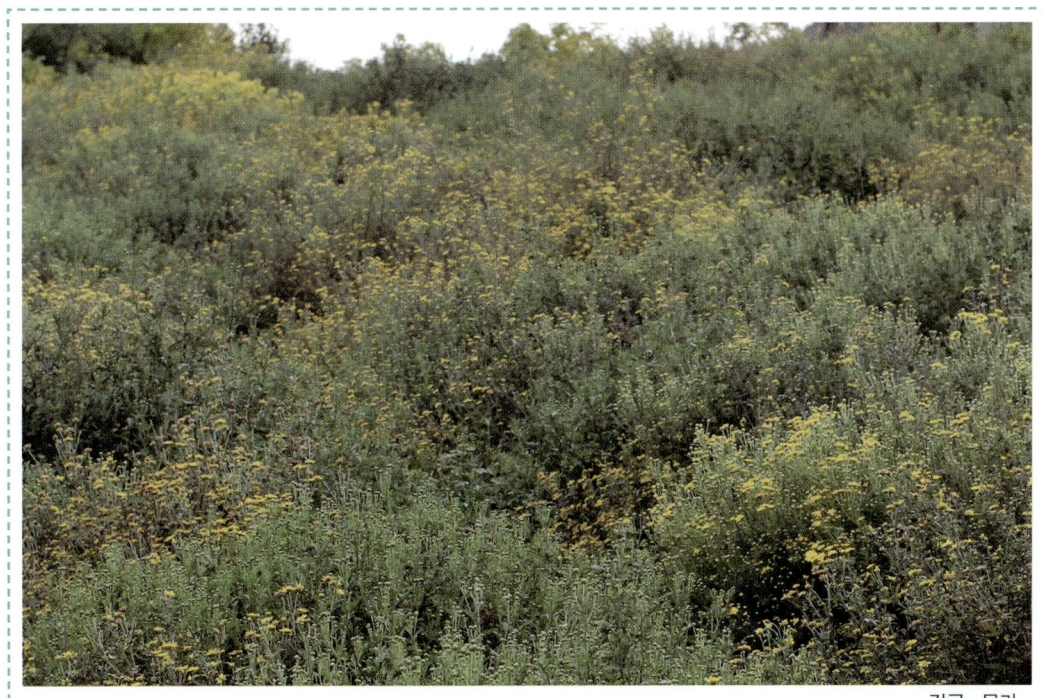

감국_ 무리

- 말린 전초 또는 꽃 180g을 소주 3.6L에 넣고 밀봉한다.
- 4~5개월간 숙성시켜 음용하며, 18개월 정도 숙성시킨 후에는 찌꺼기를 걸러내고 보관한다.

 맛은 달고 맵고 쓰다. 입맛에 따라 황설탕 100g을 가미한다.

주의사항
- 본 약술을 음용하는 중에 가려야 하는 음식은 없다.
- 장복해도 해롭지는 않으나 치유되는 대로 음용을 중단한다. 남성이 20일 이상 장복하면 양기가 줄어든다고 한다.

감나무 酒

- 식물명 : 감나무
- 과명 : 감나무과
- 생약명 : 시체(柹蒂)

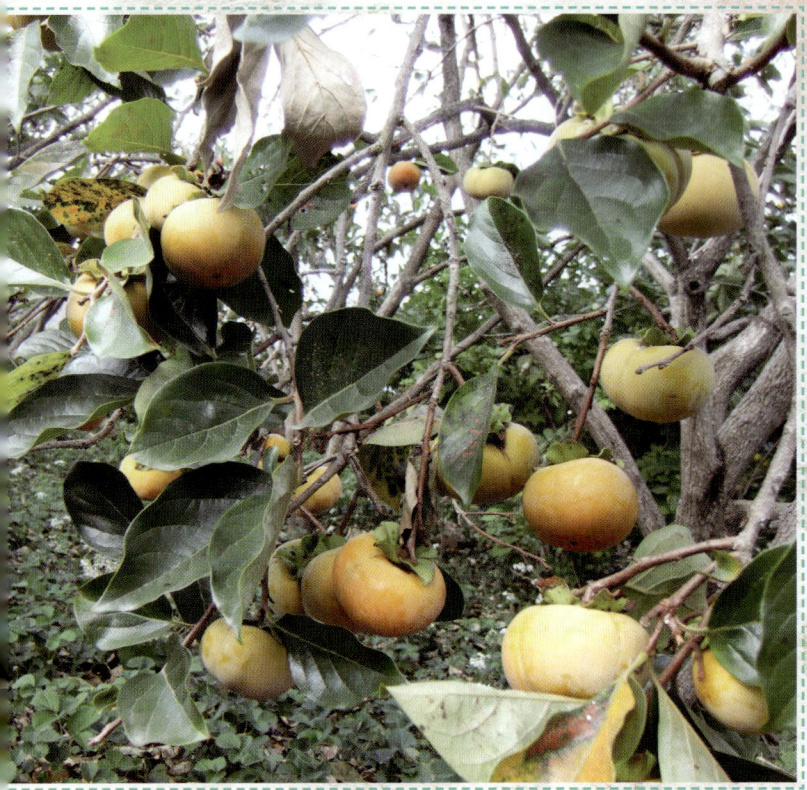
감나무_ 열매와 잎

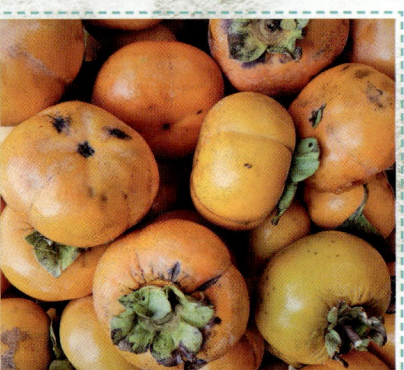
감나무_ 감꼭지(약재)

감나무_ 열매(채취품)

잎 거꿀달걀 모양 또는 넓은 타원형의 두꺼운 잎이 어긋난다. 표면은 윤기가 나고, 끝이 뾰족하며 가장자리가 밋밋하다.

꽃 암수한꽃 또는 암수딴꽃으로 5~6월에 피며, 잎겨드랑이에 주황색 또는 황백색으로 달린다.

열매 달걀 모양 또는 납작한 공 모양의 장과가 10월에 주황색으로 익는다.

특징 및 사용방법 약으로 쓸 때 열매(연시)는 생으로, 곶감, 감꼭지, 잎은 달여서 사용한다. 주로 소화기, 순환계, 신경계 질환을 치료하며 술독을 풀어준다.

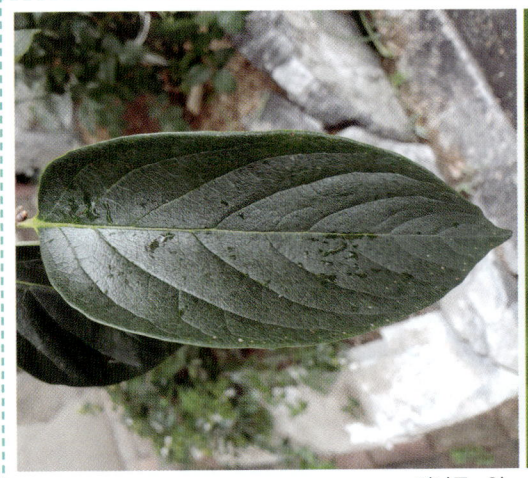
감나무_ 잎

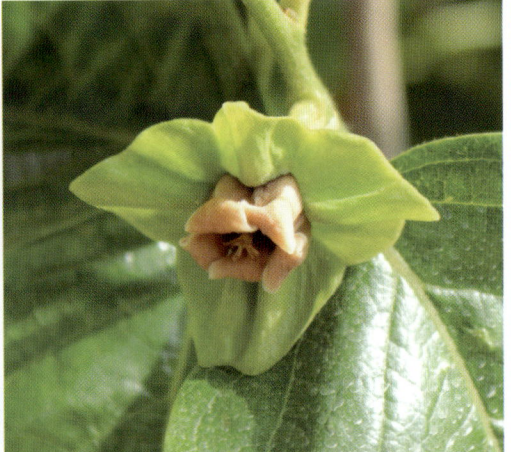
감나무_ 꽃

적용 병증
- **고혈압**高血壓 : 고혈압에 꾸준히 음용하면 효과가 있다. 소주잔 1잔을 1회 분으로 1일 1~2회씩, 15~25일 동안 음용한다.
- **숙취**宿醉 : 술기운이 다음 날까지 남아 있는 경우에 사용한다. 소주잔 1잔을 1회분으로 1일 2회 정도 음용한다.
- **기타 적응증** : 뇌내출혈, 방광염, 신장염, 장염, 중풍, 해수

채취 및 구입 직접 채취한다. 또는 농가나 과일가게에서도 구입할 수 있다.

만드는 방법
- 잎이나 감꼭지에 약효가 가장 많다. 잎은 5~7월, 감꼭지는 가을에 감을 따고 나서 채취하여 그늘에서 잘 말려 사용한다.
- 생것은 230g, 말린 것은 200g을 소주 3.6L에 넣고 밀봉한다.
- 3~6개월간 숙성시켜 음용하며, 18개월 정도 숙성시킨 후에는 찌꺼기를 걸러내고 보관한다.

맛 맛은 약간 떫다. 입맛에 따라 설탕 100g을 가미한다.

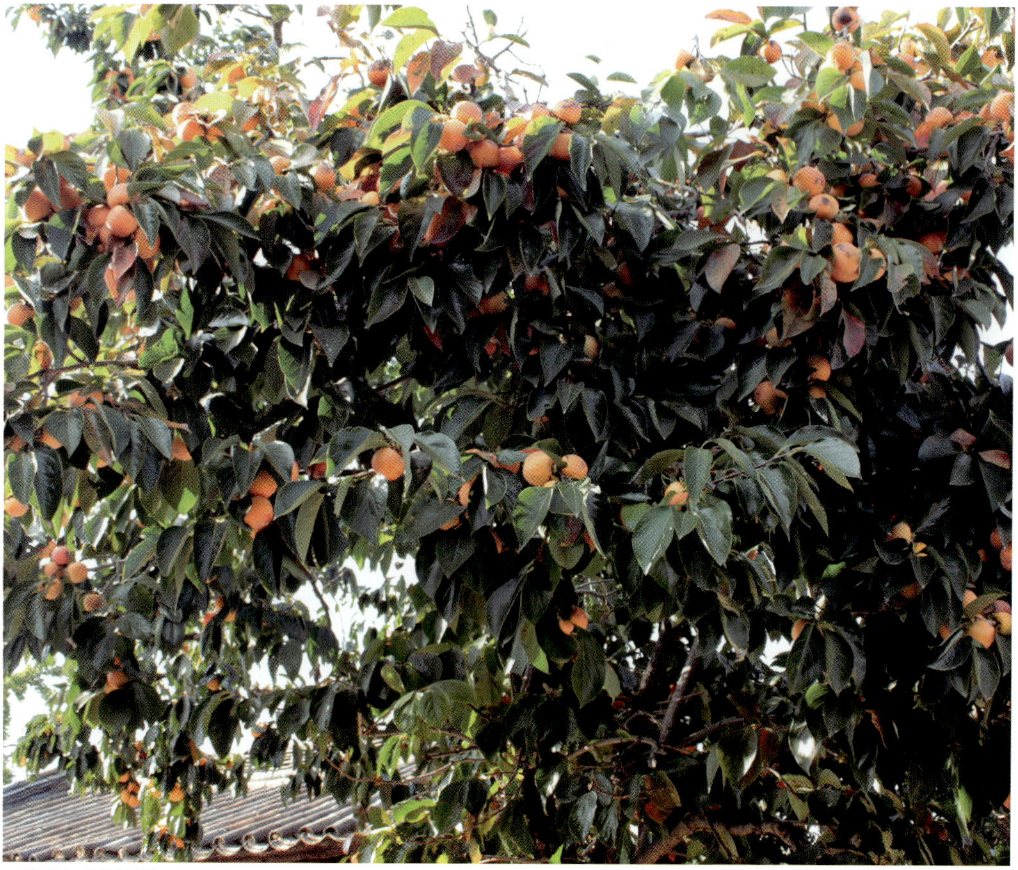

감나무_ 나무모양

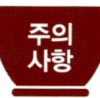 **주의 사항**
- 본 약술을 음용하는 중에 참기름을 먹는 것은 좋지 않다.
- 치유되는 대로 음용을 중단한다.

감초 酒

- 식물명 : 감초
- 과명 : 콩과
- 생약명 : 감초(甘草)

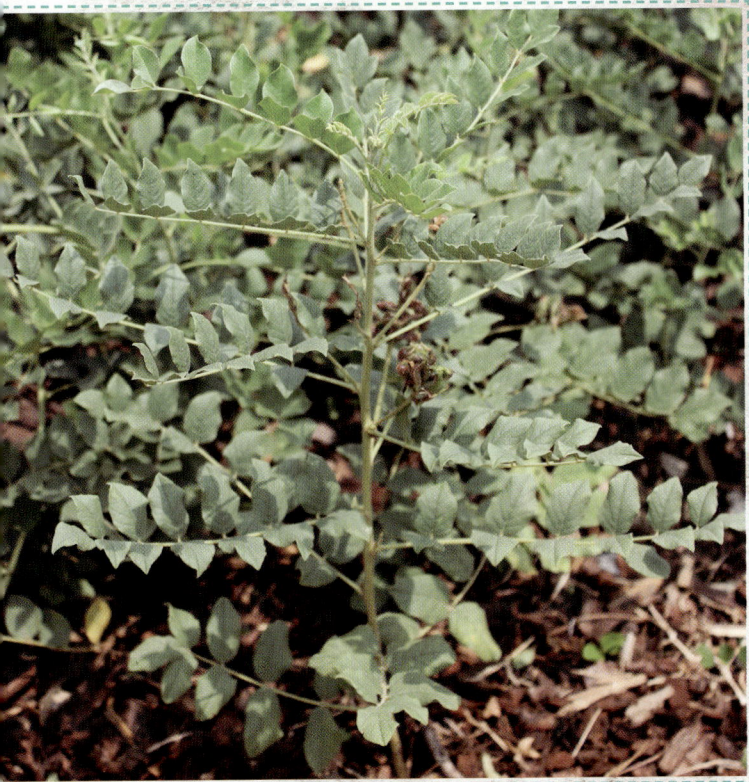
감초_ 지상부

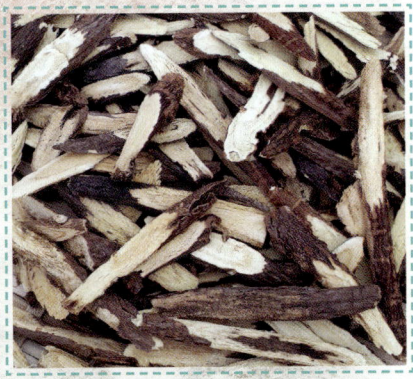
감초_ 뿌리(약재)

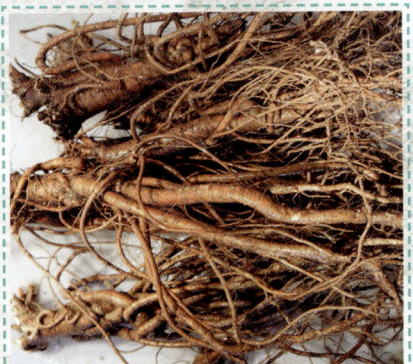
감초_ 뿌리(채취품)

잎 7~17개의 작은잎으로 된 홀수 깃꼴겹잎이 어긋난다. 작은잎은 달걀 모양으로 끝이 뾰족하고 가장자리가 밋밋하다. 양면에 흰색 털과 샘점이 있다.

꽃 7~8월에 남색을 띤 보라색 꽃이 잎겨드랑이에 총상꽃차례로 달린다.

열매 8~9월에 가늘고 길며 활처럼 굽은 협과(莢果)가 맺힌다. 겉에 가시 같은 갈색 샘털이 나 있고, 콩팥 모양 종자가 6~8개씩 들어 있다. 중남부 지방에서는 열매가 결실하지 않는다.

특징 및 사용방법 줄기가 곧게 자라며 흰색의 잔털이 나 있고 방향성이 있다. 약용하거나 조미료(간장 담그는 데)로 쓴다. 한방에서는 다른 약에 첨가하여 중화제(조화제)로 쓴다. 약으로 쓸 때는 탕으로 하거나 환제, 산제로 만들거나 술을 담가 사용한다. 탕으로 하거나 술을 담글 경우 빠르게 용해된다.

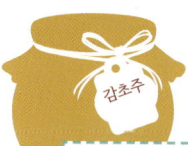

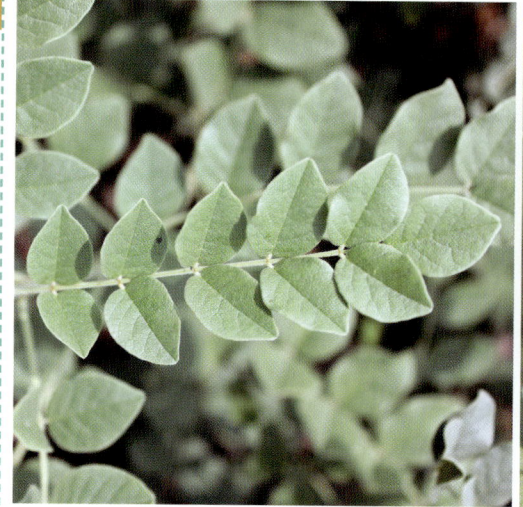
감초_ 잎

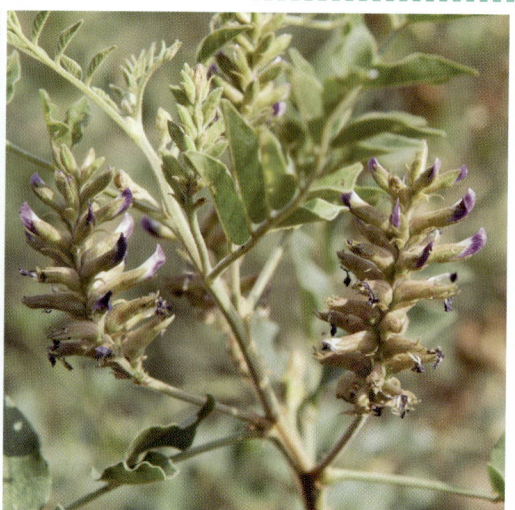
감초_ 꽃

적용병증
- **오장보익**五臟補益 : 오래 복용하면 오장을 보하여 튼튼하게 해준다. 소주잔 1잔을 1회분으로 1일 1~2회씩, 15~25일 동안 음용한다.
- **근골통**筋骨通 : 근육과 뼈의 통증으로, 움직이기 어려워진다. 소주잔 1잔을 1회분으로 1일 1~2회씩, 15~25일 동안 음용한다.
- **기타 적응증** : 건망증, 신경쇠약, 비위허약, 과일중독, 편도염, 심장병, 소변이 나오지 않는 증상

채취 및 구입 약재상에서 수입품을 취급한다. 우리나라에서도 시험 재배하고 있다.

만드는 방법
- 대개 약재상에서 절단된 뿌리를 구입하여 사용한다. 오래 묵지 않은 약재가 더욱 효과적이다.
- 말린 뿌리 180g을 소주 3.6L에 넣고 밀봉한다.
- 2~3개월간 숙성시켜 음용하며, 2년 정도 숙성시킨 후에는 찌꺼기를 걸러내고 보관한다.

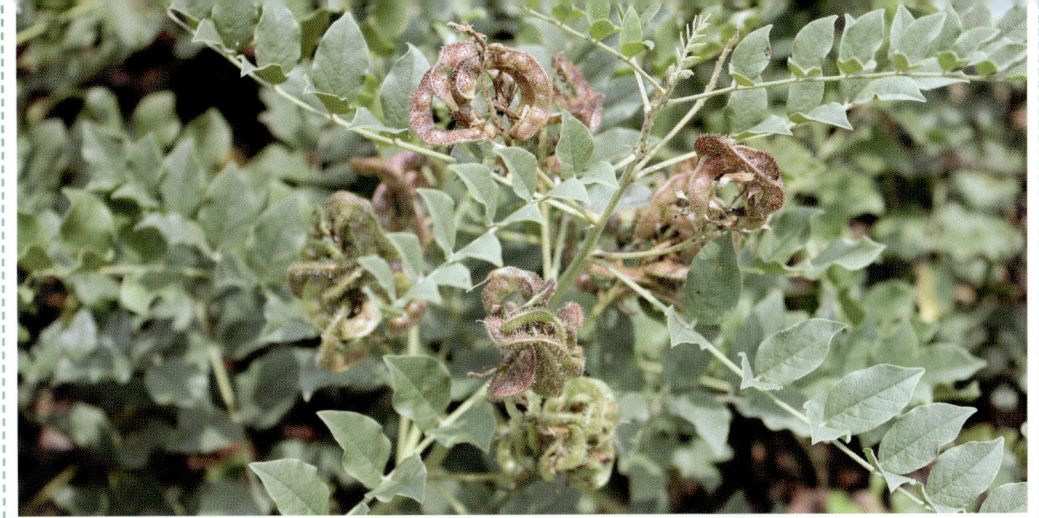

감초_ 열매

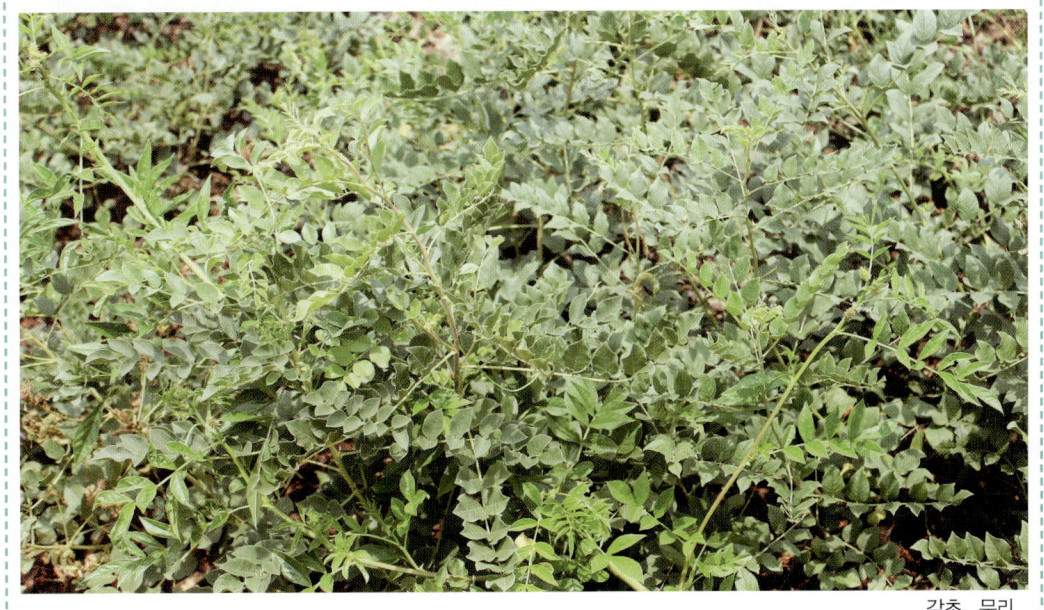

감초_ 무리

맛 맛은 쓰고 달며 특유의 냄새가 난다. 설탕을 50g 정도 가미해도 좋다.

주의 사항
- 본 약술을 음용하는 중에 특별히 가려야 하는 음식은 없다.
- 기준량을 사용하며, 치유되는 대로 음용을 중단한다.

개나리 酒

- 식물명 : 개나리
- 과명 : 물푸레나무과
- 생약명 : 연교(連翹)

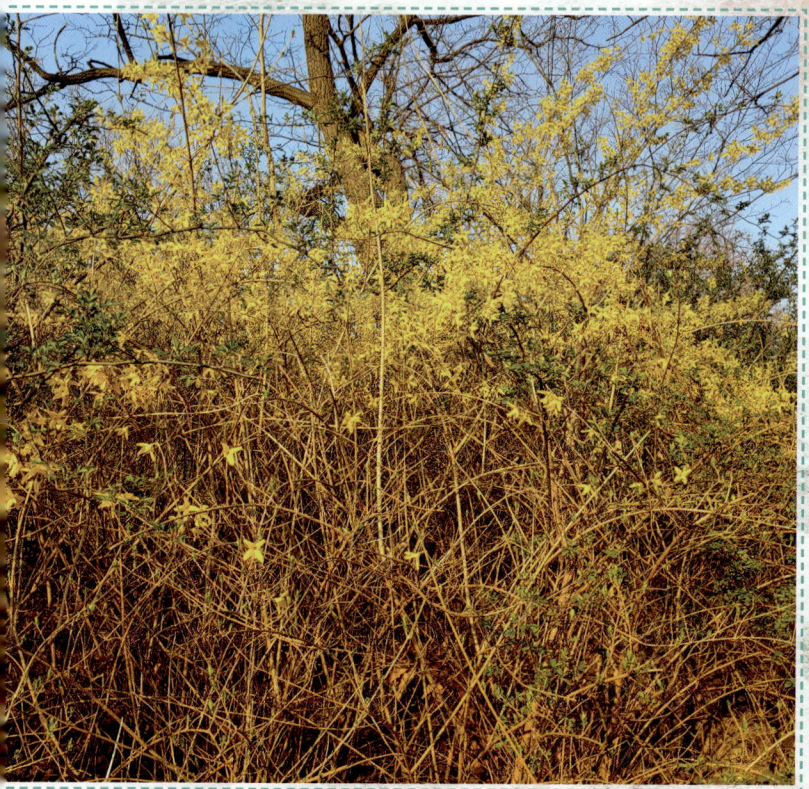
개나리_ 나무모양

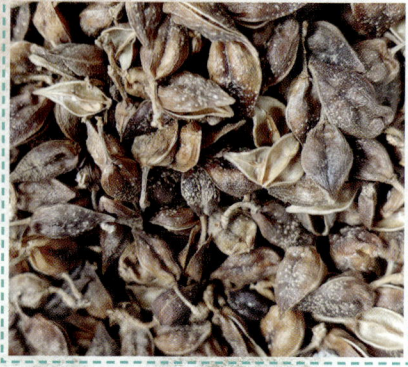
개나리_ 열매(약재)

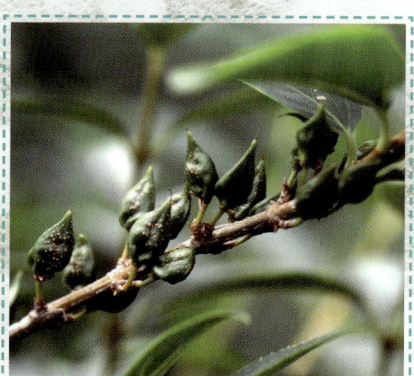
개나리_ 열매

잎 피침 모양 또는 긴 타원형의 잎이 마주난다. 표면에 윤기가 있고 잎끝이 뾰족하며 중앙부 이상의 가장자리에 톱니가 있다. 웃자란 가지의 잎은 3갈래로 깊게 갈라진 것도 있다.

꽃 4월에 잎보다 먼저 노란색으로 피는데, 잎겨드랑이에 1~3개씩 아래를 향하여 달린다. 꽃부리는 끝이 4갈래로 깊게 갈라진다.

열매 편평한 달걀 모양의 삭과가 8~10월에 검게 익는다. 겉에 혹 같은 돌기가 있으며, 종자는 갈색이고 날개가 있다.

특징 및 사용방법 가지 끝이 아래로 처지며, 작은가지는 녹색이지만 점차 회갈색으로 변한다. 열매를 연교(連翹)라 하며 약용한다. 약으로 쓸 때는 탕으로 하거나 산제로 만들어 사용한다. 주로 피부질환 등에 효험이 있으며 해독제, 강심제로 쓰인다. 열매껍질에서 추출한 물질에는 항균 성분이 있다.

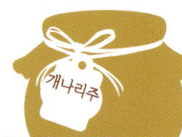

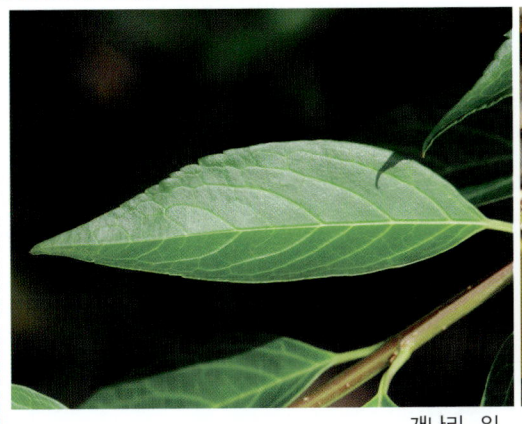
개나리_ 잎

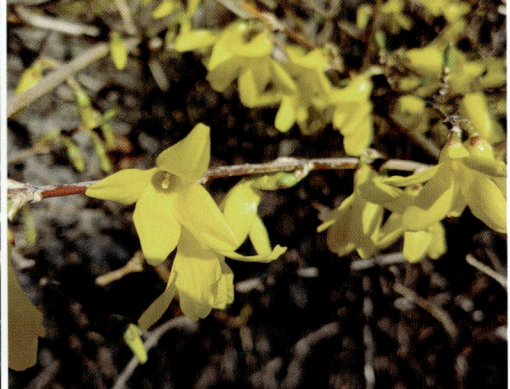
개나리_ 꽃

적용 병증
- **담痰** : 수분대사 장애로 몸의 분비액이 일정 부위에 엉기어 뭉친 증상이다. 몸의 한 부분이 결리거나 아프고, 기침과 가래가 끊임없이 나온다. 소주잔 1잔을 1회분으로 1일 2~3회씩, 7~8일 동안 음용한다.
- **임질淋疾** : 성병의 하나로, 주로 성교에 의하여 감염된다. 소주잔 1잔을 1회분으로 1일 3~4회씩, 5~7일 동안 음용한다.
- **통풍痛風** : 요산대사(尿酸代謝) 이상으로 일어나는 관절염의 하나이다. 소주잔 1잔을 1회분으로 1일 3~4회씩, 15~20일 동안 음용한다.
- **기타 적응증** : 강심, 해열, 축농증, 어깨에서 팔까지 저리고 아픈 신경통, 고름을 빼는 데, 신장병, 월경불순

채취 및 구입 주로 채취해서 쓰는데, 열매는 채취하기가 매우 힘들다. 경상남도, 전라남도에서 구할 수 있다.

만드는 방법
- 따서 말린 묵지 않은 열매를 다시 한 번 깨끗이 씻어 말린 후에 사용한다. 말린 열매의 껍질도 쓸 수 있다.
- 말린 열매 180g을 소주 3.6L에 넣고 밀봉한다.

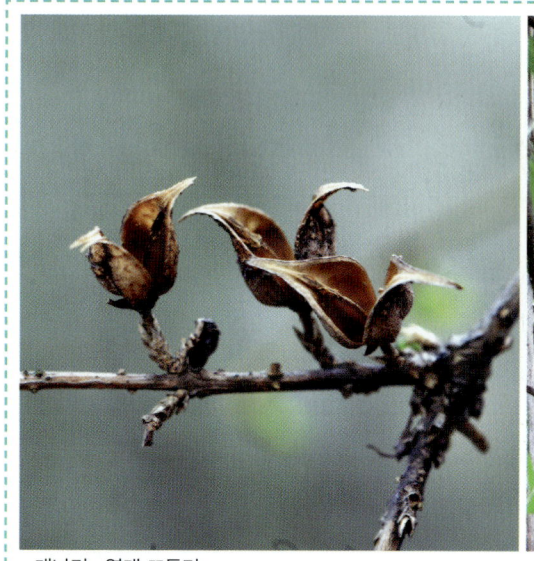
개나리_ 열매 꼬투리

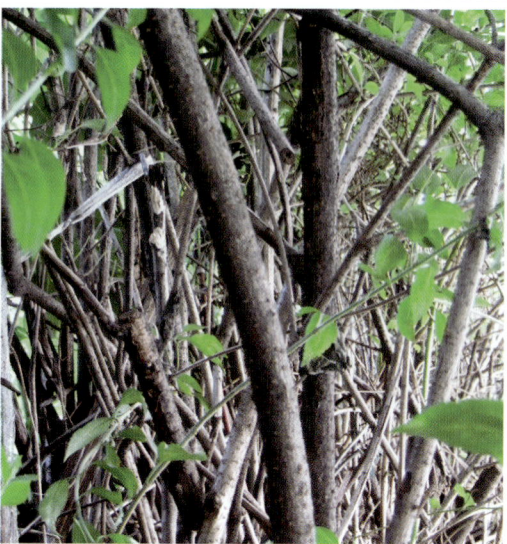
개나리_ 나무껍질

- 6개월 이상 숙성시켜 음용하며, 18개월 정도 숙성시킨 후에는 찌꺼기를 걸러내고 보관한다.

맛 맛은 쓰다. 쓴맛을 부드럽게 하려면 설탕 100g을 가미한다.

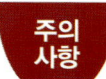
- 열매를 볶거나 직접 불을 가하지 않는다.
- 본 약술을 음용하는 중에 특별히 가려야 하는 음식은 없다.

- 장복해도 해롭지는 않으나 치유되는 대로 음용을 중단한다.

개다래 酒

- 식물명 : 개다래
- 과명 : 다래나무과
- 생약명 : 목천료자(木天蓼子)

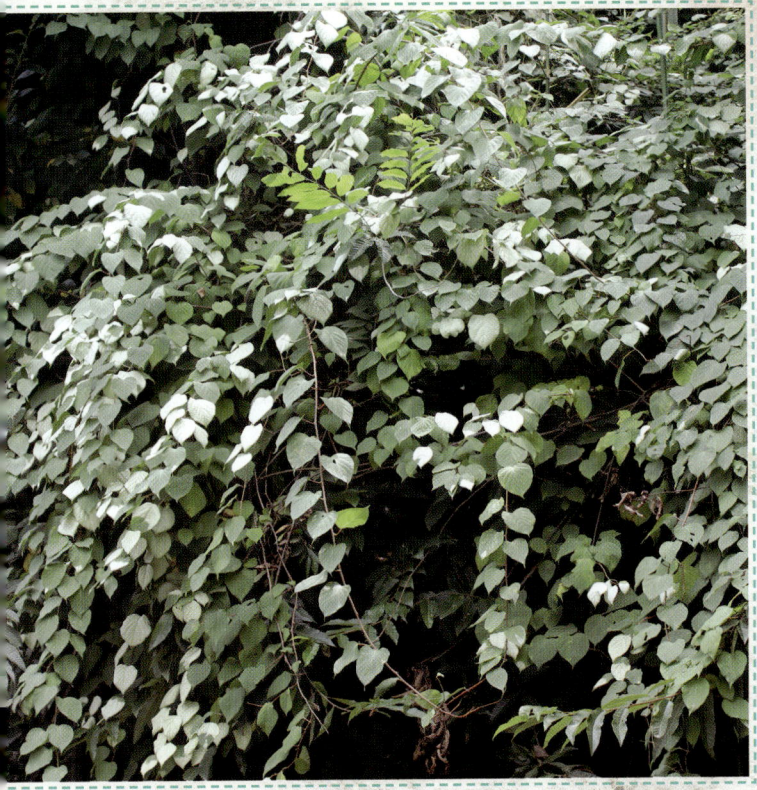
개다래_ 나무모양

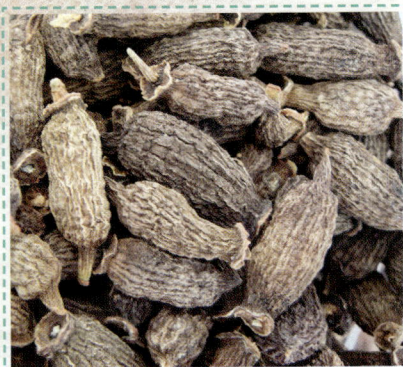
개다래_ 열매(약재)

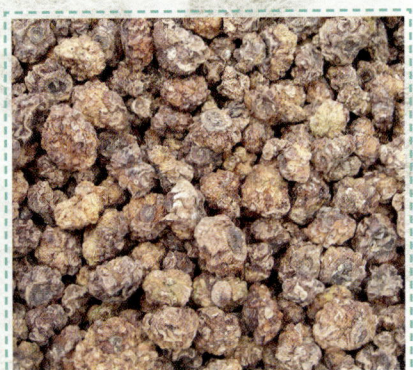
개다래_ 벌레혹(약재)

잎 넓은 달걀 모양 또는 타원형의 잎이 어긋난다. 잎끝이 점점 뾰족해지고 가장자리에 잔톱니가 있으며 잎맥 위에 갈색 털이 나 있다. 잎은 막질(膜質)이며 표면의 상반부가 흰색으로 변하기도 한다.

꽃 6~7월에 흰색으로 피며, 가지 윗부분 잎겨드랑이에 3~10개씩 달린다. 꽃잎과 꽃받침조각은 각각 5개이고 향기가 있다.

열매 긴 타원형의 장과(漿果)가 9~10월에 누렇게 익으며 아래로 늘어진다. 열매살은 혓바닥을 찌르는 듯한 맛이 나고 달지 않다.

특징 및 사용방법 말다래나무라고도 한다. 어린가지에 담갈색 털이 있다. 가지와 잎을 목천료(木天蓼), 뿌리를 목천료근(木天蓼根)이라 하며 약용한다. 목천료자(木天蓼子)는 열매에 벌레가 기생하여 생긴 벌레혹을 열매와 함께 따서 말린 것인데, 풍사를 제거하고 기운을 소통시키는 효능이 있어 중풍, 안면신경 마비, 요통 등에 처방한다. 약으로 쓸 때는 탕으로 하거나 환제, 산제로 만들어 사용한다.

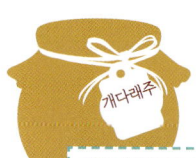

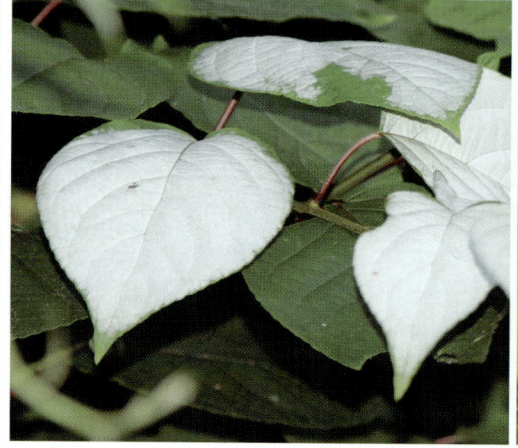
개다래_ 잎

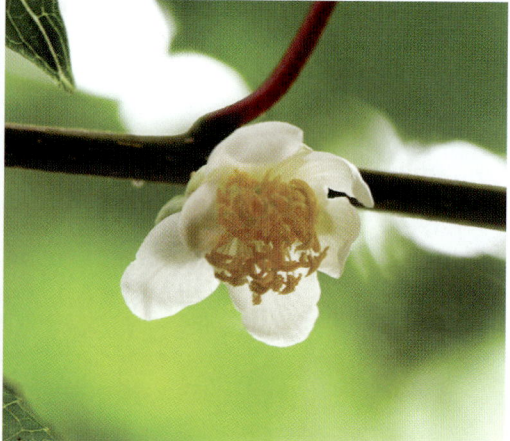
개다래_ 꽃

- **적용 병증**
- **산증**疝症 : 고환이 커지면서 아랫배가 켕기며 아픈 병증으로, 한습사(寒濕邪)가 침입하거나 내상으로 기혈이 제대로 순환하지 못하여 생긴다. 소주잔 1잔을 1회분으로 1일 1~2회씩, 10~15일 동안 음용한다.
- **안면마비**顔面痲痺 : 뇌혈관 장애, 다발성 신경염, 수막염, 바이러스 감염으로 인하여 발생하거나 추위로 인한 경우도 있다. 소주잔 1잔을 1회분으로 1일 1~2회씩, 10~15일 동안 음용한다.
- **통기**通氣 : 자율신경증에 교감신경을 제대로 순환시키고자 하는 처방이다. 소주잔 1잔을 1회분으로 1일 1~2회씩, 10~15일 동안 음용한다.
- **기타 적응증** : 피로회복, 강장, 복통, 요통, 추간판 탈출증, 중풍, 풍습

채취 및 구입 깊은 산골짜기에서 채취할 수 있다.

만드는 방법
- 가을에 열매를 채취하여 생으로 또는 말려서 쓴다.
- 생열매는 250g, 말린 열매는 180g을 소주 3.6L에 넣고 밀봉한다.
- 6개월 이상 숙성시켜 음용하며, 걸러내지 않고 그대로 보관한다.

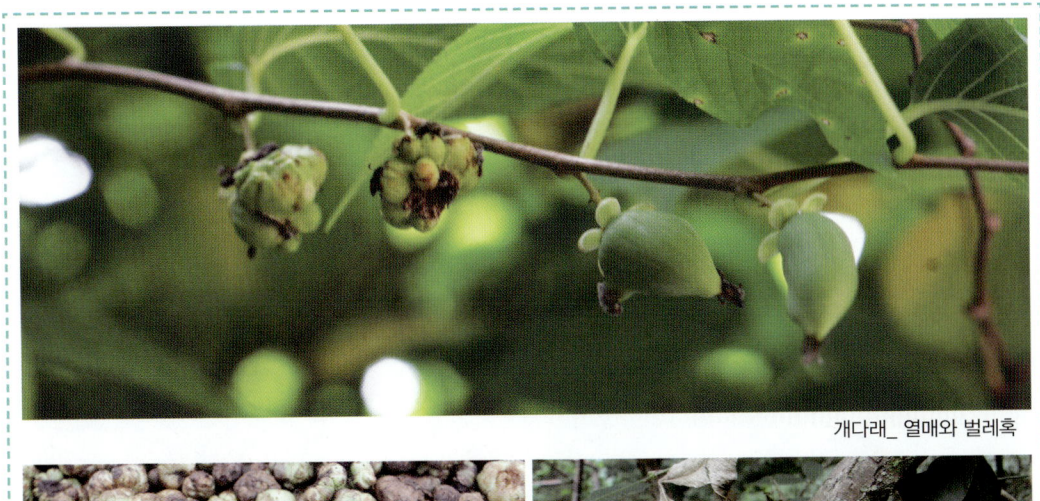

개다래_ 열매와 벌레혹

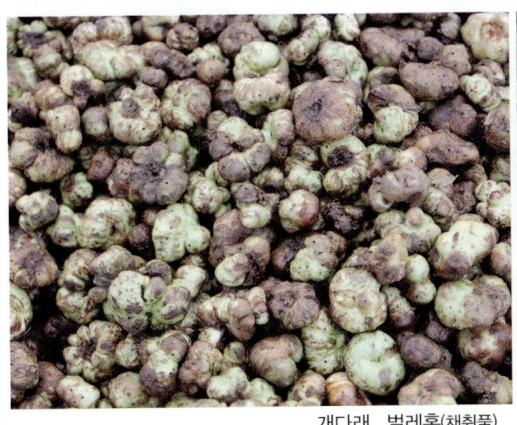

개다래_ 벌레혹(채취품)

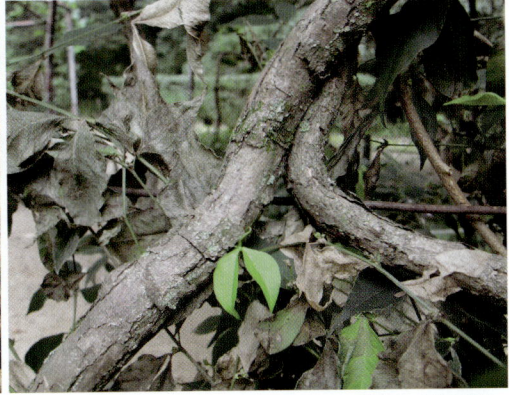

개다래_ 나무껍질

맛 맛은 시고 달며 맵다. 맛을 부드럽게 하려면 황설탕을 60g 정도 가미한다.

주의사항
- 본 약술을 음용하는 중에 특별히 가려야 하는 음식은 없다.
- 음용 기간은 대개 30일 내외로 한다.

결명자 酒

- 식물명 : 결명자
- 과명 : 콩과
- 생약명 : 결명자(決明子)

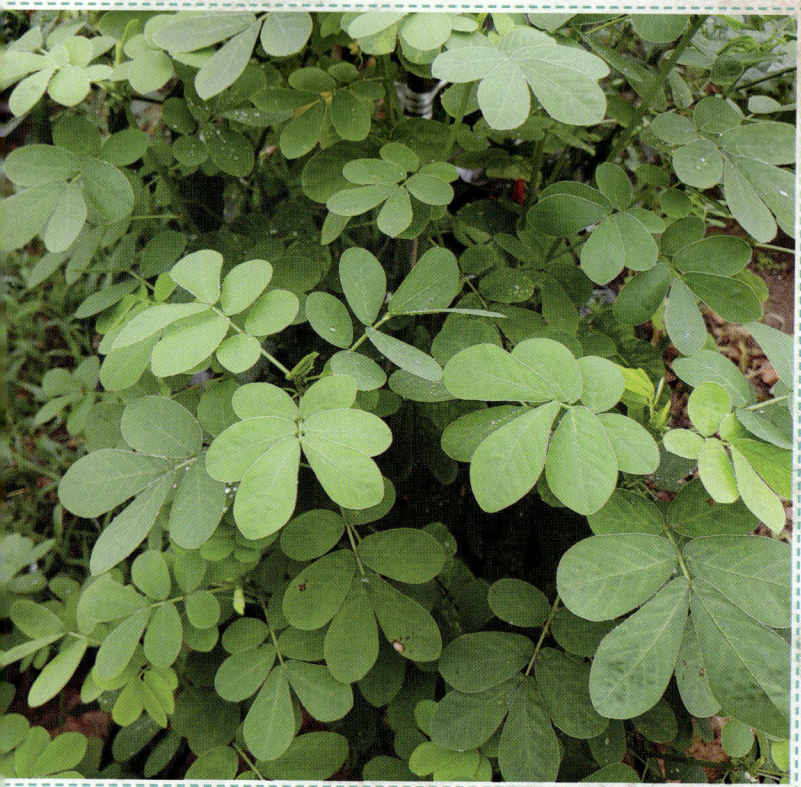

결명자_ 지상부

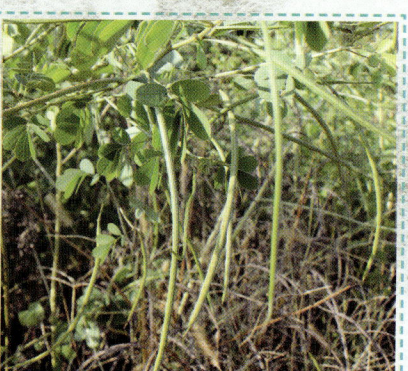

결명자_ 종자(채취품)

결명자_ 열매

잎 2~4쌍의 작은잎으로 된 짝수 1회 깃꼴겹잎이 어긋난다. 작은잎은 길이 3~4cm의 거꿀달걀 모양이다.

꽃 6~8월에 노란색으로 피며, 잎겨드랑이에서 1~2개의 꽃줄기가 나와 그 끝에 달린다. 꽃잎과 꽃받침조각은 각각 5개이다.

열매 활처럼 굽은 길쭉한 꼬투리가 맺혀 8~9월에 황갈색 또는 녹갈색으로 익는다. 속에 네모난 종자가 한 줄로 배열되어 있다.

특징 및 사용방법 결명(決明)이라는 이름은 눈을 밝게 해준다는 뜻에서 유래되었다. 종자를 결명자(決明子)라 하며 식용하거나 약용하는데, 약으로 쓸 때는 탕으로 하여 사용한다. 또한 볶아서 차로 마시면 좋다. 주로 순환계, 소화기 질환을 치료하며 안과 질환에도 효과가 있다. 잎은 외상 치료에 쓴다.

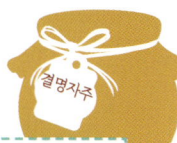

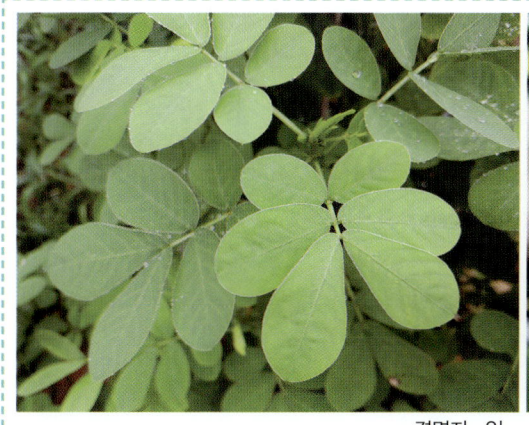
결명자_ 잎

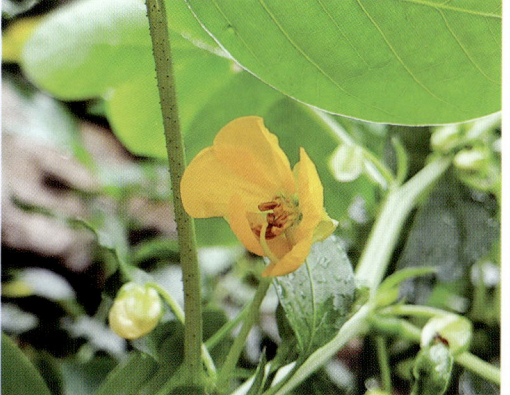
결명자_ 꽃

- **늑막염**肋膜炎 : 늑막에 염증이 생겨 액이 고인 상태이다. 두통, 재채기, 헛기침, 딸꾹질, 식욕부진 등의 증상과 늑골 부위에 통증이 있다. 소주잔 1잔을 1회분으로 1일 1~2회씩, 7~15일 동안 음용한다.

- **담석증**膽石症 : 담낭에 결석이 생겨 심한 통증이 일어나며, 구토, 오한, 변비와 경련, 허탈 증세가 나타난다. 소주잔 1잔을 1회분으로 1일 1~2회씩, 20~25일 동안 음용한다.

- **안구 통증** : 안질환으로 인하여 수정체나 흰자위에 통증이 일어나는 경우이다. 소주잔 1잔을 1회분으로 1일 1~2회씩, 10~15일 동안 음용한다.

- **기타 적응증** : 두통, 풍열, 야맹증, 명목(明目), 안면홍조, 위장병, 비만, 정수고갈, 혈액순환 개선

채취 및 구입 약재상에서 구입할 수 있다.

만드는 방법
- 약효는 종자에 있으나, 종자가 없을 때는 잎을 사용할 수 있다. 구입한 종자나 잎을 깨끗이 씻어 말린 다음 사용한다.
- 말린 종자 또는 잎 200g을 소주 3.6L에 넣고 밀봉한다.

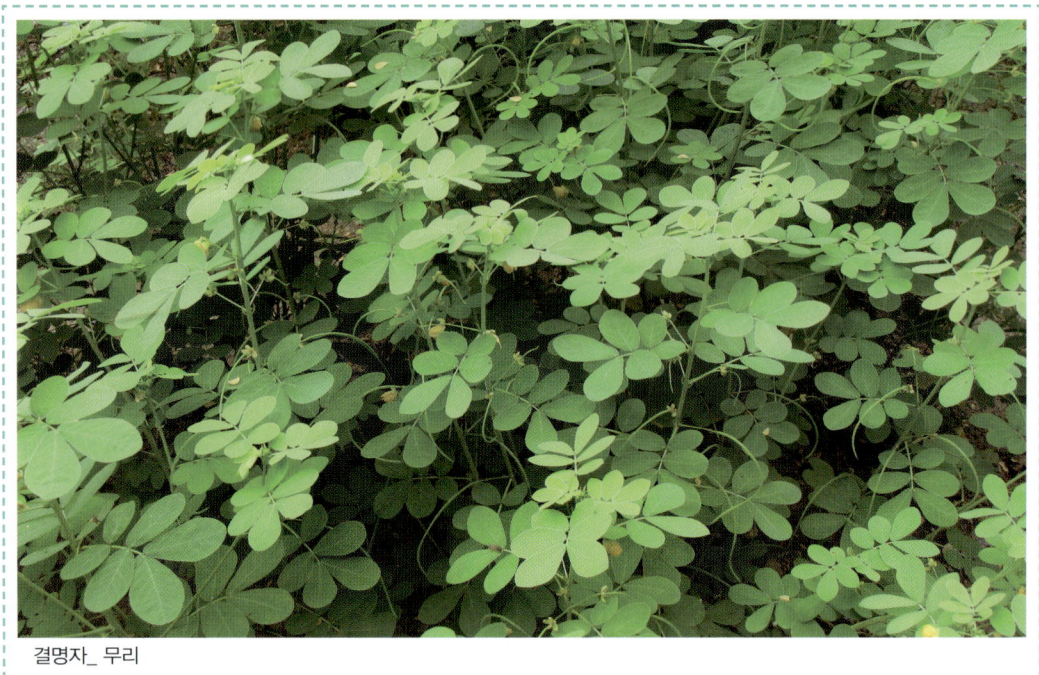

결명자_ 무리

- 종자는 6~8개월, 잎은 4~5개월간 숙성시켜 음용하며, 18개월 정도 숙성시킨 후에는 찌꺼기를 걸러내고 보관한다.

맛 맛은 쓰고 달다. 황설탕을 100g 정도 넣으면 술맛이 부드러워진다.

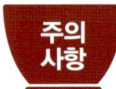
- 본 약술을 음용하는 중에 특별히 가려야 하는 음식은 없다.
- 장복해도 해롭지는 않으나 치유되는 대로 음용을 중단한다.

계피 酒

- 식물명 : 육계나무
- 과명 : 녹나무과
- 생약명 : 계피(桂皮)

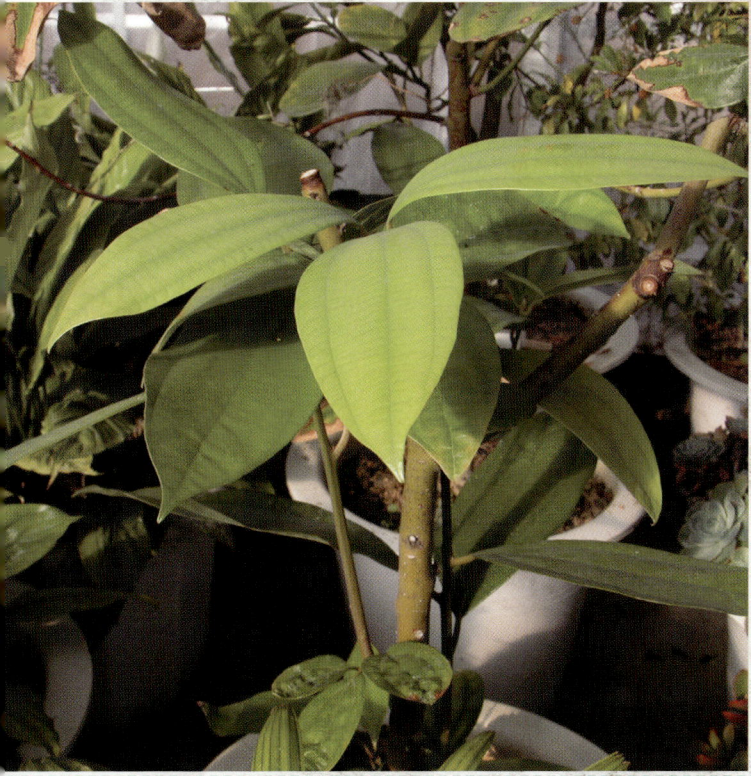
육계나무_ 나무모양

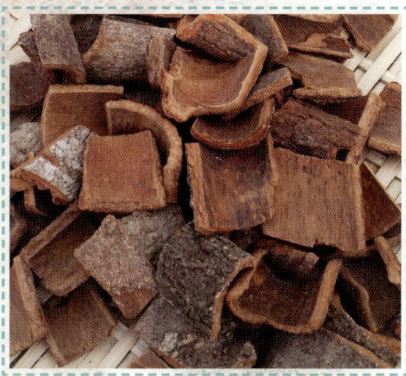
육계나무_ 나무껍질(약재)

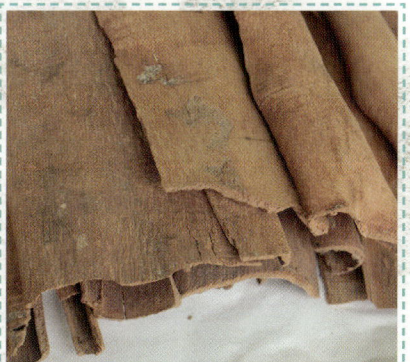
육계나무_ 나무껍질(채취품)

잎 긴 타원형의 잎이 어긋난다. 잎끝이 뾰족하고 가장자리는 밋밋하며, 뚜렷한 3개의 맥이 있다. 표면은 윤기가 있고 뒷면은 분백색이다.

꽃 6월에 노란색을 띤 연한 녹색으로 피는데, 잎겨드랑이에서 나온 긴 꽃대에 산형상 취산꽃차례를 이루며 달린다.

열매 타원형의 장과가 9월 말~11월 초에 흑자색으로 익는다.

특징 및 사용방법 나무껍질은 흑색이고 일년생가지는 녹색이다. 나무껍질을 계피(桂皮)라고 하는데, 특이한 방향(芳香)이 있어 향료의 원료로 널리 쓰인다. 약으로 쓸 때는 탕, 환제, 산제로 하거나 술을 담가 사용한다.

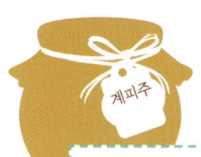

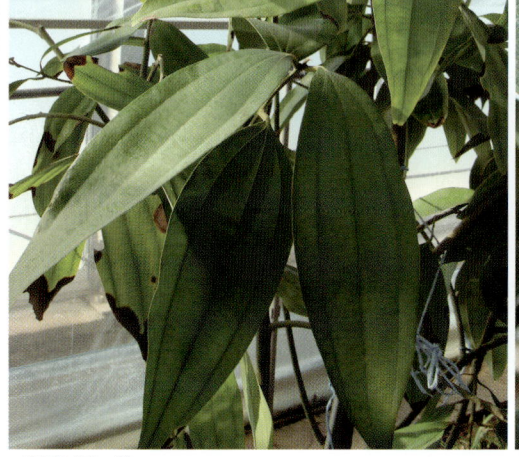
육계나무_ 잎

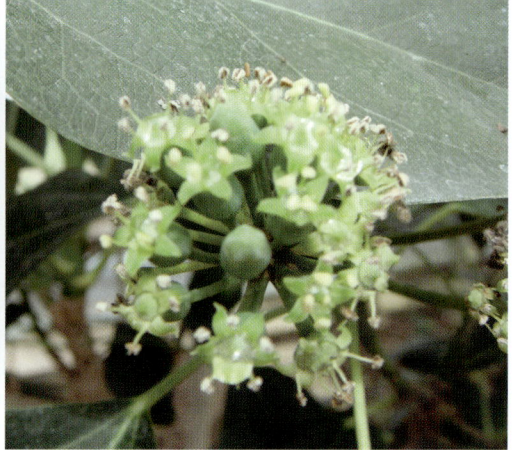
육계나무_ 꽃

적용병증

- **동통疼痛** : 몸이 몹시 쑤시고 아픈 증세에 효과적이다. 소주잔 1잔을 1회분으로 1일 1~2회씩, 7~10일 동안 음용한다.
- **당뇨糖尿** : 소변에 당분이 많이 섞여 나오는 병증으로, 소변량과 소변보는 횟수가 늘어나고, 갈증이 나서 물을 많이 마시게 된다. 소주잔 1잔을 1회분으로 1일 1~2회씩, 20일 이상 음용한다.
- **위궤양胃潰瘍** : 위 점막에 생긴 손상이 근육층까지 번져 위벽이 헐어서 위가 쓰리고 아픈 병증이다. 소주잔 1잔을 1회분으로 1일 1~2회씩, 20일 이상 음용한다.
- **기타 적응증** : 건위, 두통, 발한, 구토, 장염, 어혈을 없애는 데, 혈액순환 개선, 추위 타는 데

채취 및 구입 약재상에서 구입할 수 있으며, 주로 수입에 의존한다.

만드는 방법
- 나무껍질에 약효가 있으며 방향성(芳香性)이 있다. 깨끗하고 오래되지 않은 것으로 잘 골라 구입한 후 적당한 크기로 잘라서 사용한다.
- 나무껍질 190g을 소주 3.6L에 넣고 밀봉한다.

- 3~4개월 이상 숙성시켜 음용하며, 2년 정도 숙성시킨 후에는 찌꺼기를 걸러내고 보관한다.

맛 맛은 달고 맵고 시다. 설탕이나 곶감을 100g 정도 넣으면 좋다.

주의사항
- 음용하는 중에는 옻나무가 들어간 음식을 금하며, 임신부는 마시지 않는다.
- 장복해도 해롭지는 않으나 치유되는 대로 음용을 중단한다.

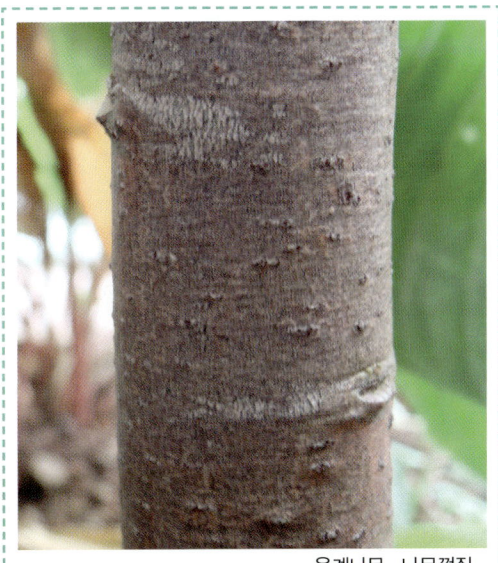

육계나무_ 나무껍질

골담초 酒

- 식물명 : 골담초
- 과명 : 콩과
- 생약명 : 골담초(骨擔草)

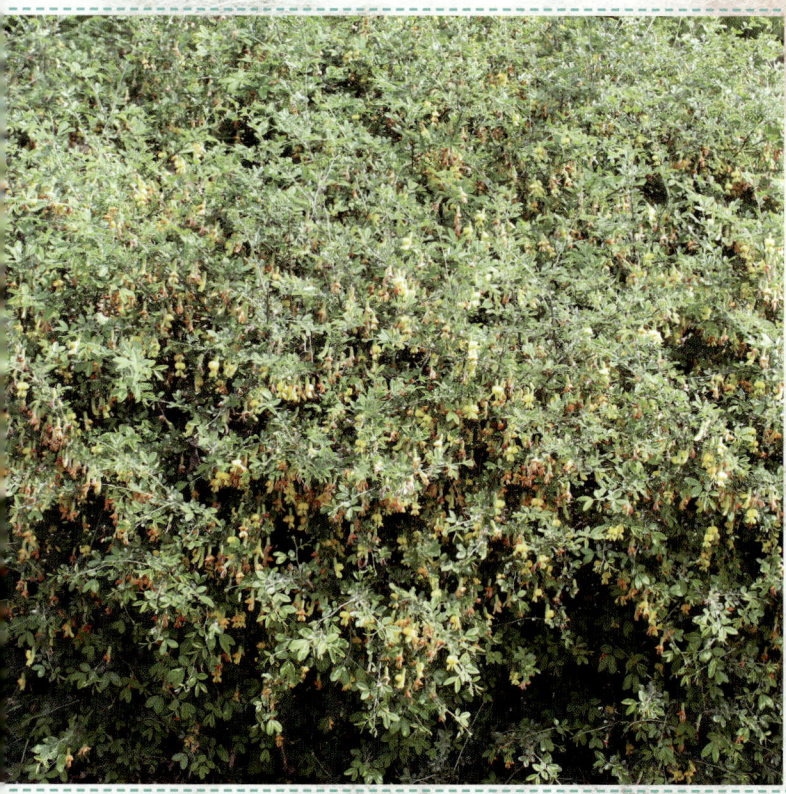

골담초_ 나무모양

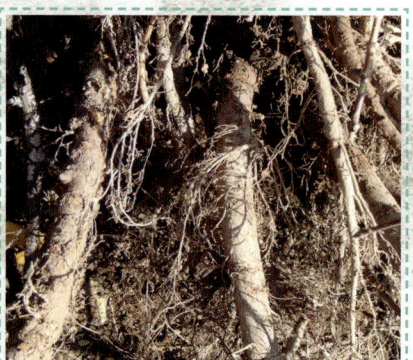

골담초_ 뿌리(약재)

골담초_ 뿌리(채취품)

잎 타원형 또는 거꿀달걀 모양의 작은잎이 깃꼴겹잎으로 2쌍씩 붙어 어긋난다. 가장자리가 밋밋하고 잎줄기 끝은 대개 가시로 된다.

꽃 5월에 나비 모양의 꽃이 잎겨드랑이에 1개씩 총상꽃차례로 달린다. 처음에는 노란색으로 피었다가 적황색으로 변하고 아래로 늘어진다.

열매 원기둥 모양의 협과가 9월에 익는데, 아주 드물게 달린다.

특징 및 사용방법 줄기에 잔가시가 뭉쳐나고 5개의 능선이 있다. 위쪽을 향한 가지가 사방으로 퍼진다. 뿌리는 방향성이 있다. 약용, 밀원(蜜源), 관상용으로 이용된다. 약으로 쓸 때는 탕으로 하거나 술을 담가 사용한다.

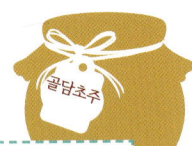

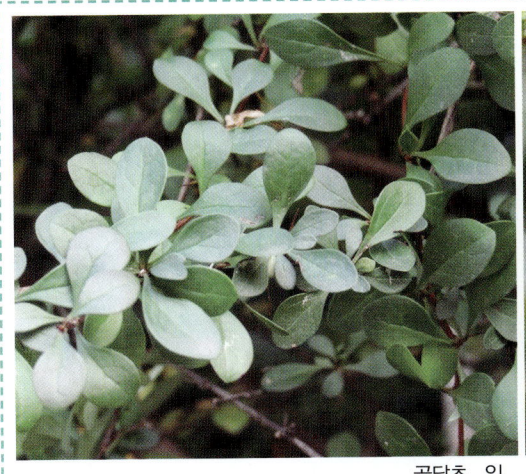
골담초_ 잎

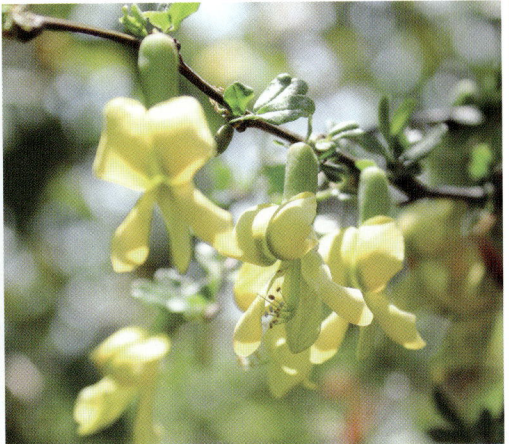
골담초_ 꽃

- **유선염**乳腺炎 : 화농균이 침입하여 일어나는 젖샘의 염증에 효과적이다. 소주잔 1잔을 1회분으로 1일 1~2회씩, 15~20일 동안 음용한다.
- **근육통**筋肉痛 : 근육이 쑤시고 아픈 증상에 처방한다. 소주잔 1잔을 1회분으로 1일 1~2회씩, 10~15일 동안 음용한다.
- **이뇨**利尿 : 소변이 잘 나오게 한다. 소주잔 1잔을 1회분으로 1일 1~2회씩, 7~10일 동안 음용한다.
- **기타 적응증** : 강심, 거담, 근육이 땅겨서 쑤시고 아픈 데, 뼈마디가 쑤시고 아픈 증상, 신경통, 요통, 타박상, 통풍

채취 및 구입 약재상에서 구입한다. 생뿌리를 구입하는 것이 좋다.

- 뿌리를 구입하여 생으로 사용하거나 말린 것은 잘게 썰어서 쓴다.
- 생뿌리 200g 또는 말린 뿌리 180g을 소주 3.6L에 넣고 밀봉한다.
- 3~6개월간 숙성시켜 음용하며, 2년 정도 숙성시킨 후에는 찌꺼기를 걸러내고 보관한다.

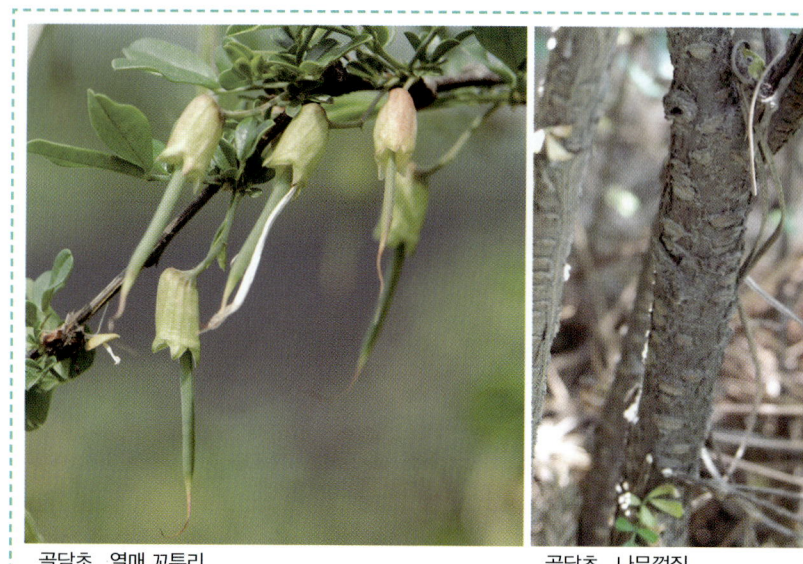

골담초_ 열매 꼬투리　　　　　　골담초_ 나무껍질

맛 맛은 쓰고 맵다. 설탕을 100g 정도 넣으면 맛이 부드러워진다.

주의사항
- 본 약술을 음용하는 중에 특별히 가려야 하는 음식은 없다.
- 장복해도 해롭지는 않으나 치유되는 대로 음용을 중단한다.

구기자 酒

- 식물명 : 구기자나무
- 과명 : 가지과
- 생약명 : 구기자(枸杞子)

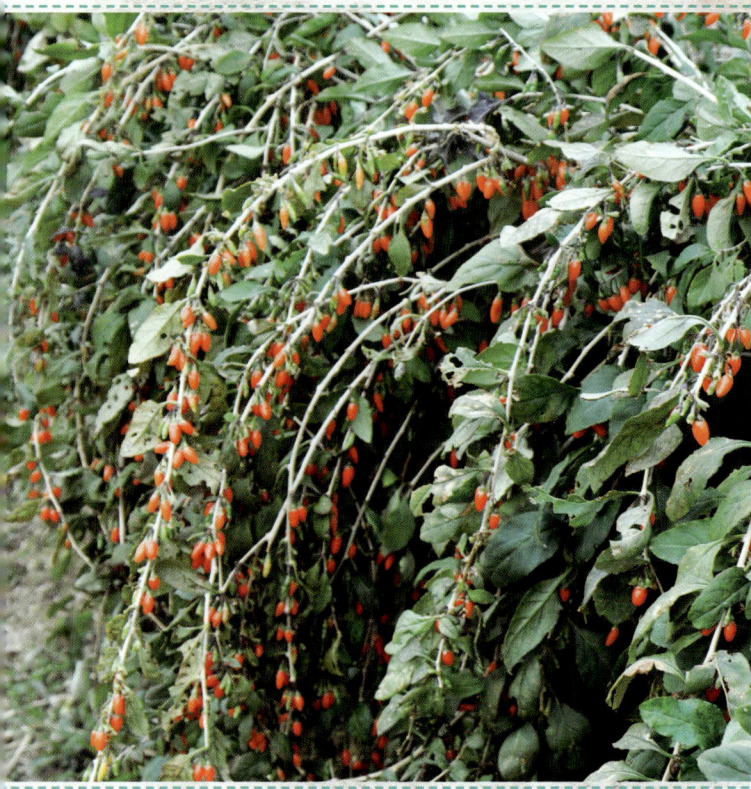

구기자나무_ 나무모양

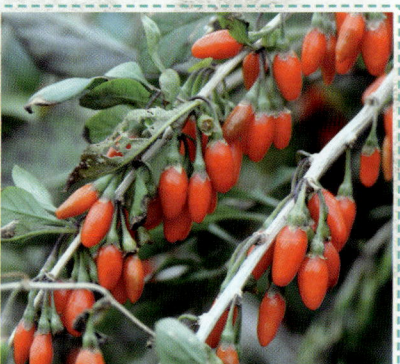

구기자나무_ 열매(약재)

구기자나무_ 열매

잎 넓은 달걀 모양 또는 달걀상 피침 모양의 잎이 어긋나거나 여러 개가 뭉쳐난다. 잎끝이 뾰족하고 가장자리가 밋밋하며 양면에 털이 없다.

꽃 6~9월에 보랏빛 꽃이 잎겨드랑이에 1~4개씩 달린다. 꽃부리는 종 모양이며 5갈래로 갈라진다.

열매 달걀 모양 또는 타원형의 장과가 8~9월에 붉게 익는다. 속에 흰 참깨 같은 종자가 10개 정도 들어 있다.

특징 및 사용방법 줄기가 비스듬히 자라면서 끝이 아래로 처지며, 가지에 흔히 가시가 있다. 뿌리는 지골피(地骨皮), 잎은 지골엽(地骨葉)이라 하며, 약으로 쓸 때는 탕으로 하거나 환제, 산제로 만들어 사용하거나 술을 담그기도 한다. 어린잎은 차로 마신다. 뿌리와 나무껍질은 감초탕에 담갔다가 말려서 썰어 쓴다. 충청남도 청양산(産)이 유명하다.

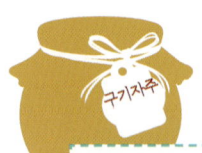

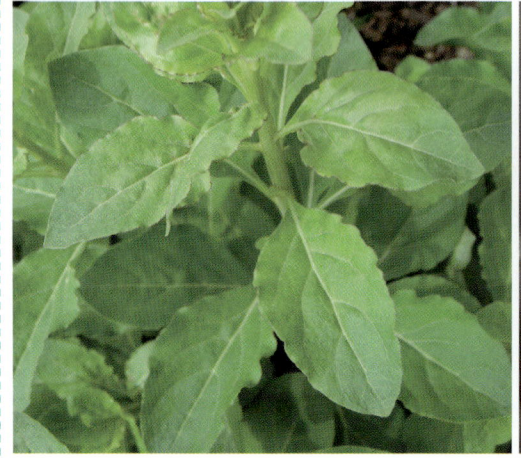
구기자나무_ 잎

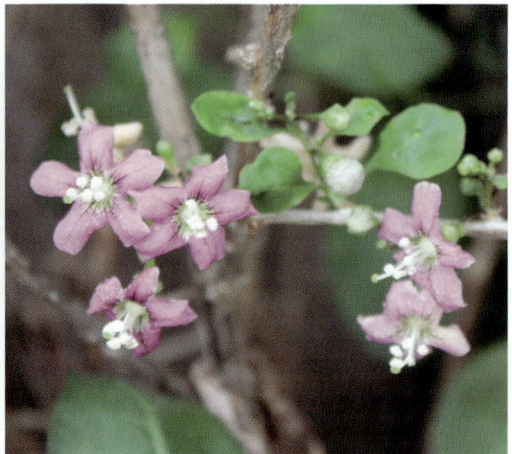
구기자나무_ 꽃

적용병증

- **당뇨**糖尿 : 소변에 당분이 많이 섞여 나오는 병증으로, 소변량과 소변보는 횟수가 늘어나고, 갈증이 나서 물을 많이 마시게 된다. 소주잔 1잔을 1회분으로 1일 1~2회씩, 20~30일 동안 음용한다. 음나무주와 함께 복용하면 효과적이다.

- **보양**補陽 : 남성의 양기와 원기를 돋우는 처방이다. 소주잔 1잔을 1회분으로 1일 1~2회씩, 20~25일 동안 음용한다.

- **빈혈**貧血 : 혈액 속에 적혈구나 헤모글로빈이 부족하여 어지럼증을 일으키는 증세이다. 소주잔 1잔을 1회분으로 1일 1~2회씩, 10~15일 동안 음용한다.

- **기타 적응증** : 강장, 강정, 건위, 두통, 불면증, 신경쇠약, 요실금, 조갈증

채취 및 구입 약재상에서 구입한다. 오래 묵지 않고 잘 마른 것이 좋다.

만드는 방법
- 약효가 있는 열매, 줄기, 뿌리껍질을 사용하는데, 열매는 약재상에서 구입하고 줄기와 뿌리는 농가에서 채취하여 쓴다.
- 열매, 줄기, 뿌리를 깨끗이 씻고 줄기와 뿌리는 적당한 크기로 다듬어 사용한다.

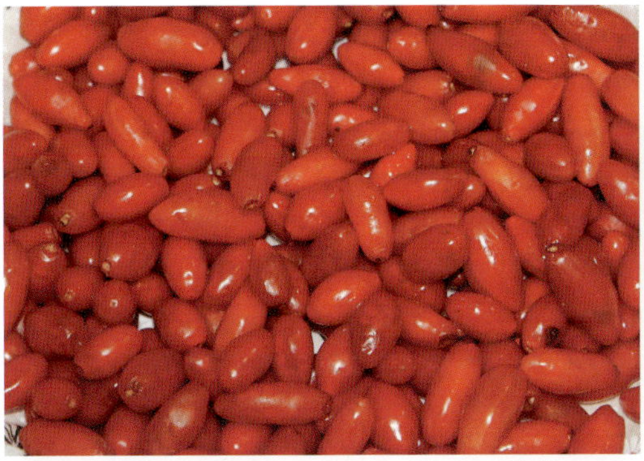

구기자나무_ 열매(채취품) 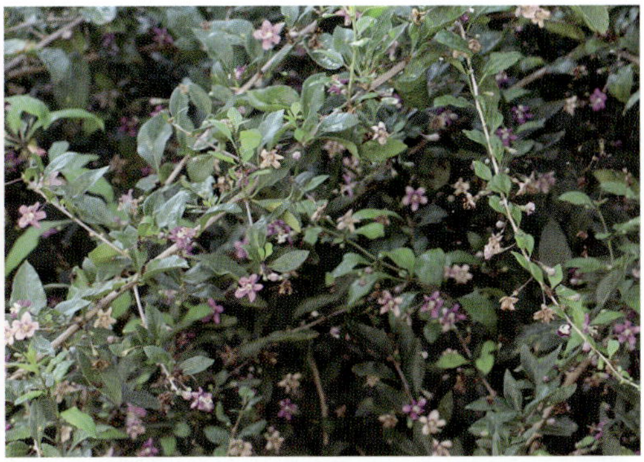 | 구기자나무_ 덩굴줄기

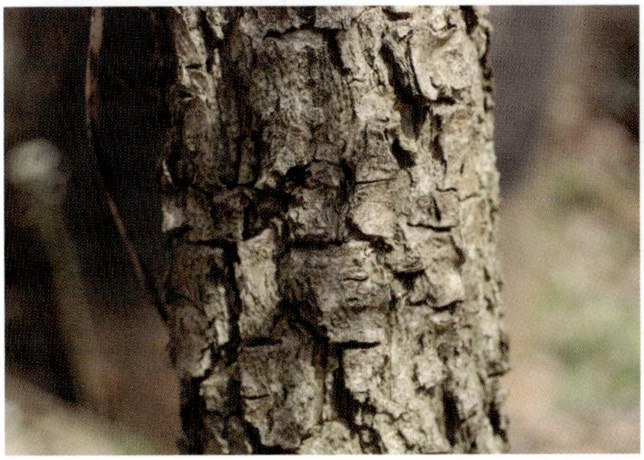

구기자나무_ 나무껍질 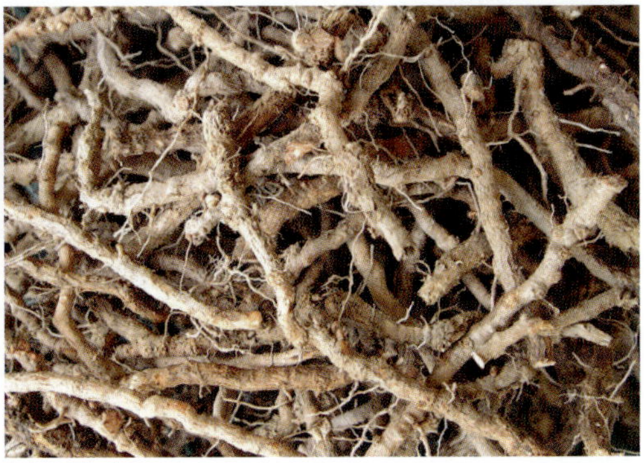 | 구기자나무_ 뿌리(채취품)

- 생것은 230g, 마른 것은 200g을 소주 3.6L에 넣고 밀봉한다.
- 3~6개월간 숙성시켜 음용하며, 18개월 정도 숙성시킨 후에는 찌꺼기를 걸러내고 보관한다.

맛 맛은 달다. 설탕을 120g 정도 넣으면 맛이 부드러워진다.

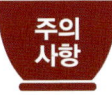
- 본 약술을 음용하는 중에 가려야 하는 음식은 없다.
- 과용하거나 장복하는 것은 좋지 않다.

구릿대 酒

- 식물명 : 구릿대
- 과명 : 산형과
- 생약명 : 백지(白芷)

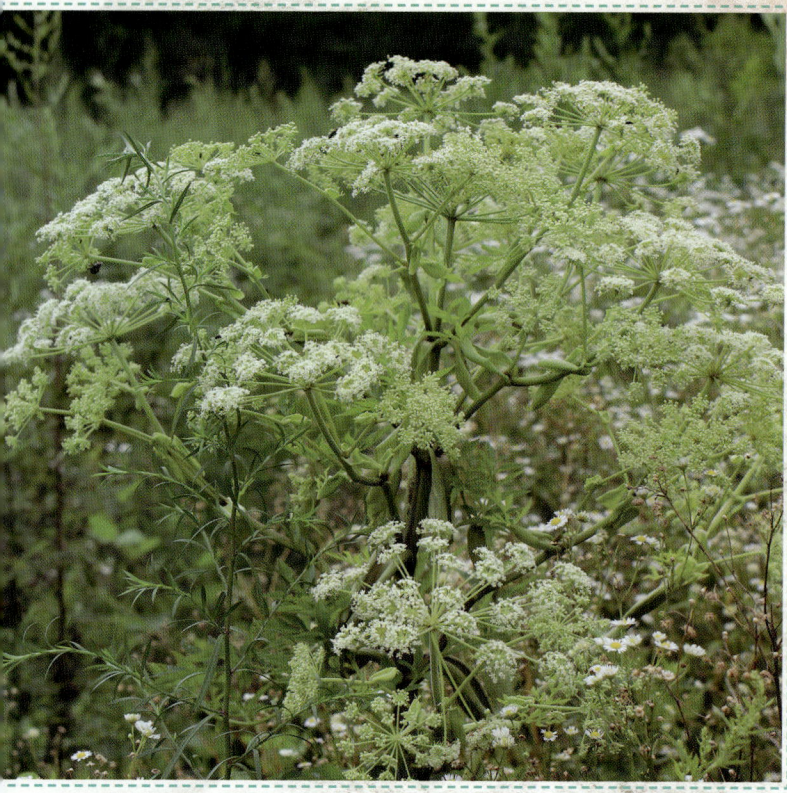
구릿대_ 지상부

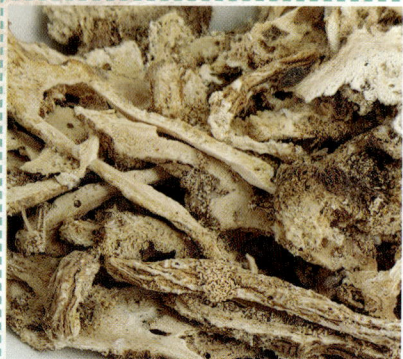
구릿대_ 뿌리(약재)

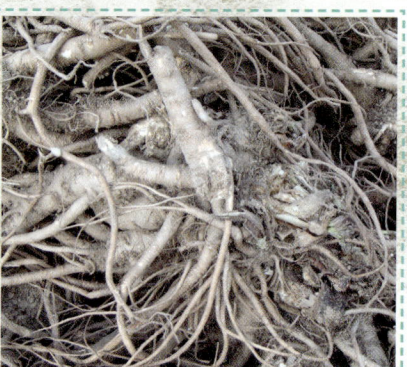
구릿대_ 뿌리(채취품)

잎 3출엽이 2~3회 깃꼴로 갈라지며 잎자루가 길다. 끝에 있는 작은잎은 깊게 3갈래로 갈라지고, 갈라진 조각은 달걀상 긴 타원형으로 끝이 뾰족하며 가장자리에 톱니가 있다.

꽃 6~8월에 흰색 꽃이 피는데, 20~40개의 산형꽃차례가 모여 겹산형꽃차례를 이룬다. 꽃부리가 작고 꽃잎은 5개이다.

열매 편평한 타원형의 분과가 맺히며, 10월에 익는다. 가장자리에 좁은 날개가 있다.

특징 및 사용방법 백지(白芷), 대활(大活), 독활, 구리대, 굼배지라고도 한다. 굵은 원주형의 줄기가 곧게 서며, 뿌리줄기는 굵고 수염뿌리가 많이 내린다. 약으로 쓸 때는 탕으로 하거나 환제, 산제로 만들어 사용한다. 주로 부인과, 신경계 질환 등을 치료한다.

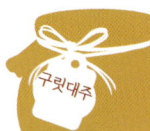

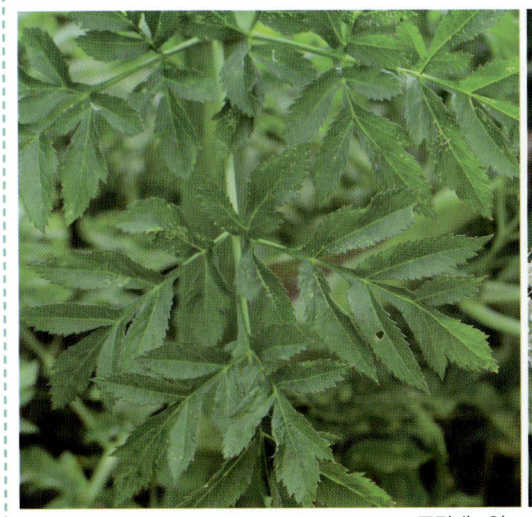
구릿대_ 잎

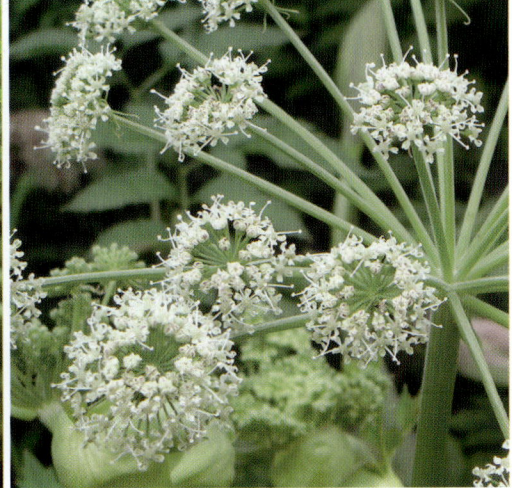
구릿대_ 꽃

적용병증

- **치질**痔疾 : 항문 근처가 붓고 아프고 가려우며 변을 보기가 거북하고 출혈이 생겨 앉기도 힘들다. 소주잔 1잔을 1회분으로 1일 2~3회씩, 25~30일 동안 음용한다.

- **혈붕**血崩 : 자궁이나 항문에 염증으로 벌집처럼 구멍이 나서 혈액, 대하, 배설물이 새어나오는 병증이다. 소주잔 1잔을 1회분으로 1일 2~3회씩, 15~20일 동안 음용한다.

- **요독증**尿毒症 : 신장 기능이 부진하여 소변으로 배출되어야 할 성분이 혈액 속에 머물러 있어 일어나는 중독 증상이다. 소주잔 1잔을 1회분으로 1일 3~4회씩, 12~15일 동안 음용한다.

- **기타 적응증** : 진정, 두통, 풍한, 생리통, 추웠다 열이 났다 하는 것이 번갈아 나타나는 증상, 통풍, 요혈, 두드러기

채취 및 구입 약재상에서 구입할 수 있으며, 꽃 피기 전 5~6월에 전국의 산골짜기 냇가에서 채취할 수 있다.

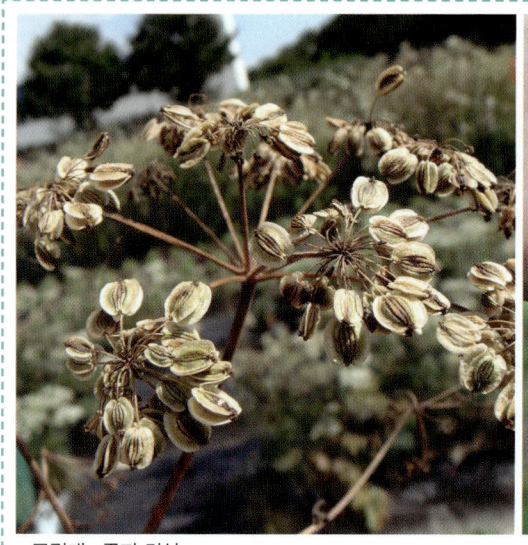
구릿대_ 종자 결실

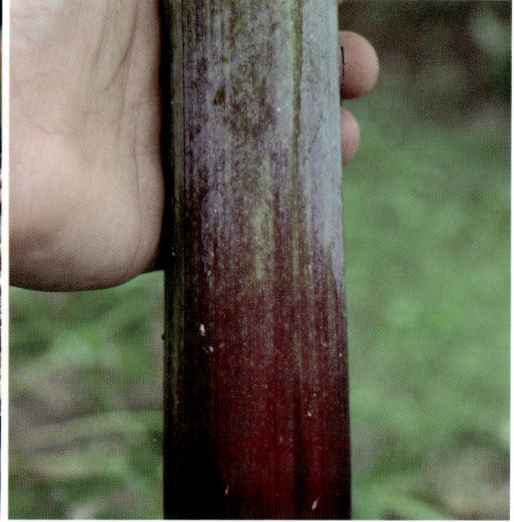
구릿대_ 줄기

만드는 방법
- 뿌리를 구하여 깨끗이 씻어 말린 다음 썰어서 사용한다.
- 말린 뿌리 200g을 소주 3.6L에 넣고 밀봉한다.
- 6개월 이상 숙성시켜 음용하며, 2년 정도 숙성시킨 후에는 찌꺼기를 걸러내고 보관한다.

맛 맛은 맵다. 맛을 부드럽게 하려면 황설탕을 100g 가미한다.

주의사항
- 본 약술을 음용하는 중에는 선복화(금불초)를 금하며, 음기 허약자는 장복을 금한다.
- 장복해도 해롭지는 않으나 치유되는 대로 음용을 중단한다.

귤 酒

- 식물명 : 귤나무
- 과명 : 운향과
- 생약명 : 진피(陳皮)

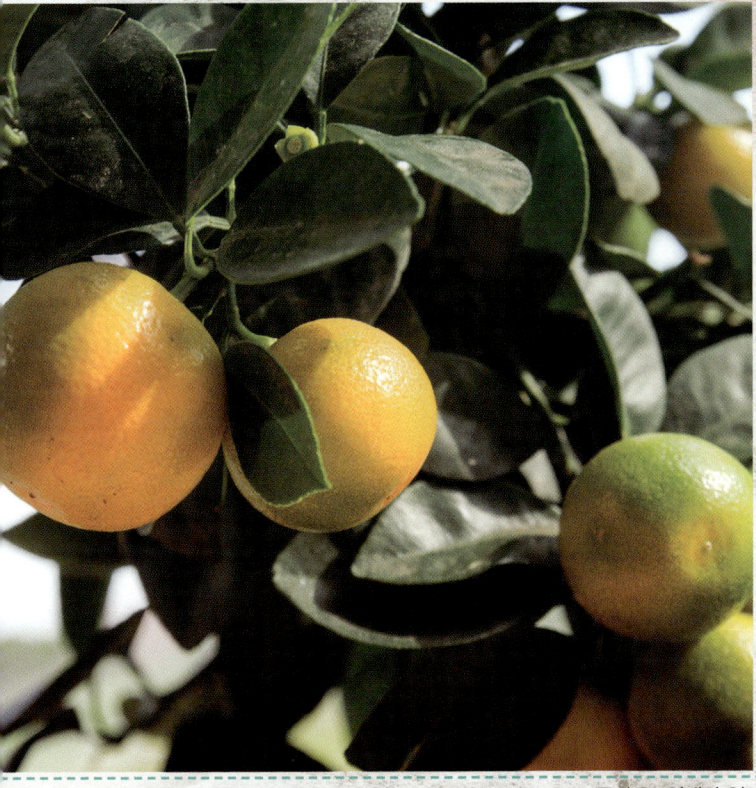

귤나무_ 열매와 잎

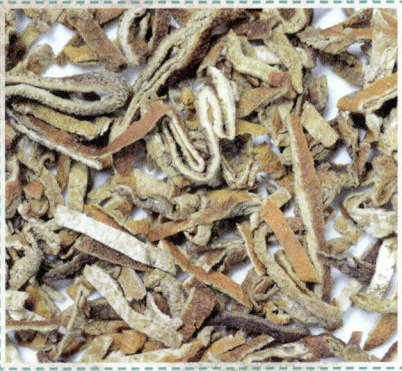

귤나무_ 열매껍질(약재)

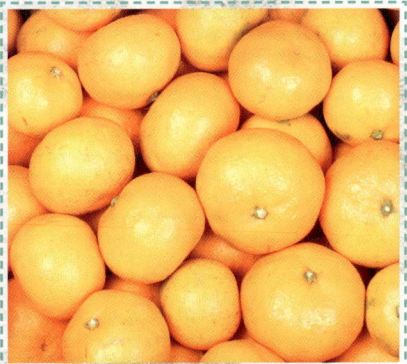

귤나무_ 열매(채취품)

잎 타원형 또는 긴 달걀 모양의 가죽질 잎이 어긋난다. 잎끝이 뾰족하고 가장자리가 밋밋하거나 물결 모양의 잔톱니가 있다.

꽃 6월에 흰색 꽃이 하나씩 달리며 짙은 향기가 있다. 꽃잎과 꽃받침조각은 5개이다.

열매 둥글납작한 장과가 맺히며, 10월에 등황색 또는 황적색으로 익는다. 열매껍질이 열매살과 잘 떨어지며 중심부가 비어 있고 대개 종자가 없다.

특징 및 사용방법 방향성(芳香性)이 있다. 덜 익은 열매의 껍질을 청피(靑皮)라 하고, 익은 열매의 껍질을 진피(陳皮)라 하며 약용한다. 약으로 쓸 때는 주로 탕으로 하는데, 어떤 약에든지 넣으면 약효가 배가된다. 호흡기 질환과 건위에 효과적이다.

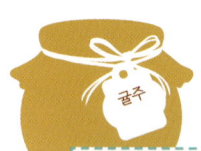

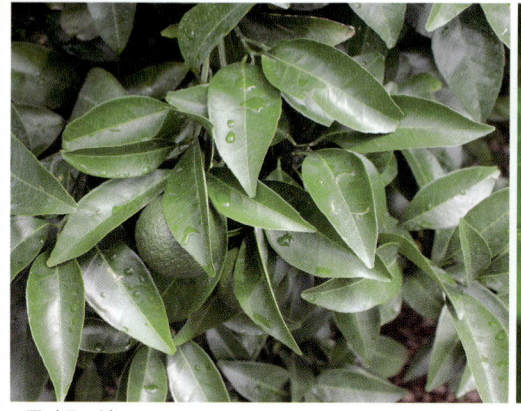
귤나무_ 잎

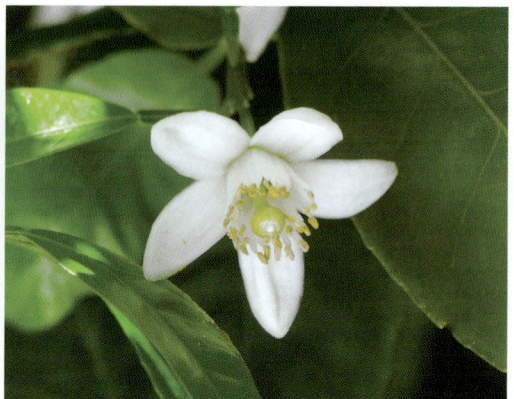
귤나무_ 꽃

적용 병증
- **생선체**生鮮滯 : 민물고기나 바닷물고기를 먹고 체한 경우의 처방이다. 소주잔 1잔을 1회분으로 1일 1~2회씩, 3~5일 동안 음용한다.
- **위팽만**胃膨滿 : 위가 부풀어 오르는 증세로, 배를 두드리면 북소리가 나고 심하면 온몸이 붓는다. 소주잔 1잔을 1회분으로 1일 1~2회씩, 3~10일 동안 음용한다.
- **흉협팽만**胸脇膨滿 : 음식물을 많이 섭취하여 가슴과 옆구리가 그득하게 부풀어 오르는 경우의 처방이다. 소주잔 1잔을 1회분으로 1일 1~2회씩, 1~2일 음용한다.
- **기타 적응증** : 진해, 거담, 구토, 위산과다, 소화불량, 식욕부진, 유즙결핍, 산후부종

채취 및 구입 제주도 산지에서 농약을 사용하지 않은 귤껍질을 구한다.

만드는 방법
- 농약을 사용하지 않은 열매껍질을 구하여 깨끗이 씻어 말린 다음 사용한다.
- 말린 열매껍질 180g을 소주 3.6L에 넣고 밀봉한다.
- 4~5개월간 숙성시켜 음용하며, 1년 이상 숙성시킨 후에는 찌꺼기를 걸러내고 보관한다.

맛 맛은 쓰고 시다. 맛을 부드럽게 하려면 황설탕을 100g 정도 가미한다.

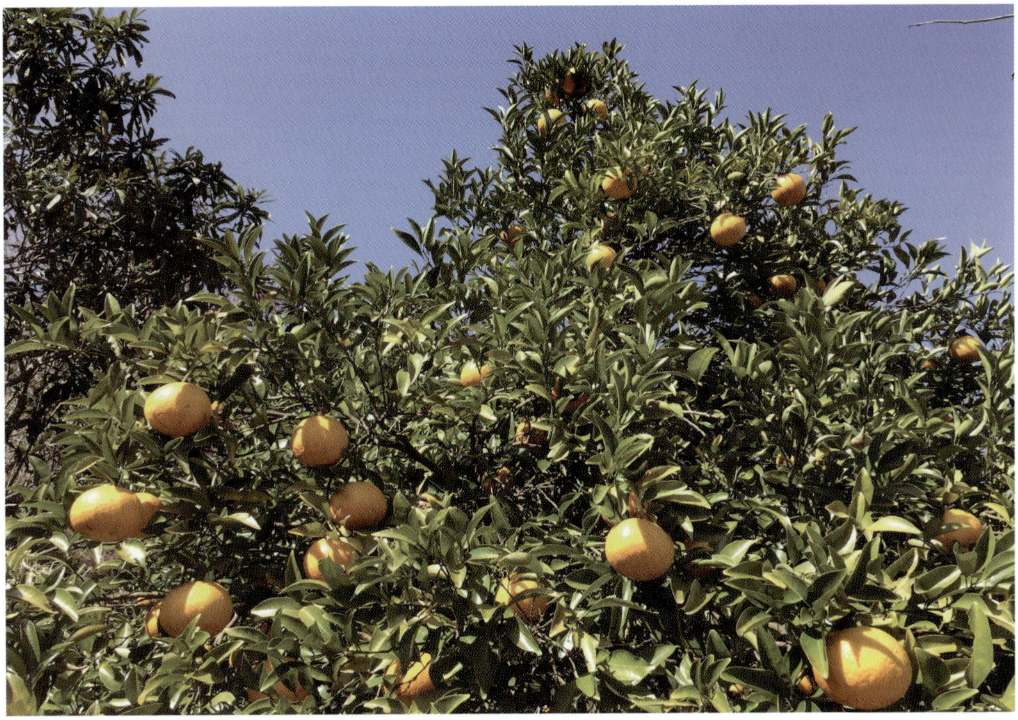

귤나무_ 나무모양

주의 사항
- 본 약술을 음용하는 중에 특별히 가려야 하는 음식은 없다.
- 신체 허약자나 다한증이 있는 사람은 음용을 금한다.

까마중 酒

- 식물명 : 까마중
- 과명 : 가지과
- 생약명 : 용규(龍葵)

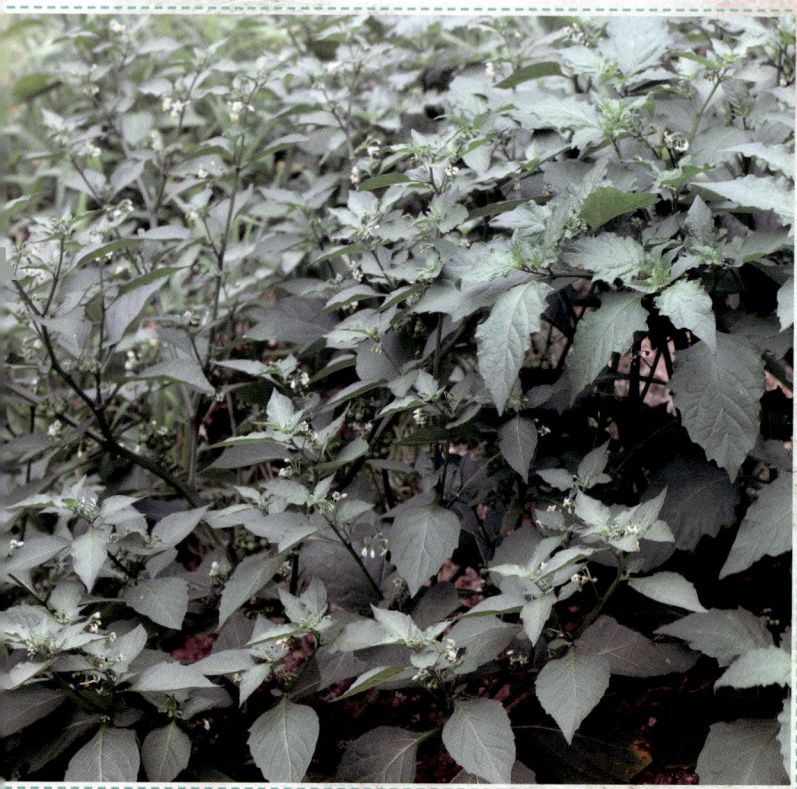
까마중_ 무리

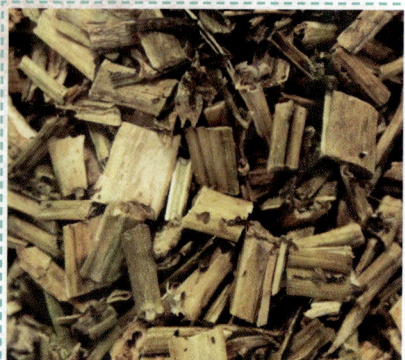
까마중_ 전초(약재)

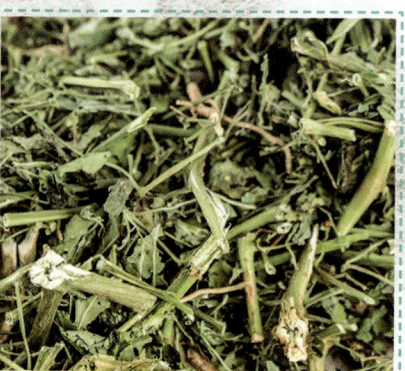
까마중_ 전초(채취품)

잎 달걀 모양의 잎이 어긋나며, 가장자리가 밋밋하거나 물결 모양의 톱니가 있다. 잎자루가 길고 뒷면의 맥 위에 잔털이 있다.

꽃 5~7월에 흰색으로 피는데, 마디 사이의 중간부에서 나온 긴 꽃자루에 3~8송이가 아래를 향하여 달린다. 꽃부리와 꽃받침은 각각 5개로 갈라진다.

열매 둥근 장과가 맺혀 9~11월에 검게 익는다. 완전히 익으면 단맛이 나서 식용하지만 독성이 약간 있다.

특징 및 사용방법 어린 줄기잎을 식용할 때는 독성을 제거하기 위하여 물에 담갔다가 쓴다. 전초를 약용할 때는 탕으로 하여 사용한다. 특히 급만성 기관지염이나 육류를 먹고 체했을 때 전초를 달여 마시거나 열매를 한 움큼 따서 먹으면 효과가 있다. 주로 소화기, 순환계 질환 등을 치료하며 폐 기능을 보호한다.

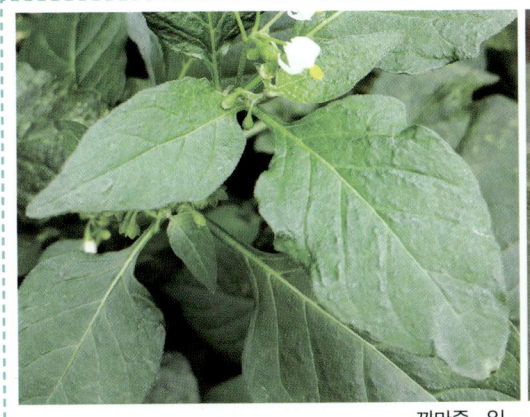
까마중_ 잎

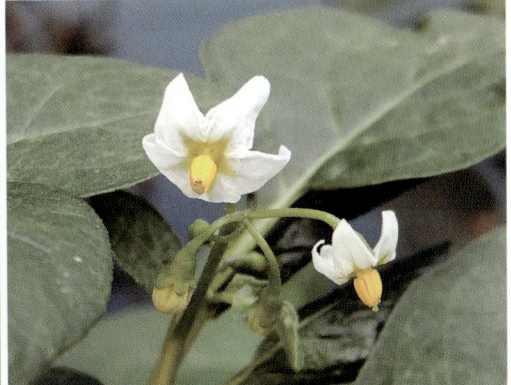
까마중_ 꽃

적용병증
- **식체**食滯 : 음식을 먹고 체한 경우의 처방이다. 소주잔 1잔을 1회분으로 1일 2~3회씩, 2~3일 동안 음용한다.
- **황달**黃疸 : 차고 습한 기운과 내열의 작용으로 혈액이 소모됨으로써 나타난다. 소주잔 1잔을 1회분으로 1일 3~4회씩, 12~15일 동안 음용한다.
- **안구건조증**眼球乾燥症 : 간이나 심장이 피곤해지면 안구건조증이 나타난다. 소주잔 1잔을 1회분으로 1일 2~3회씩, 3~7일 동안 음용한다.
- **기타 적응증** : 기관지염, 부종, 설사, 신경통, 신장병, 유종, 좌골신경통, 타박상, 혈액순환 개선

채취 및 구입 약재상에서 구입하거나 전국의 야산, 길가, 밭둑에서 자생하는 것을 채취한다. 6~11월에 채취할 수 있다.

만드는 방법
- 구입하거나 채취한 전초를 깨끗이 씻어 말린 후 사용한다.
- 말린 전초 180g을 소주 3.6L에 넣고 밀봉한다.
- 4~5개월간 숙성시켜 음용하며, 1년 정도 숙성시킨 후에는 찌꺼기를 걸러내고 보관한다.

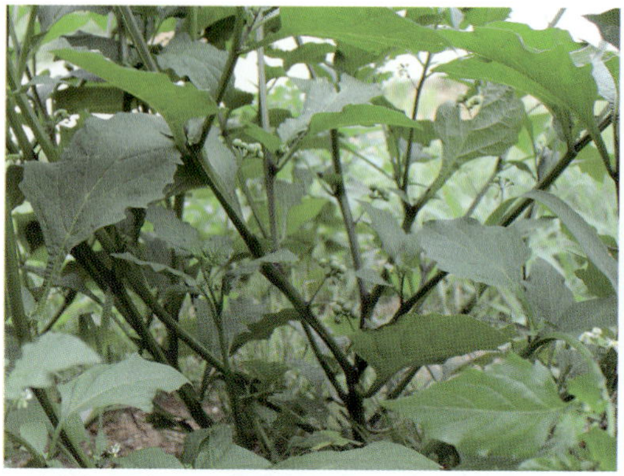

까마중_ 줄기

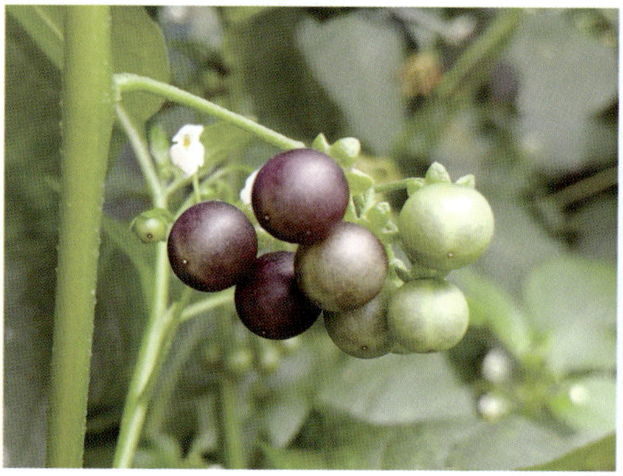

까마중_ 열매

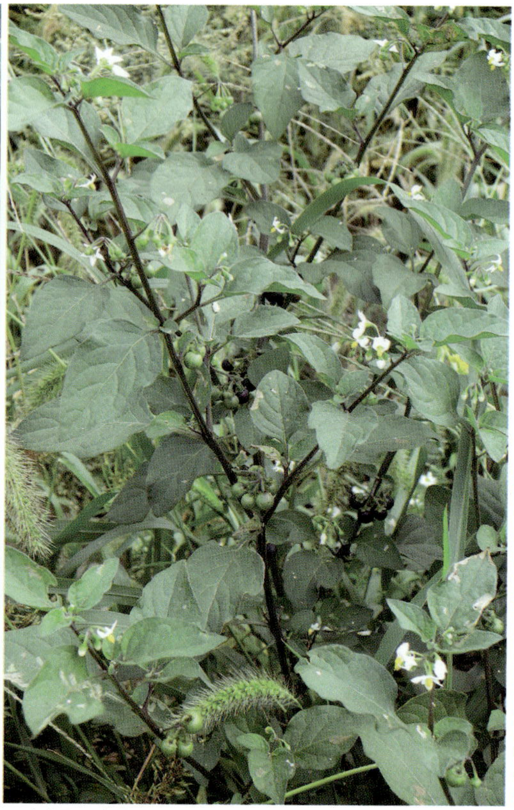

까마중_ 지상부

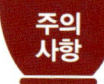 맛은 쓰다. 맛을 부드럽게 하려면 황설탕 100g을 가미한다.

주의사항
- 본 약술을 음용하는 중에 특별히 가려야 하는 음식은 없다.
- 장복해도 해롭지는 않으나 치유되는 대로 음용을 중단한다.

느릅나무 酒

- 식물명 : 느릅나무
- 과명 : 느릅나무과
- 생약명 : 유백피(榆白皮)

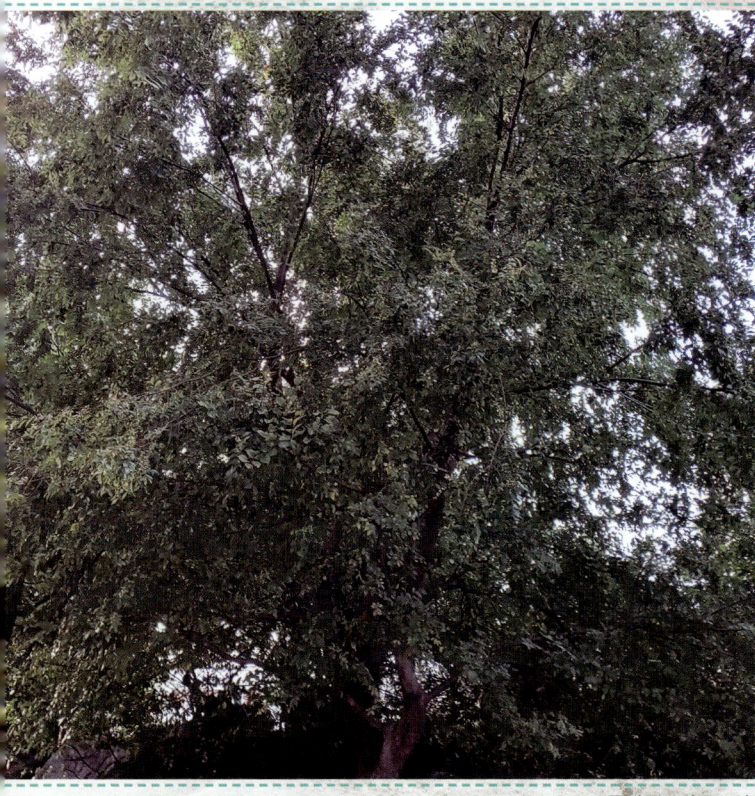
느릅나무_ 나무모양

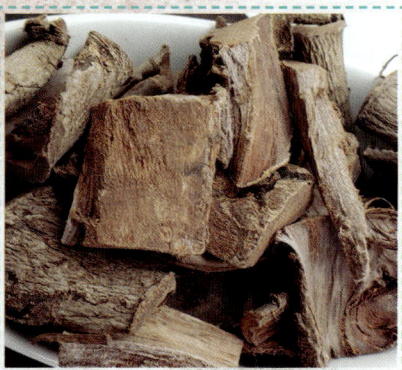
느릅나무_ 나무껍질(약재)

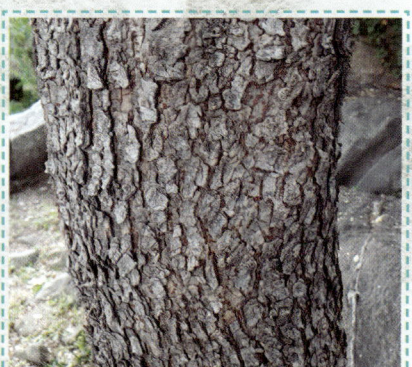
느릅나무_ 나무껍질

잎 긴 타원형의 잎이 어긋난다. 잎끝이 갑자기 뾰족해지고 가장자리에 겹톱니가 있으며, 표면은 거칠고 뒷면의 맥 위에는 짧고 억센 털이 나 있다.

꽃 암수한그루로 3~4월에 잎보다 먼저 피는데, 잎겨드랑이에 취산꽃차례를 이루며 7~15개씩 모여 달린다. 꽃은 갈자색이며 종 모양의 꽃부리가 네 갈래로 갈라진다.

열매 타원형의 시과(翅果)가 맺혀 5~6월에 익으며, 날개가 있다. 종자는 날개의 상부에 치우쳐 있는 편이다.

특징 및 사용방법 춘유(春榆) 또는 가유(家榆)라고도 한다. 나무껍질은 회갈색이고 작은가지에는 적갈색의 짧은 털이 있다. 나무껍질을 유피(榆皮) 또는 유백피(榆白皮)라 하며 약용한다. 약으로 쓸 때는 탕으로 하거나 산제, 환제로 만들어 사용한다. 외상에는 짓이겨 붙인다.

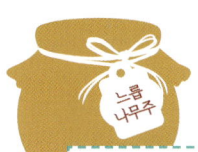

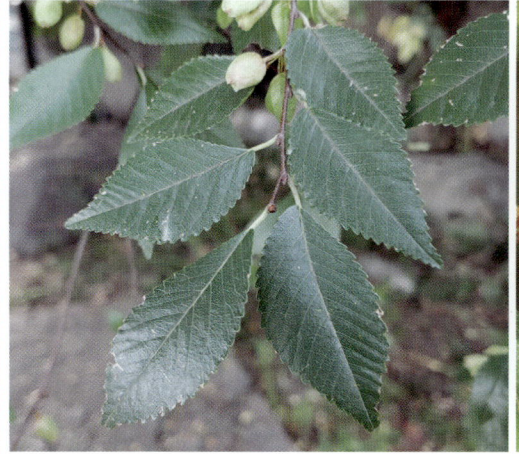

느릅나무_ 잎

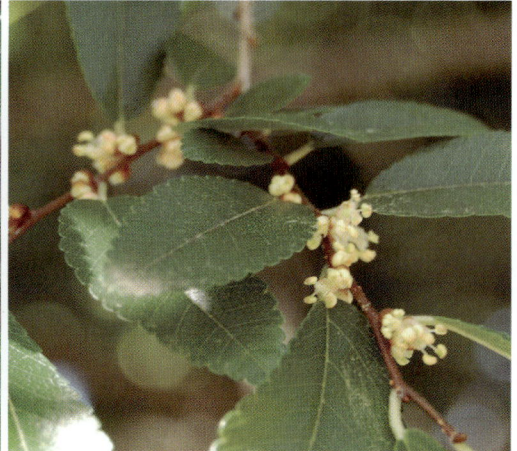

느릅나무_ 꽃

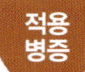

- **심장병**心臟病 : 심장이 제 기능을 하지 못해 생기는 모든 경우에 두루 적용되는 처방이다. 소주잔 1잔을 1회분으로 1일 1~2회씩, 10~15일 동안 음용한다.

- **강장보호**腔腸保護 : 위와 장을 보호하기 위한 처방이다. 소주잔 1잔을 1회분으로 1일 1~2회씩, 20~25일 동안 음용한다.

- **장출혈**腸出血 : 궤양, 악성 종양 등으로 인하여 장관(腸管)에서 일어나는 출혈로, 혈변이나 하혈이 있고 변의 색깔이 검다. 창자암이나 십이지장궤양도 같은 색의 변을 본다. 소주잔 1잔을 1회분으로 1일 1~2회씩, 10~20일 동안 음용한다.

- **기타 적응증** : 수포성 관절염, 부종, 불면증, 잠이 많이 올 때, 중풍

채취 및 구입 대개 약재상에서 구입할 수 있다.

- 나무껍질이나 열매를 사용하는데, 나무껍질은 잘게 썰어 쓰고 열매는 말려두고 사용한다.
- 생것 250g 또는 말린 것 190g을 소주 3.6L에 넣고 밀봉한다.

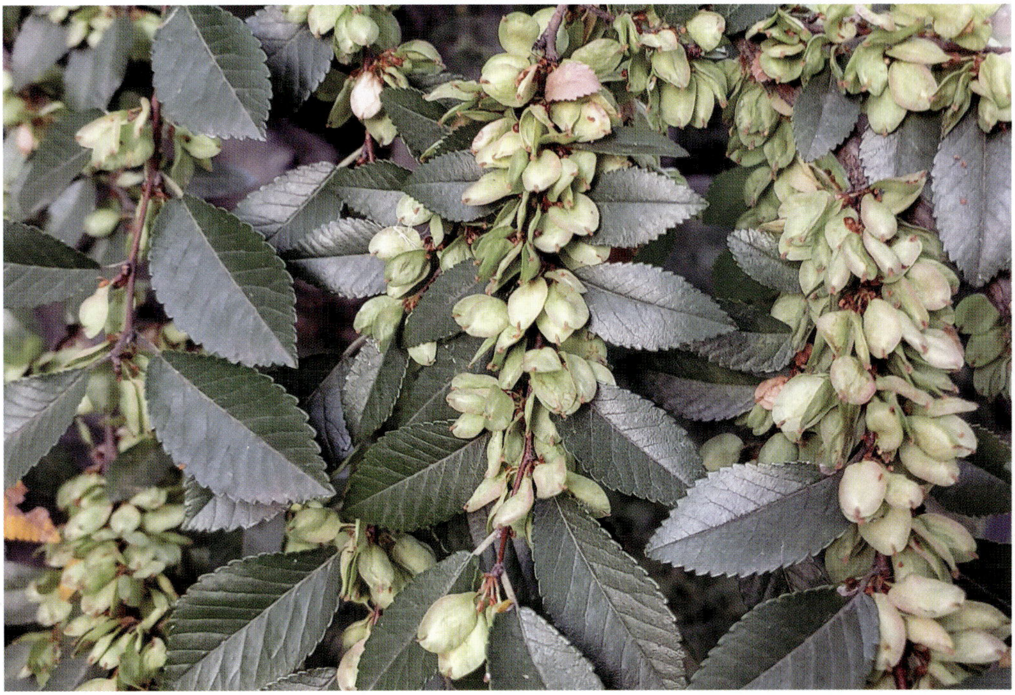

느릅나무_ 열매

• 6~8개월간 숙성시켜 음용하며, 2년 정도 숙성시킨 후에는 찌꺼기를 걸러내고 보관한다.

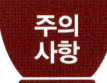

맛 맛은 달다. 설탕을 100g 정도 가미해도 좋다.

주의사항
• 본 약술을 음용하는 중에 특별히 가려야 하는 음식은 없다.
• 장복해도 해롭지는 않으나 치유되는 대로 음용을 중단한다.

단삼 酒

- 식물명 : 단삼
- 과명 : 꿀풀과
- 생약명 : 단삼(丹蔘)

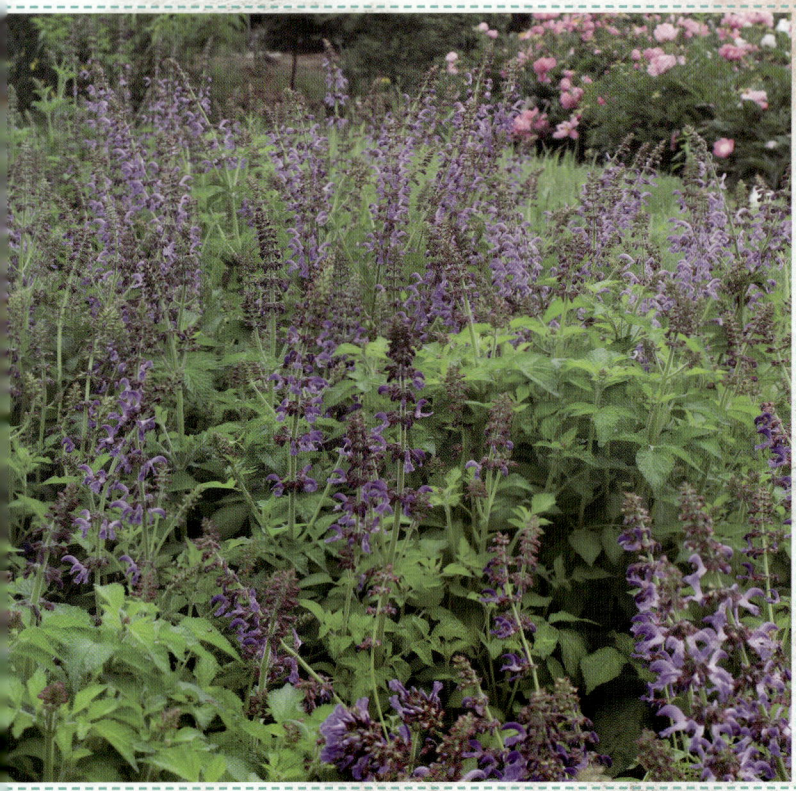

단삼_ 무리

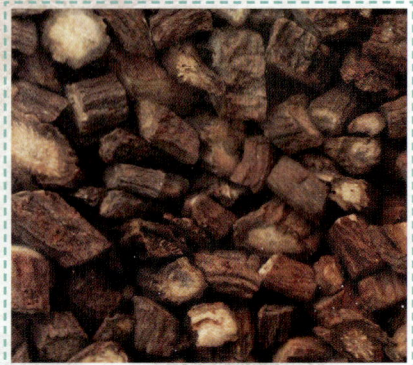

단삼_ 뿌리(약재)

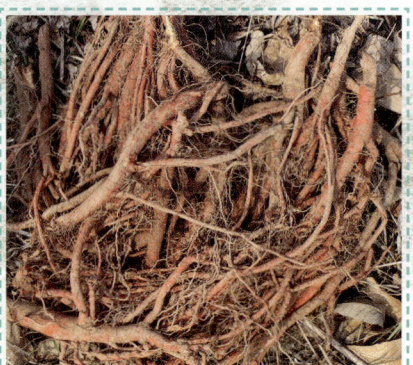

단삼_ 뿌리(채취품)

잎 홑잎 또는 2회 깃꼴겹잎이 마주나고 긴 잎자루가 있다. 작은잎은 1~3쌍이며, 달걀 모양 또는 피침 모양으로 잎끝이 뾰족하고 가장자리에 둔한 톱니가 있다.

꽃 5~6월에 보라색 꽃이 줄기 끝에 층층이 달린다. 꽃부리는 입술 모양이고 아랫입술꽃잎이 3갈래로 갈라진다. 꽃줄기에 샘털이 빽빽이 나 있다.

열매 2~3개의 소견과로 둥근 달걀 모양이며 8~9월에 익는다.

특징 및 사용방법 뿌리가 붉기 때문에 단삼(丹蔘)이라고 한다. 전체에 황백색 털이 빽빽이 나 있다. 네모진 줄기는 자줏빛을 띠며 곧게 자라서 가지를 친다. 약으로 쓸 때는 탕으로 하거나 환제, 산제로 만들어 사용한다. 외상에는 연고를 만들어 바르거나 김을 쐬기도 한다.

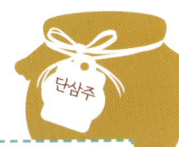

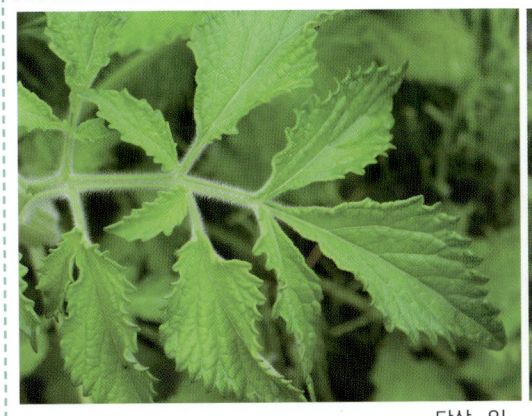
단삼_잎

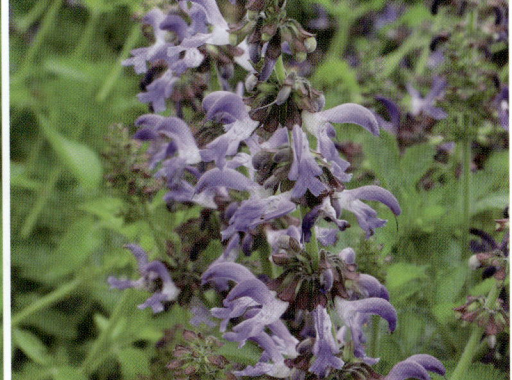
단삼_꽃

- **적용 병증**
- **골절번통**骨節煩痛 : 특별한 자극이 없는데도 뼈마디가 쑤시거나 통증이 오는 증상을 말한다. 소주잔 1잔을 1회분으로 1일 2~3회씩, 12~15일 동안 음용한다.

- **자궁출혈**子宮出血 : 난소 기능의 불안정, 급성 전염병, 백혈병, 심장병, 빈혈, 염증, 종양, 기타 질병으로 자궁에 출혈이 생기는 경우의 처방이다. 소주잔 1잔을 1회분으로 1일 1~2회씩, 5~20일 동안 음용한다.

- **협심증**狹心症 : 심장부에 격렬한 동통 발작이 일어나는 병증이다. 때로는 심장마비의 원인이 된다. 소주잔 1잔을 1회분으로 1일 1~2회씩, 10~20일 동안 음용한다.

- **기타 적응증** : 진정, 진통, 혈액순환 개선, 강장보호, 관절통, 생리통, 어혈, 산전산후 통증

채취 및 구입 수입(중국산)에 의존하고 있다. 약령시장에서 구입할 수 있다.

만드는 방법
- 약효는 뿌리에 있다. 오래 묵지 않은 깨끗한 것을 구입하여 사용한다.
- 말린 뿌리 180g을 소주 3.6L에 넣고 밀봉한다.
- 8개월 이상 숙성시켜 음용하며, 찌꺼기를 걸러내지 않고 보관한다.

맛은 시다. 황설탕을 100g 정도 가미하면 맛이 부드러워진다.

- 특히 임산부는 음용을 금한다.
- 본 약술을 음용하는 중에 특별히 가려야 하는 음식은 없다.
- 장복해도 해롭지는 않으나 치유되는 대로 음용을 중단한다.

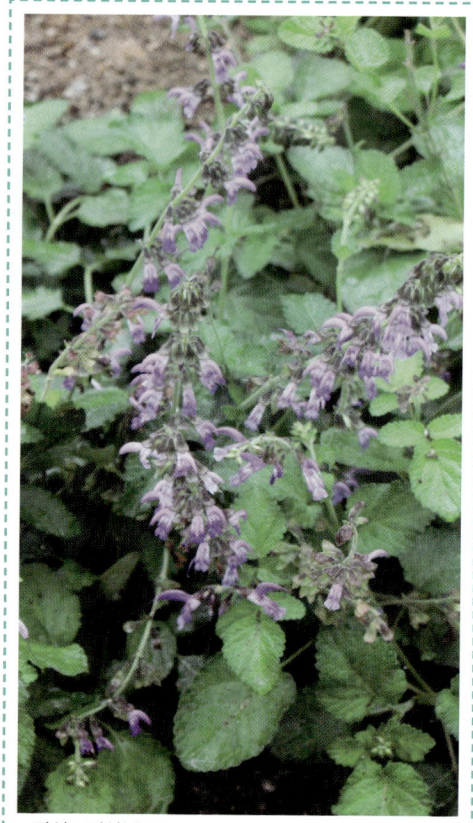

단삼_ 지상부

대나무 酒

- 식물명 : 왕대
- 과명 : 벼과
- 생약명 : 죽력(竹瀝), 죽여(竹茹)

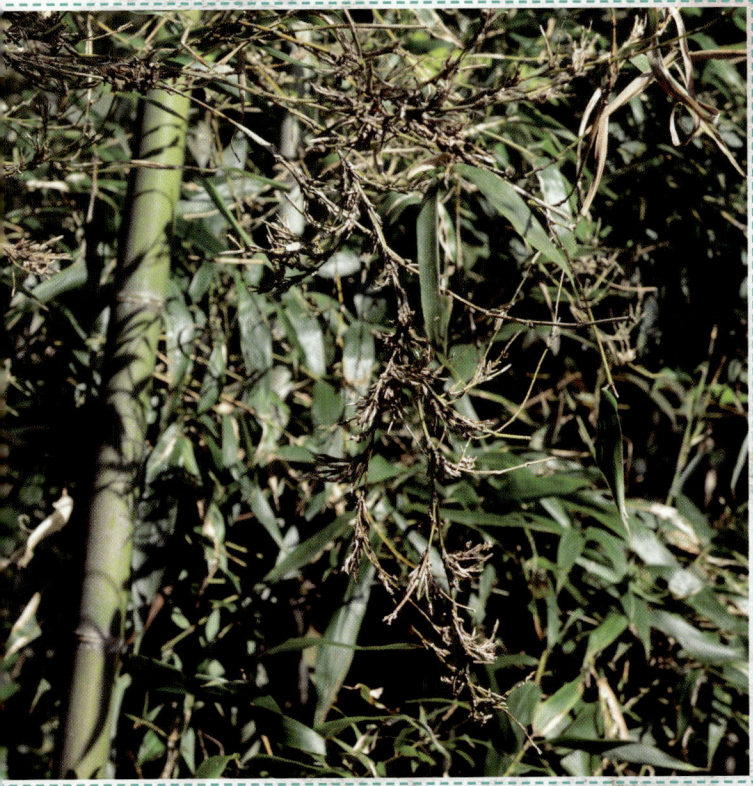
왕대_ 나무모양

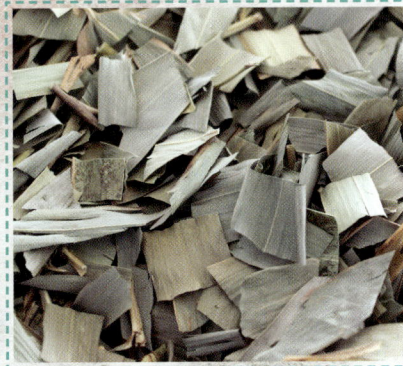
왕대_ 잎(약재)

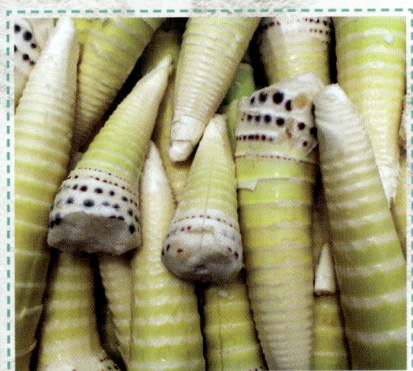
왕대_ 죽순(채취품)

잎 긴 타원형 또는 피침 모양으로 좁고 긴 잎이 가지 끝에 3~7개 달린다. 잎끝이 길고 뾰족하며 가장자리에 가는 톱니가 있다.

꽃 번식과는 무관한 돌연변이의 일종이다. 드물게 개화하지만, 꽃이 필 경우에는 전 대나무밭에서 일제히 피었다가 대나무에 있는 영양분을 모두 소모하여 말라 죽는다.

열매 밀알 모양의 영과(穎果)가 가을에 익는다. 열매가 귀하다.

특징 및 사용방법 둥근 줄기가 곧게 서며 속이 비어 있다. 습기가 많은 땅을 좋아하고 생장이 빠르다. 어린순은 식용하고, 약으로 쓸 때는 탕으로 하여 사용한다. 주로 혈증과 신경계를 치료한다.

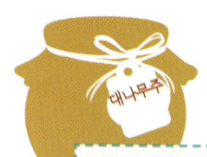

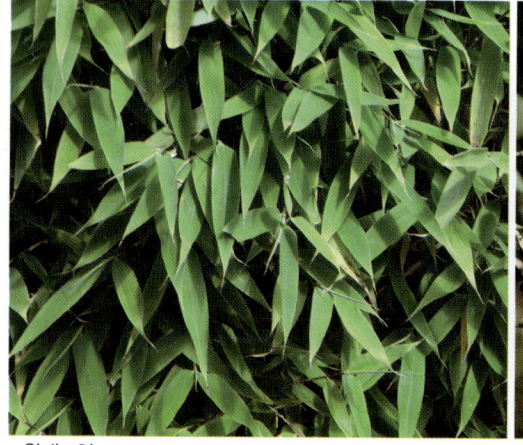
왕대_ 잎

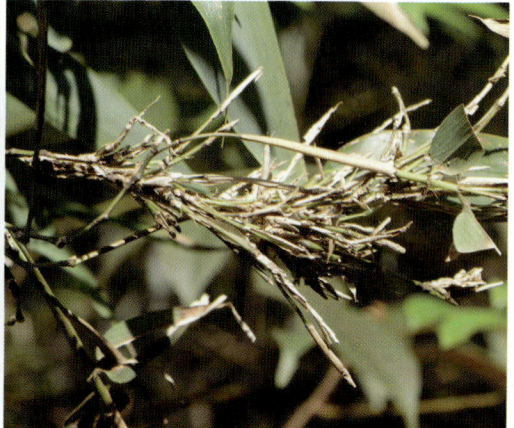
왕대_ 열매

- **적용병증**
- **담痰** : 수분대사 장애로 몸의 분비액이 일정 부위에 엉기어 뭉친 증상이다. 몸의 한 부분이 결리거나 아프고, 기침과 가래가 끊임없이 나온다. 소주잔 1잔을 1회분으로 1일 2~3회씩, 7~8일 동안 음용한다.

- **두풍頭風** : 백설풍(白屑風)이라고도 한다. 두통이 낫지 않고 오래 계속되며 머리에 부스럼이 나는 경우의 처방이다. 소주잔 1잔을 1회분으로 1일 3~4회씩, 4~7일 동안 음용한다.

- **청혈淸血** : 혈액을 맑고 깨끗하게 하는 처방이다. 소주잔 1잔을 1회분으로 1일 2~3회씩, 12~20일 동안 음용한다.

- **기타 적응증** : 진해, 해열, 구토, 숙취, 좌골신경통, 중풍, 통풍, 출혈증

채취 및 구입 전라도나 경상도 지방의 산기슭에서 자생한다. 5월경에 어린순을 채취하여 사용한다.

만드는 방법
- 어린순을 깨끗이 씻고 적당한 크기로 썰어서 사용한다.
- 생것 220g을 소주 3.6L에 넣고 밀봉한다.

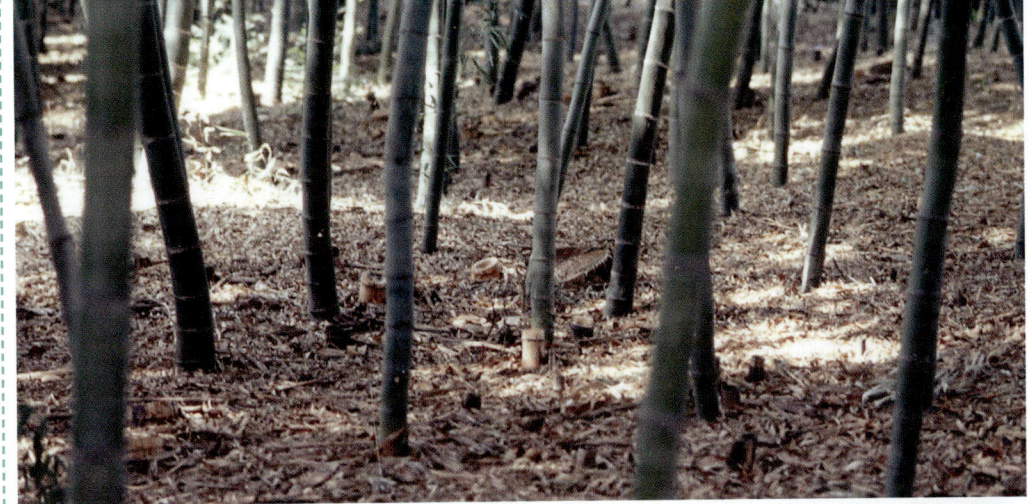

왕대_ 자생지

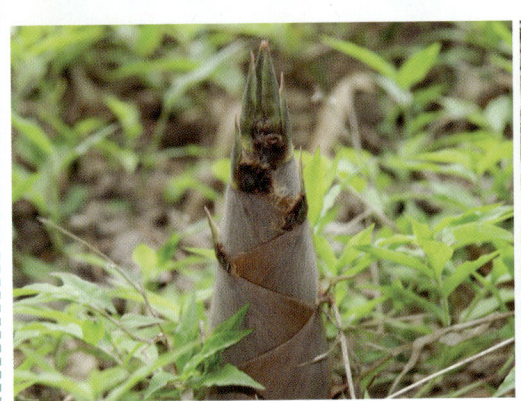

왕대_ 죽순

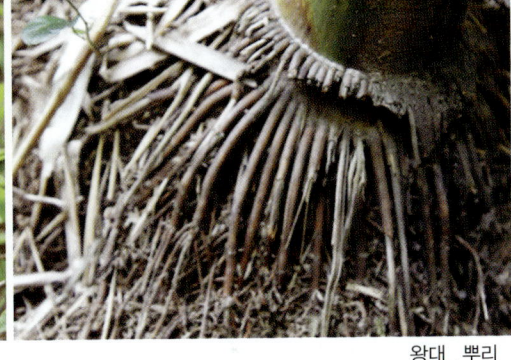

왕대_ 뿌리

- 6개월 이상 숙성시켜 음용하며, 걸러내지 않고 그대로 보관한다.

맛 맛은 달다. 황설탕 50g을 가미할 수 있다.

주의 사항
- 본 약술을 음용하는 중에 특별히 가려야 하는 음식은 없다.
- 장복하여도 무방하다.

대추 酒

- 식물명 : 대추나무
- 과명 : 갈매나무과
- 생약명 : 대조(大棗)

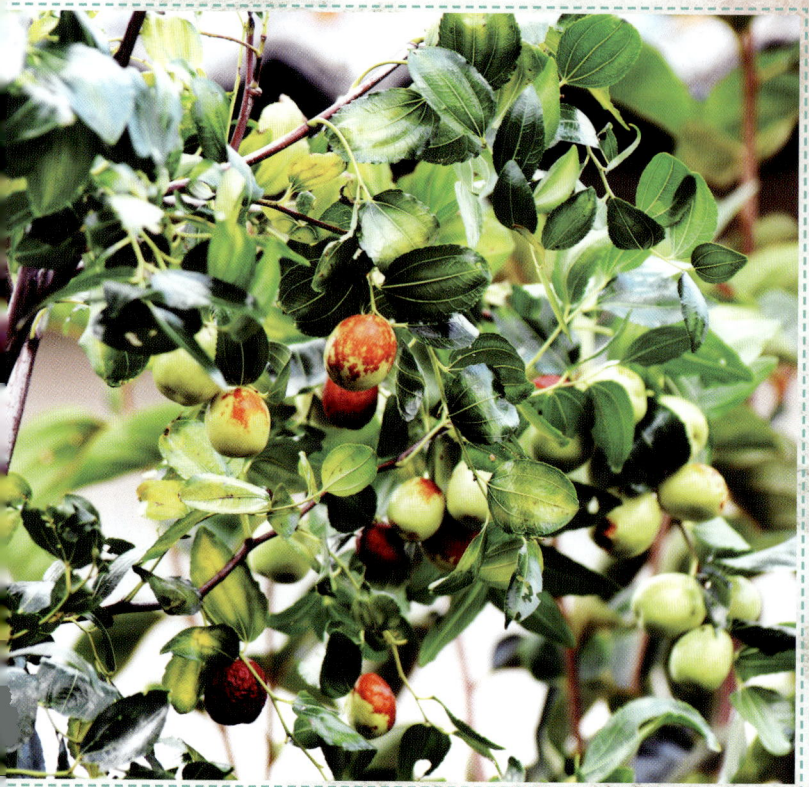

대추나무_ 열매와 잎

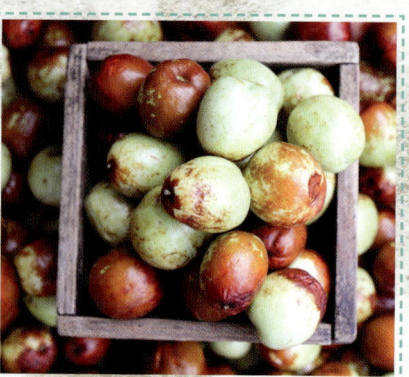

대추나무_ 열매(약재)

대추나무_ 열매(채취품)

잎 긴 타원형 또는 달걀 모양의 잎이 어긋난다. 아랫부분에 3개의 잎맥이 뚜렷하며 가장자리에 잔톱니가 있다. 잎자루에 가시로 된 턱잎이 있다.

꽃 5~6월에 연한 황록색으로 피며, 잎겨드랑이에서 2~3개가 모여 나와 짧은 취산꽃차례를 이룬다.

열매 타원형의 핵과가 9~10월에 적갈색 또는 암갈색으로 익는다. 열매껍질은 가죽질이고 윤이 난다.

특징 및 사용방법 줄기에 가시가 있고 마디 위에 작은 가시가 다발로 난다. 다른 나무에 비해 늦게 싹이 트지만 열매는 가장 먼저 먹는다. 약으로 쓸 때는 탕으로 하거나 산제, 환제, 고제(膏制)로 만들어 사용한다.

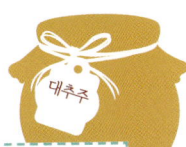

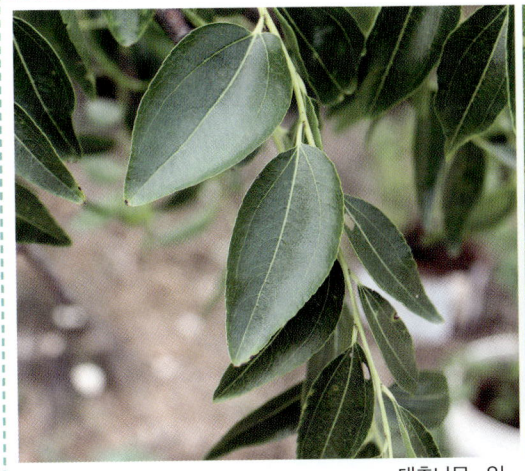
대추나무_ 잎

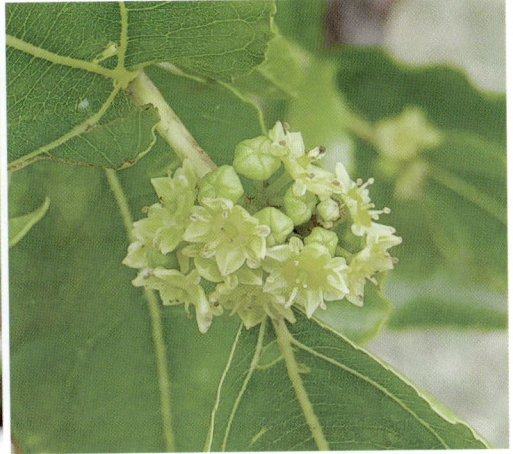
대추나무_ 꽃

- **불면증**不眠症 : 질병이나 감정적 흥분, 심신 과로 등으로 인해 잠이 오지 않는 경우의 처방이다. 어떤 원인이든 기분전환이 필요하다. 소주잔 1잔을 1회분으로 1일 1~2회씩, 7~10일 동안 음용한다.

- **번갈**煩渴 : 가슴이 답답하고 열이 나며 몹시 목이 마르는 증상이다. 대추주에 생강을 조금 넣어 복용하면 더욱 효과적이다. 소주잔 1잔을 1회분으로 1일 1~2회씩, 10~15일 동안 음용한다.

- **흉통**胸痛 : 심장과 비장 사이에 밤알만 하게 혈액이 뭉쳐 다니며 통증이 오는 경우의 처방이다. 소주잔 1잔을 1회분으로 1일 1~2회씩, 15~20일 동안 음용한다.

- **기타 적응증** : 강심, 건망증, 신경쇠약, 근육이 땅겨 쑤시고 아픈 데, 관절냉기, 사지동통, 담석증, 비만증

채취 및 구입 시장이나 재배 농가에서 구입한다. 경상남도 청양산이 유명하다.

- 묵은 열매가 아닌 햇열매를 사용하는 것이 좋다.
- 생것 300g 또는 말린 것 200g을 소주 3.6L에 넣고 밀봉한다.

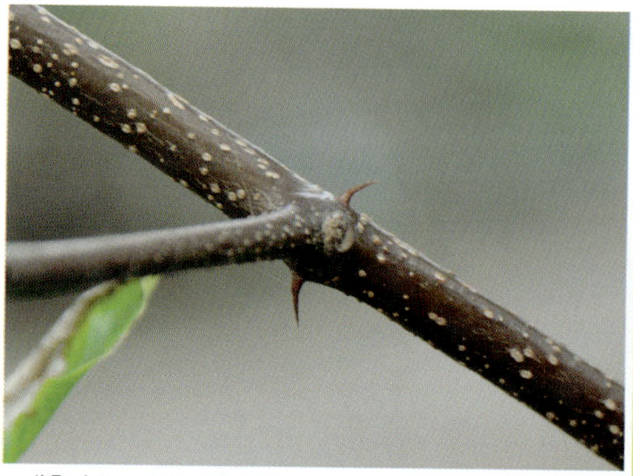

대추나무_ 줄기에 난 가시

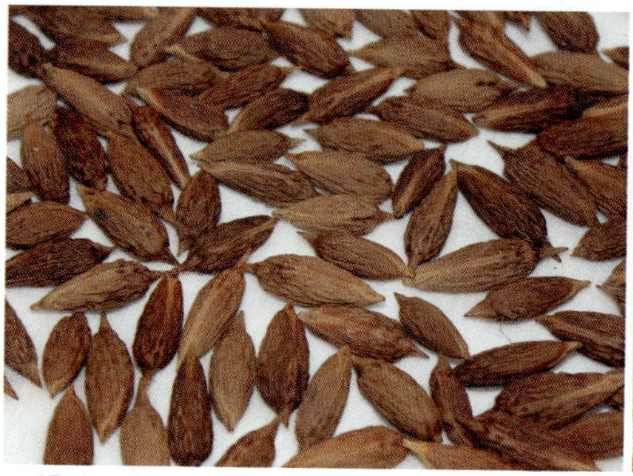

대추나무_ 종자(채취품)

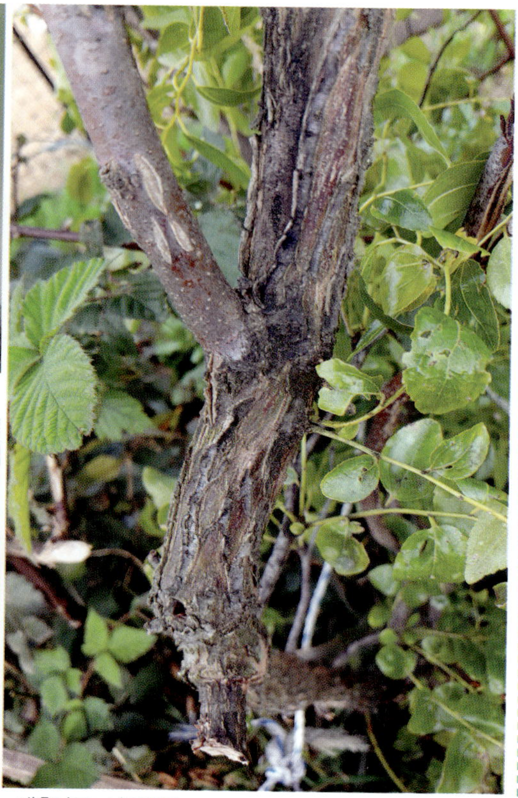

대추나무_ 나무껍질

- 4~6개월간 숙성시켜 음용하며, 걸러내지 않고 그대로 보관한다.

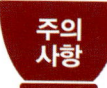 맛은 달고 약간 시다. 꿀을 120g 정도 가미할 수 있다.

주의 사항
- 본 약술을 음용하는 중에는 물고기, 파, 현삼 등의 섭취를 금한다.
- 여러 날 장복해도 무방하다.

더덕 酒

- 식물명 : 더덕
- 과명 : 초롱꽃과
- 생약명 : 양유(洋乳)

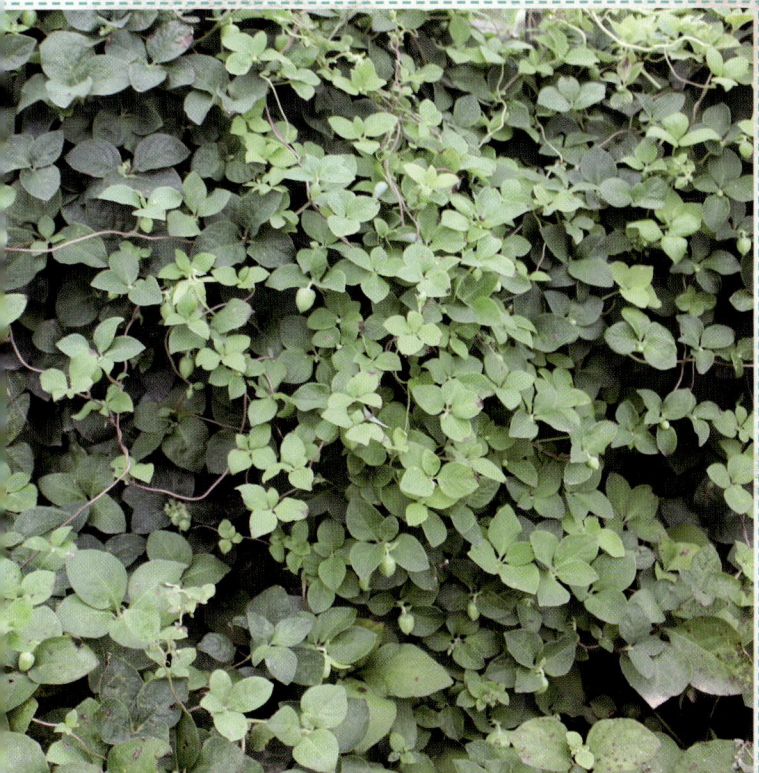
더덕_ 덩굴줄기

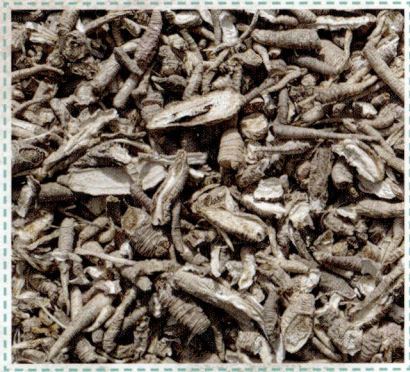
더덕_ 뿌리(약재)

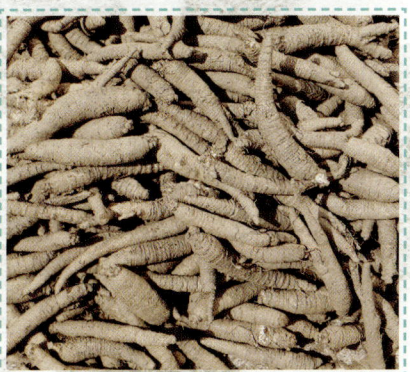
더덕_ 뿌리(채취품)

잎 피침 모양 또는 긴 타원형의 잎이 어긋나며, 짧은 가지 끝에서는 4개의 잎이 가까이 마주나서 모여 달린 것 같다. 양끝이 좁고 가장자리가 밋밋하다. 표면은 녹색, 뒷면은 분백색을 띤다.

꽃 8~9월에 종 모양의 자주색 꽃이 짧은 가지 끝에서 아래를 향하여 핀다. 꽃받침은 5개로 갈라지고 꽃부리는 연한 녹색 바탕에 갈자색 반점이 있다.

열매 원뿔 모양의 삭과가 9월에 익는다. 숙존악이 남아 있다.

특징 및 사용방법 사삼, 백삼이라고도 한다. 뿌리는 도라지처럼 굵고, 덩굴줄기와 뿌리를 자르면 유액이 나온다. 어린잎을 나물로 먹고 뿌리는 생식하거나 구워 먹는다. 약으로 쓸 때는 탕으로 하거나 환제, 산제로 만들어 사용하며 술을 담그기도 한다.

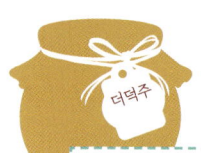

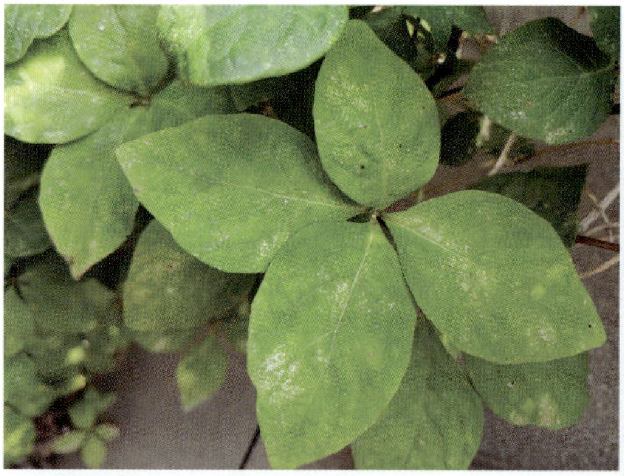

더덕_ 잎

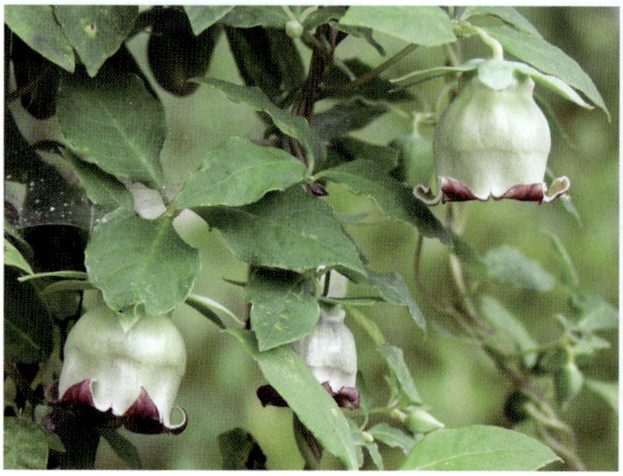

더덕_ 꽃

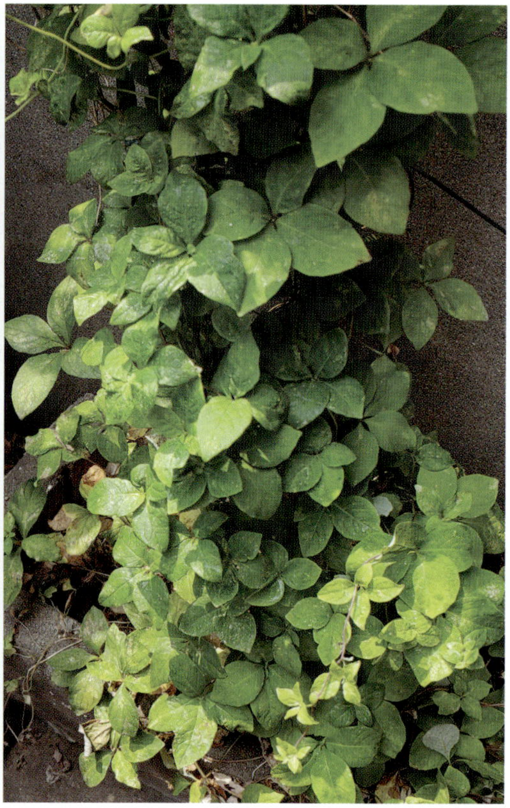

더덕_ 지상부

적용 병증

- **산증**疝症 : 고환이 커지면서 아랫배가 켕기며 아픈 병증으로, 한습사(寒濕邪)가 침입하거나 내상으로 기혈이 제대로 순환하지 못하여 생긴다. 소주잔 1잔을 1회분으로 1일 1~2회씩, 7~10일 동안 음용한다.

- **임파선염**淋巴腺炎 : 병원균에 의한 림프샘의 염증으로 목, 겨드랑이, 팔꿈치, 허벅지 등의 림프에 화농이 생긴다. 소주잔 1잔을 1회분으로 1일 1~2회씩, 15~20일 동안 음용한다.

- **인후염**咽喉炎 : 목구멍이 붓고 통증이 있는 경우에 처방한다. 소주잔 1잔을 1회분으로 1일 1~2회씩 5~10일, 심하면 15일 정도 음용한다.

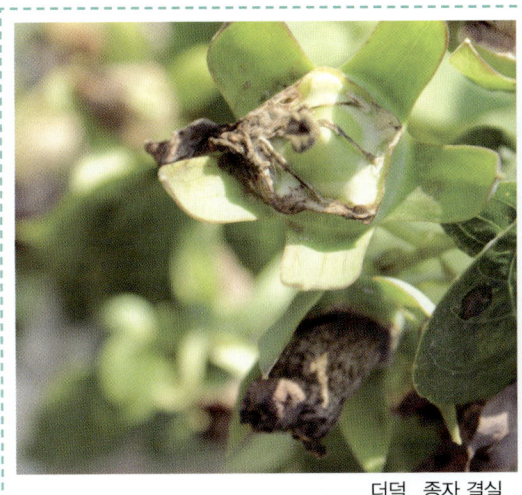
더덕_ 종자 결실

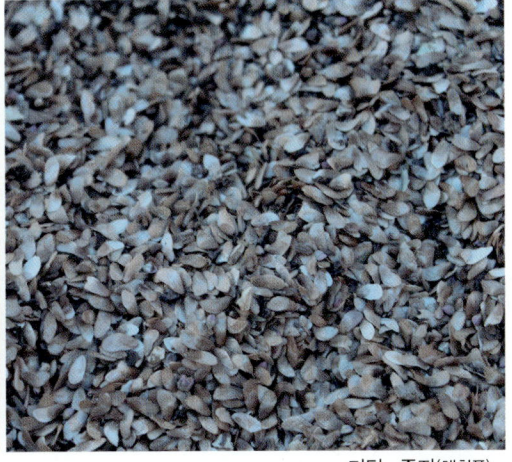
더덕_ 종자(채취품)

- **기타 적응증** : 오장보익, 잠긴 목소리나 쉰 목소리, 편도염, 불면증, 신경쇠약, 심장병, 고환염

 채취 및 구입 약재상이나 산지의 관광지에서 구입할 수 있으며, 깊은 산속 구릉지에서 직접 채취할 수 있다.

만드는 방법
- 약효는 뿌리에 있으며, 말린 것보다 생것이 더 좋다. 뿌리를 씻어 껍질을 벗기고 적당한 크기로 자른다.
- 생것 350g 또는 말린 것 220g을 소주 3.6L에 넣고 밀봉한다.
- 1년 정도 숙성시켜 음용하며, 걸러내지 않고 그대로 보관한다.

맛 맛은 달고 맵다. 꿀을 140g 정도 가미해도 좋다.

 주의사항
- 본 약술을 음용하는 중에 특별히 가려야 하는 음식은 없다.
- 장복하여도 무방하다.

도라지 酒

- 식물명 : 도라지
- 과명 : 초롱꽃과
- 생약명 : 길경(桔梗)

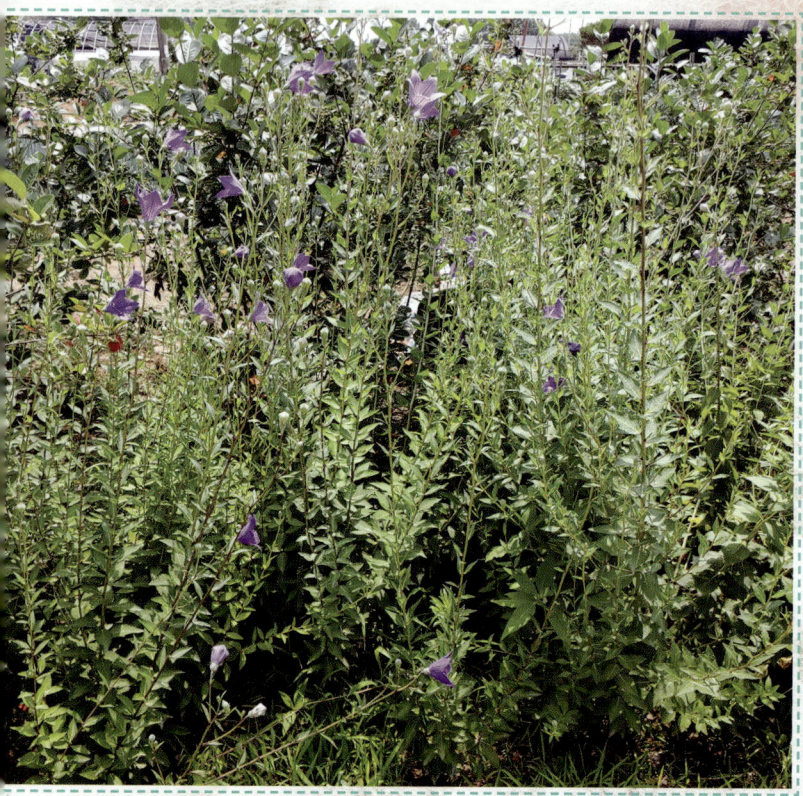

도라지_ 무리

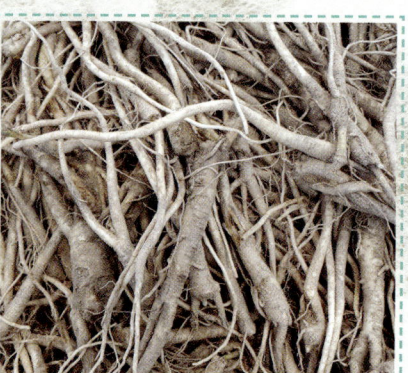

도라지_ 뿌리(약재)

도라지_ 뿌리(채취품)

잎 아랫부분의 잎은 마주나고 윗부분의 잎은 어긋나거나 3개가 돌려난다. 긴 달걀 모양 또는 넓은 피침 모양으로 잎끝이 뾰족하며 가장자리에 예리한 톱니가 있다. 표면은 녹색, 뒷면은 회청색을 띠며 잎자루가 없다.

꽃 7~8월에 보라색 또는 흰색으로 피는데, 줄기 끝에 1개 또는 여러 개가 위를 향하여 달린다. 꽃부리는 끝이 퍼진 종 모양이며 5갈래로 갈라진다.

열매 거꿀달걀 모양의 삭과가 맺히며, 꽃받침조각이 달린 채로 10월에 익는다. 속에서 자잘한 종자가 나온다.

특징 및 사용방법 길경, 도랏, 길경채, 질경, 산도라지라고도 한다. 원기둥 모양의 뿌리는 굵고, 원줄기를 자르면 하얀 유액이 나온다. 뿌리와 어린잎을 식용한다. 약으로 쓸 때는 주로 흰색 꽃이 피는 백도라지의 뿌리와 꽃을 탕으로 하거나 환제, 산제로 만들어 사용한다.

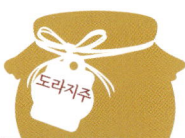

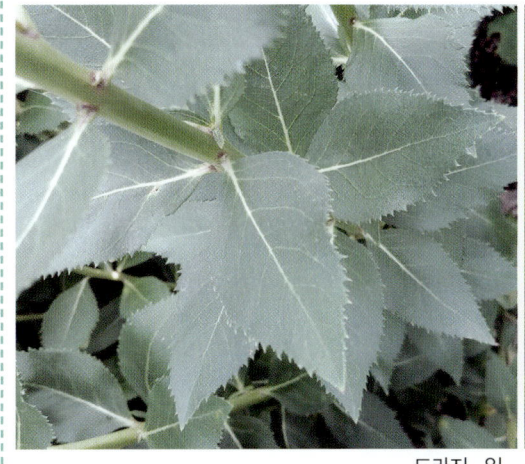
도라지_ 잎

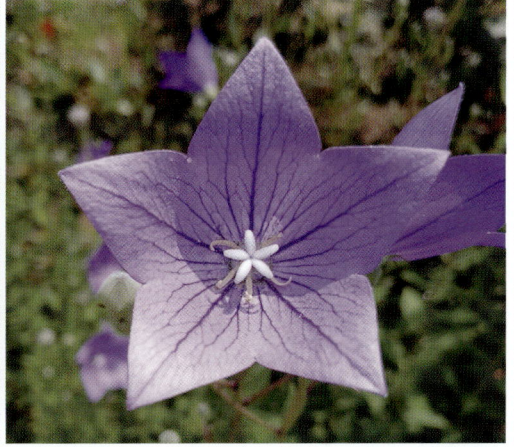
도라지_ 꽃

적용병증

- **폐기보호**肺氣保護 : 폐가 약한 경우 또는 폐병을 앓고 난 후에 효과적이다. 소주잔 1잔을 1회분으로 1일 1~2회씩, 20일 동안 음용한다.
- **해수**咳嗽 : 기침을 계속 하는 경우의 처방이다. 소주잔 1잔을 1회분으로 1일 1~2회씩, 10~15일 동안 음용한다.
- **천식**喘息 : 기관지에 경련이 일어나서 숨이 가쁘고 기침이 나며 가래가 많이 나온다. 심하면 목에서 쇳소리가 나기도 한다. 소주잔 1잔을 1회분으로 1일 1~2회씩, 20일 이상 음용한다.
- **기타 적응증** : 딸꾹질, 기관지염, 늑막염, 각혈, 대하, 요실금, 위산과다

채취 및 구입 약재상이나 채소가게, 재배 농가에서 구입할 수 있다. 또는 산이나 들에서 직접 채취한다.

만드는 방법
- 산이나 들에서 직접 채취한 백도라지 뿌리의 약효가 좋다.
- 생것 230g 또는 말린 것 180g을 소주 3.6L에 넣고 밀봉한다.
- 6~9개월간 숙성시켜 음용하며, 걸러내지 않고 그대로 보관한다.

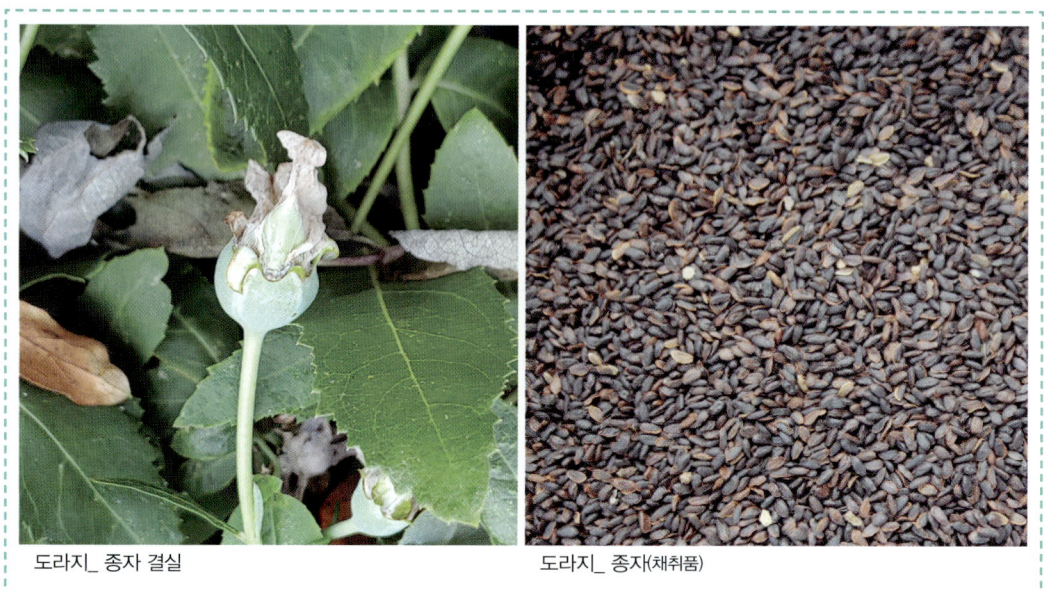

도라지_ 종자 결실   도라지_ 종자(채취품)

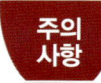 맛은 쓰고 맵다. 설탕을 100g 정도 가미할 수 있다.

주의 사항
- 본 약술을 음용하는 중에는 자란, 뽕나무, 산수유 등의 섭취를 금한다.
- 장복해도 해롭지는 않으나 치유되는 대로 음용을 중단한다.

둥굴레 酒

- 식물명 : 둥굴레
- 과명 : 백합과
- 생약명 : 옥죽(玉竹)

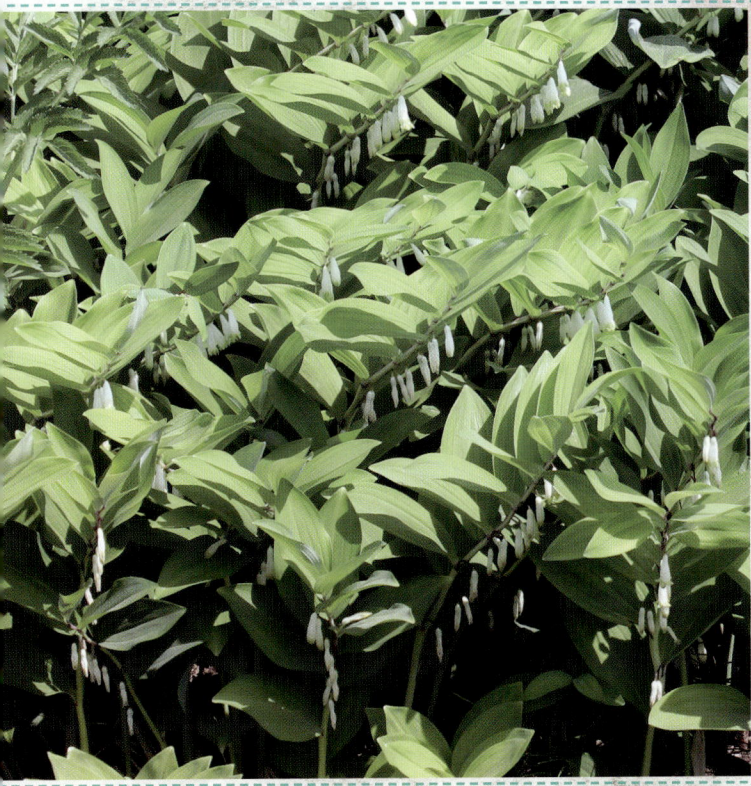

둥굴레_ 지상부

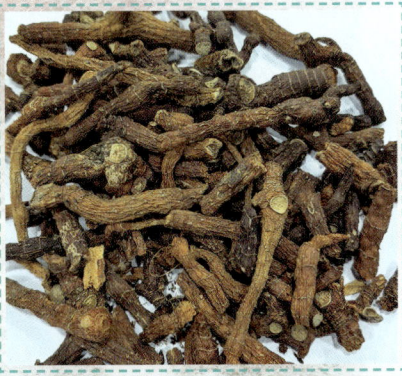

둥굴레_ 뿌리(약재)

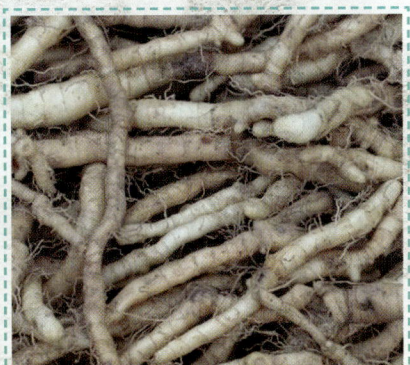

둥굴레_ 뿌리(채취품)

잎 대나무 잎과 비슷한 긴 타원형의 잎이 어긋나 한쪽으로 치우쳐서 퍼진다. 잎자루가 없다.

꽃 종 모양의 꽃이 6~7월에 녹색을 띤 흰색으로 피는데, 잎겨드랑이에 1~2개씩 아래를 향하여 달린다. 꽃자루는 밑부분이 합쳐져서 꽃대로 된다.

열매 둥근 장과가 맺혀 9~10월에 까맣게 익는다.

특징 및 사용방법 과불꽃, 황정(黃精), 죽네풀, 진황정이라고도 한다. 굵은 육질의 뿌리줄기가 옆으로 뻗어 매년 한 마디씩 자란다. 줄기는 6개의 능각(稜角)이 있으며 끝이 비스듬히 처진다. 어린잎을 식용한다. 약으로 쓸 때는 탕으로 하거나 증기로 찐 다음 말려서 가루 내어 환제, 산제로 만들어 사용한다. 술을 담그기도 한다. 100년 이상 묵힌 둥굴레술을 황정주(黃精酒)라고 하는데, 이 술을 마시면 신선이 되어 하늘로 올라간다는 옛말이 있듯이 오래 묵힐수록 좋은 약술이 된다. 증기에 쪄서 말려 쓸 때는 쪄서 말리기를 아홉 번 반복하여 완전히 말린 것을 쓰도록 한다.

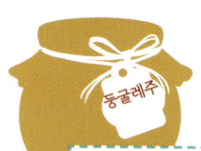

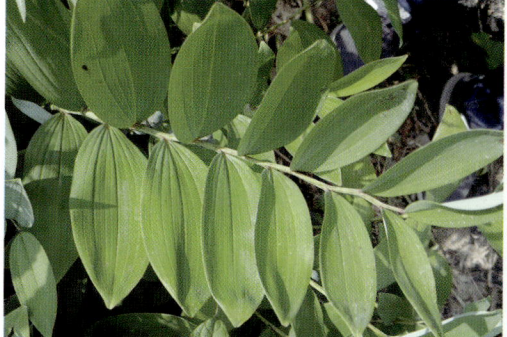
둥굴레_ 잎

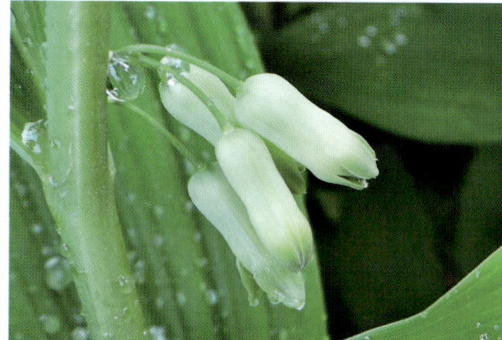
둥굴레_ 꽃

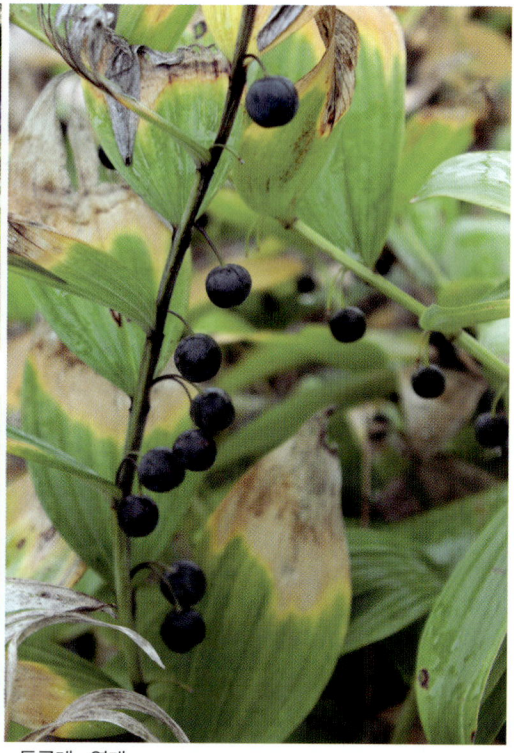
둥굴레_ 열매

- **적용병증**
- **번갈**煩渴 : 가슴이 답답하고 열이 나며 몹시 목이 마르는 증상이다. 소주잔 1잔을 1회분으로 1일 1~2회씩, 5~10일 동안 음용한다.
- **강심**强心 : 심장을 튼튼하게 하고 기능을 강화하기 위한 처방이다. 소주잔 1잔을 1회분으로 1일 1~2회씩, 20~25일 동안 음용한다. 장복하면 좋다.
- **조갈증**燥渴症 : 목이 몹시 말라 물을 자꾸 마시는 증상이다. 소주잔 1잔을 1회분으로 1일 1~2회씩, 10~15일 동안 음용한다.
- **기타 적응증** : 보신·보익, 병후쇠약, 폐기보호, 명목, 당뇨, 풍습

채취 및 구입 약재상에서 취급한다. 산과 들의 풀밭에서 채취할 수도 있다.

| **만드는 방법** | • 대개 약재상에서 말린 뿌리줄기를 구입하여 사용한다.

- 말린 뿌리줄기 200g을 소주 3.6L에 넣고 밀봉한다.
- 1년 이상 장기간 숙성시켜 음용한다. 10~100년까지 계속 숙성시킬 수 있으며 오래 묵힐수록 약효가 좋아진다고 전해진다.

맛 맛은 달다. 설탕이나 꿀을 100g 정도 가미할 수 있다. 단, 1년 이상 숙성시킬 경우에는 설탕이나 꿀을 첨가하지 않는다.

주의 사항 • 본 약술을 음용하는 중에 특별히 가려야 하는 음식은 없다.
- 장복하여도 무방하다.

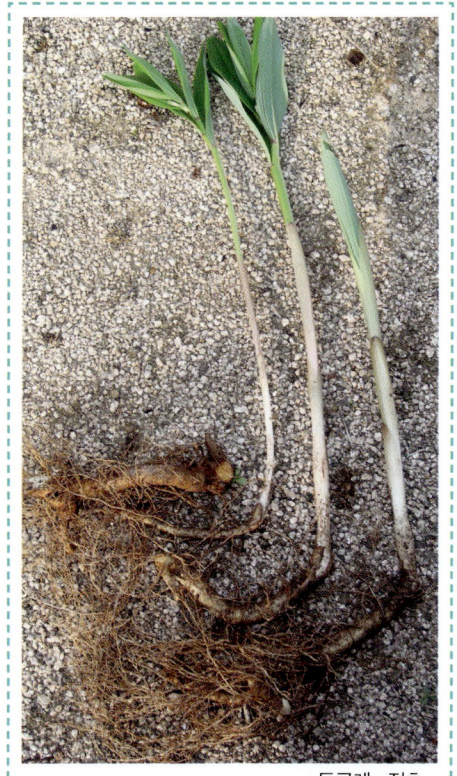

둥굴레_ 전초

들깨 酒

- 식물명 : 들깨
- 과명 : 꿀풀과
- 생약명 : 임자(荏子)

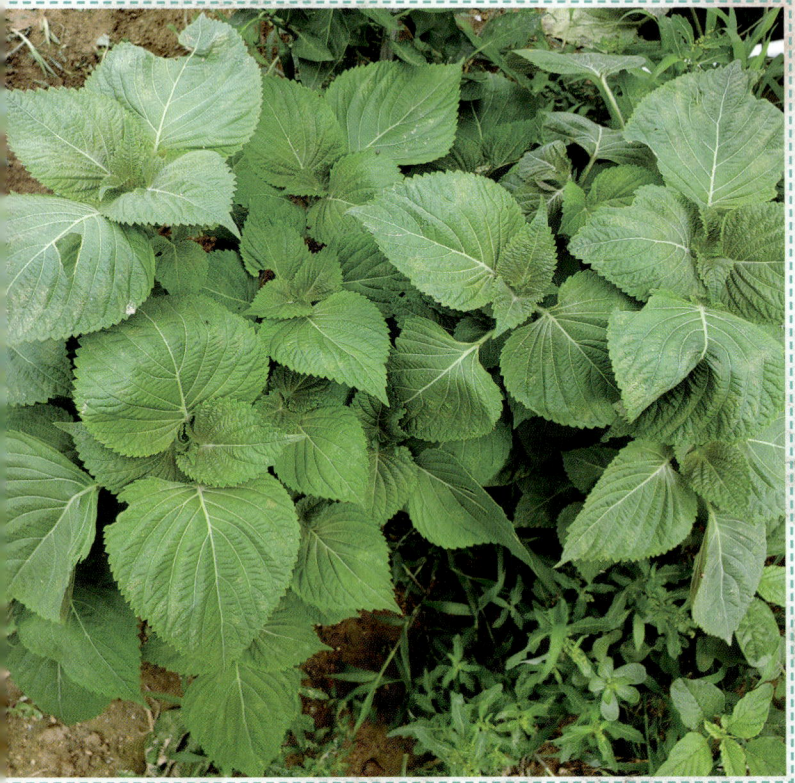
들깨_ 지상부

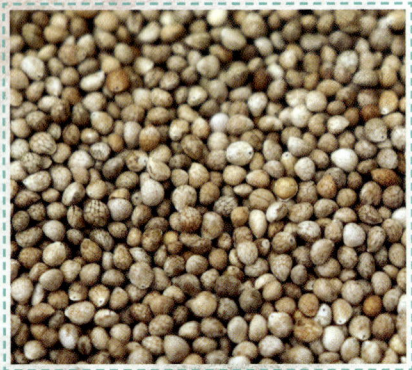
들깨_ 종자(약재)

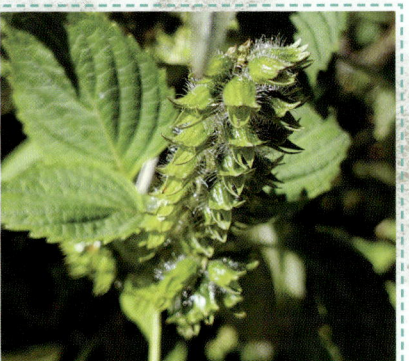
들깨_ 열매

잎 달걀상 원형의 잎이 마주난다. 잎끝이 뾰족하고 밑부분은 둥글며 가장자리에 둔한 톱니가 있다. 녹색이지만 때로는 뒷면에 자줏빛이 돌고 잎자루가 길다.

꽃 8~9월에 작은 입술 모양의 통꽃이 흰색으로 피어, 원줄기 끝이나 가지 끝에 총상꽃차례로 달린다.

열매 둥근 분과가 꽃받침 안에 들어 있으며 10월에 익는다. 매끈한 표면에 그물무늬가 있다.

특징 및 사용방법 네모진 줄기가 곧게 자라고 긴 털이 있다. 전체적으로 강한 냄새가 난다. 잎을 따서 식용하며, 종자를 따서 들기름을 채취한다. 주로 순환계, 소화계 질환을 치료한다.

적용병증

- **뇌졸중**腦卒中 : 뇌에 혈액이 제대로 공급되지 않아 호흡 곤란, 손발의 마비, 언어 장애 등을 일으키는 병증이다. 뇌혈관이 막혀 주위 신경을 압박하여 여러 가지 신경 증상이 나타나게 된다. 소주잔 1잔을 1회분으로 1일 2~3회씩, 20~25일 동안 음용한다.

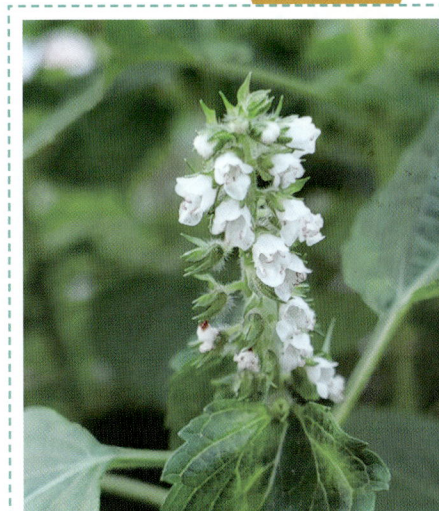
들깨_ 꽃

- **담**痰 : 수분대사 장애로 몸의 분비액이 일정 부위에 엉기어 뭉친 증상이다. 몸의 한 부분이 결리거나 아프고, 기침과 가래가 끊임없이 나온다. 소주잔 1잔을 1회분으로 1일 2~3회씩, 7~8일 동안 음용한다.

- **혈변**血便 : 대변에 혈액이 섞여 나오는 증상이다. 소장, 대장, 항문질환 및 피고름이 섞인 설사, 변혈 등도 같은 맥락에서 처방한다. 소주잔 1잔을 1회분으로 1일 2~3회씩, 5~6일 동안 음용한다.

- **기타 적응증** : 폐를 윤활하게 하는 데, 해독, 건망증, 정력감퇴, 고혈압, 해수, 다이어트

 채취 및 구입 시장 쌀가게에서 취급하며, 10월 이후에 농가에 가서 구입할 수 있다.

만드는 방법
- 종자를 구입하여 물로 깨끗이 씻어낸 후에 물기를 없애고 사용한다.
- 종자 240g을 소주 3.6L에 넣고 밀봉한다.
- 1년 정도 숙성시켜 음용하며, 냉암소에 보관한다.

맛 맛은 달고 맵다. 음용 시에 꿀을 150g 정도 가미할 수 있다.

 주의사항
- 본 약술을 음용하는 중에 가려야 하는 음식은 없다.
- 기혈이 부족하거나 장이 약한 사람은 음용을 금한다.

마가목 酒

- 식물명 : 마가목
- 과명 : 장미과
- 생약명 : 정공피(丁公皮)

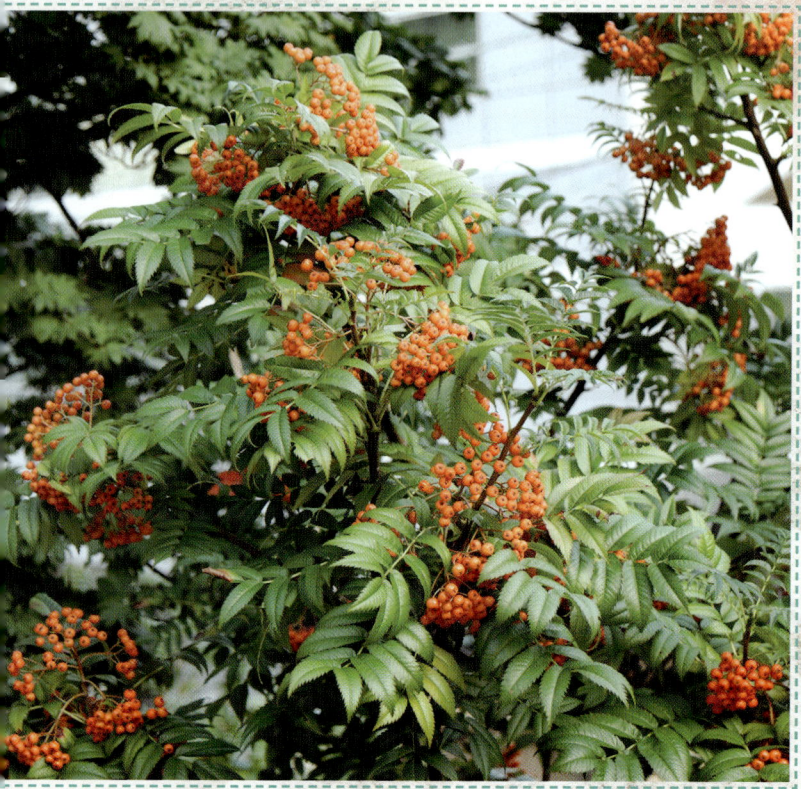

마가목_ 열매와 잎

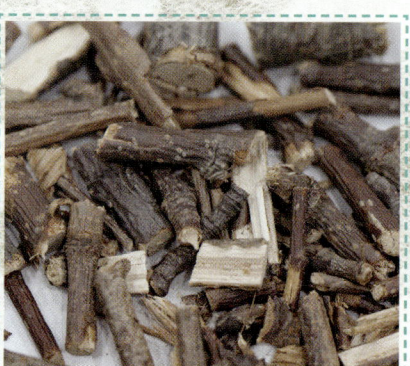

마가목_ 나무껍질(약재)

마가목_ 잔가지(채취품)

잎 9~13개의 작은잎으로 된 깃꼴겹잎이 어긋난다. 작은잎은 긴 타원형 또는 피침 모양으로 끝이 뾰족하며 가장자리에 길고 뾰족한 겹톱니 또는 단거치가 있다. 겨울눈은 끈적끈적한 점액이 있다.

꽃 5~6월에 흰색 꽃이 가지 끝에 겹산형꽃차례를 이루며 달린다. 꽃잎과 꽃받침은 각각 5개이다.

열매 둥근 이과(梨果)가 맺혀 9~10월에 붉게 익는다.

특징 및 사용방법 가을에 잎이 붉게 물든다. 나무껍질은 회갈색이며 작은 껍질눈이 있고 냄새가 난다. 가지는 지팡이 재료로 많이 쓰인다. 열매와 나무껍질을 약용하는데, 약으로 쓸 때는 탕으로 하거나 술을 담가 사용한다.

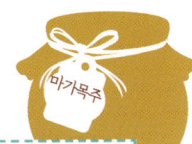

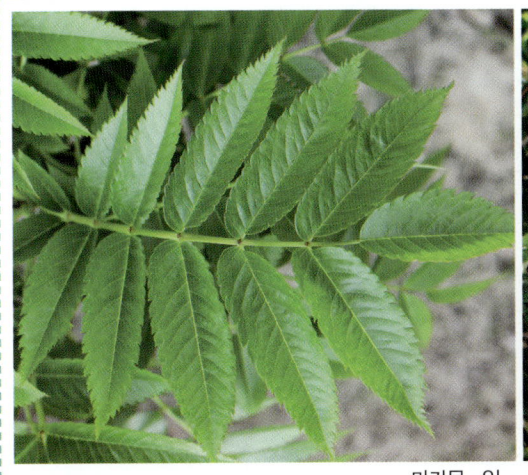
마가목_ 잎

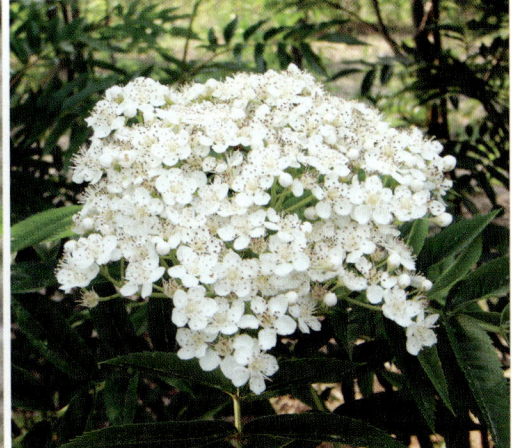
마가목_ 꽃

- **기관지염**氣管支炎 : 기관지의 점막에 염증이 생기는 병증으로, 대개 기침과 가래가 나오고 열이 나며 가슴이 아프다. 소주잔 1잔을 1회분으로 1일 1~2회씩, 7~10일 동안 음용한다.

- **방광염**膀胱炎 : 방광 점막에 염증이 생기는 병증으로, 소변이 자주 마렵고 요도에 통증이 느껴진다. 소주잔 1잔을 1회분으로 1일 1~2회씩, 5~10일 동안 음용한다.

- **진해**鎭咳 : 독감이나 감기에 의한 것은 아니지만, 기침을 계속 하는 경우의 처방이다. 소주잔 1잔을 1회분으로 1일 1~2회씩 5~6일, 심하면 10~15일 동안 음용한다.

- **기타 적응증** : 강장보호, 신기허약, 보혈, 양모(養毛), 조갈증, 폐결핵

채취 및 구입 주로 산지에서 채취한다.

만드는 방법
- 약효는 나무껍질에 있으며, 열매도 사용할 수 있다. 나무껍질을 잘게 썰어서 생으로 쓰거나 말려두고 사용한다. 열매로 술을 담글 경우에는 익은 열매를 말려서 사용한다.
- 열매나 나무껍질 생것은 210g, 말린 것은 180g을 소주 3.6L에 넣고 밀봉한다.

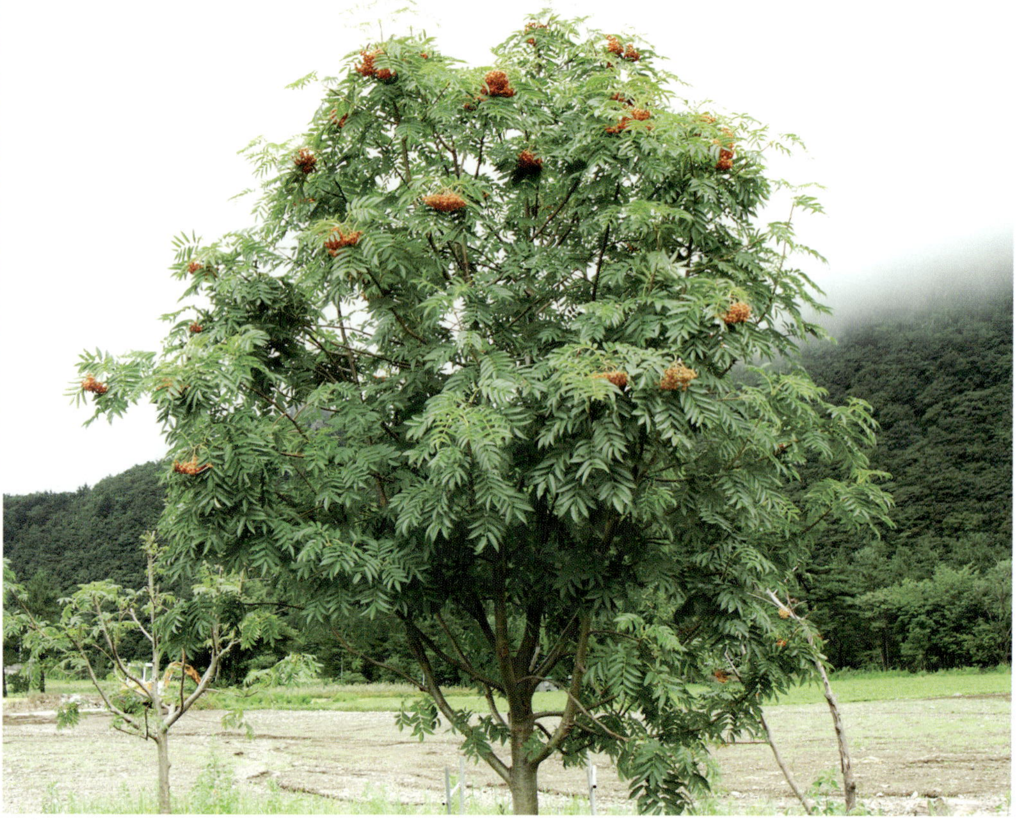

마가목_ 나무모양

- 8~10개월간 숙성시켜 음용하며, 2년 정도 숙성시킨 후에는 찌꺼기를 걸러 내고 보관한다.

맛 맛은 맵고 쓰고 시다. 설탕을 120g 정도 가미해도 좋다. 브랜디 같은 향과 맛이 난다.

주의 사항
- 본 약술을 음용하는 중에 특별히 가려야 하는 음식은 없다.

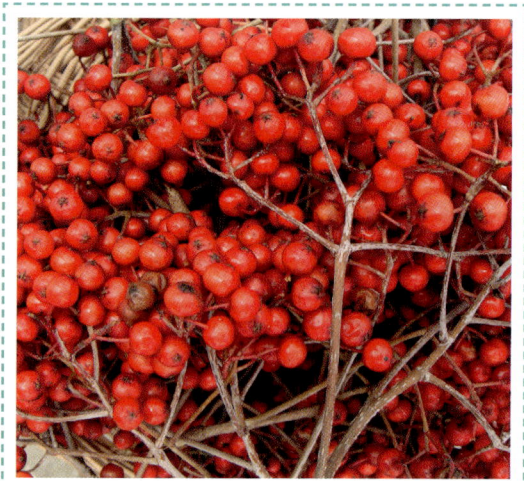
마가목_ 열매(채취품)

- 장복해도 해롭지는 않으나 치유되는 대로 음용을 중단한다.

마늘 酒

- 식물명 : 마늘
- 과명 : 백합과
- 생약명 : 대산(大蒜)

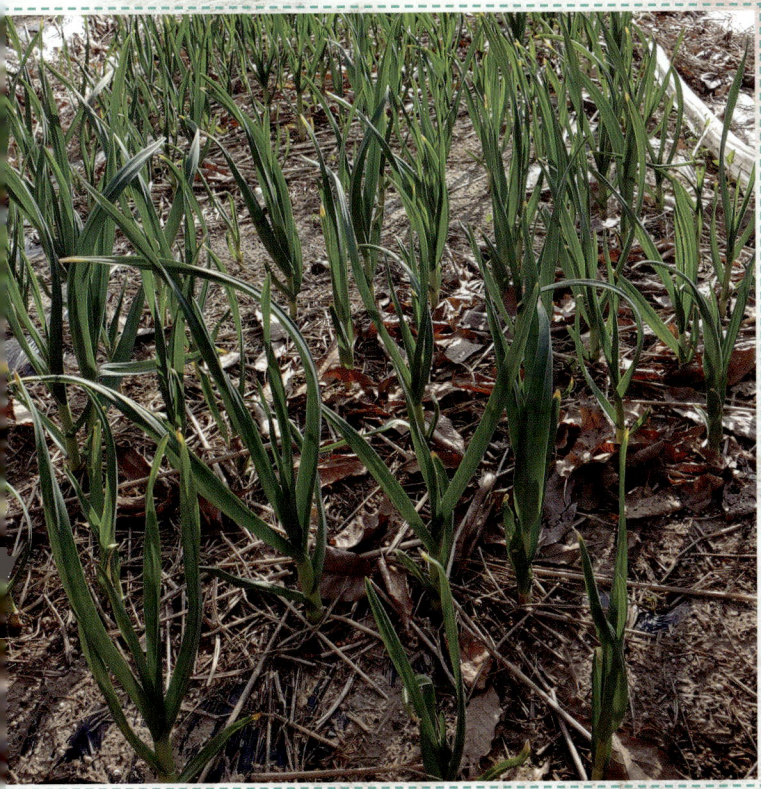

마늘_ 재배밭

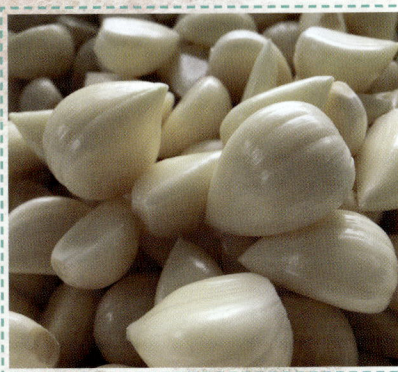

마늘_ 비늘줄기(약재)

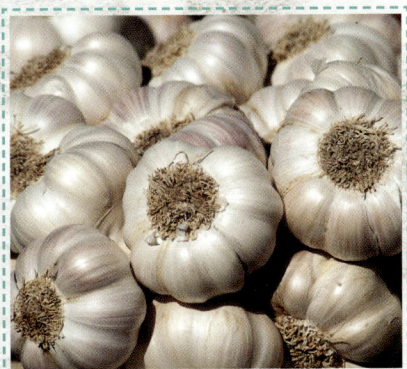

마늘_ 비늘줄기(채취품)

잎 긴 피침 모양의 잎이 3~4개 어긋나며, 밑부분은 잎집으로 되어 서로 감싼다. 흔히 잎끝이 말리며, 빛깔은 청록색에 분백색을 띤다.

꽃 7월에 잎겨드랑이에서 속이 빈 원기둥 모양의 꽃줄기가 나와 그 끝에 1개의 꽃이삭이 달리고 연한 홍자색의 꽃이 산형꽃차례로 핀다.

열매 열매를 맺지 않는다.

특징 및 사용방법 비늘줄기는 연한 갈색의 껍질 같은 잎으로 싸여 있으며, 안쪽에 5~6개의 작은 비늘줄기가 들어 있다. 자극적인 냄새가 강하여 양념이나 향신료로 많이 쓴다. 약으로 쓸 때는 생식하거나 생즙을 내어 먹거나 구워서 먹는다. 술을 담그기도 한다.

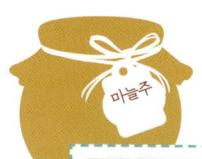

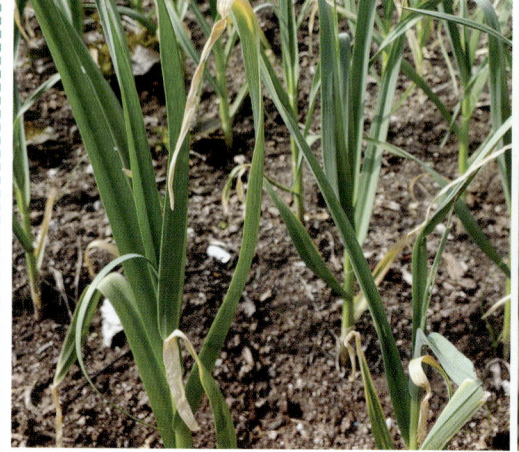
마늘_잎

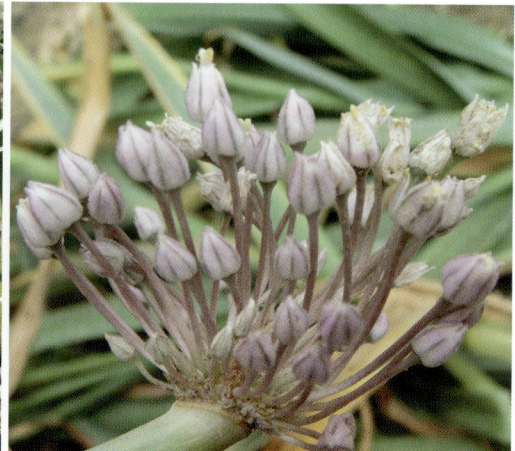
마늘_꽃

- **적용병증**
- **감기**感氣 : 주로 바이러스로 인한 호흡기 계통의 염증성 질환으로, 보통 코가 막히고 열이 나며 머리가 아프다. 소주잔 1잔을 1회분으로 1일 1~2회씩, 5~10일 동안 음용한다.

- **상완신경통**上腕神經痛 : 다발성 관절로 팔꿈치에 열감이 오면서 아픈 경우의 처방이다. 소주잔 1잔을 1회분으로 1일 1~2회씩 7~10일, 심하면 25일 동안 음용한다.

- **혈담**血痰 : 가래에 피가 섞여 나오는 증세이다. 심하면 가슴이 아프고 답답하며, 가슴속에 뭉친 것이 이리저리 돌아다니는 것처럼 느껴진다. 소주잔 1잔을 1회분으로 1일 1~2회씩, 10~20일 동안 음용한다.

- **기타 적응증** : 강심, 피로회복, 간경변증, 당뇨, 위경련, 치은염, 견비통

채취 및 구입 농산물시장에서 구입할 수 있다. 또는 농가에서 직접 구입할 수 있다.

만드는 방법
- 약효는 비늘줄기에 있다. 방향성(芳香性)이 있으나 오래 숙성할수록 향이 없어진다. 비늘줄기를 쪼개어 낱알을 주침한다.
- 생마늘 250g을 소주 3.6L에 넣고 밀봉한다.

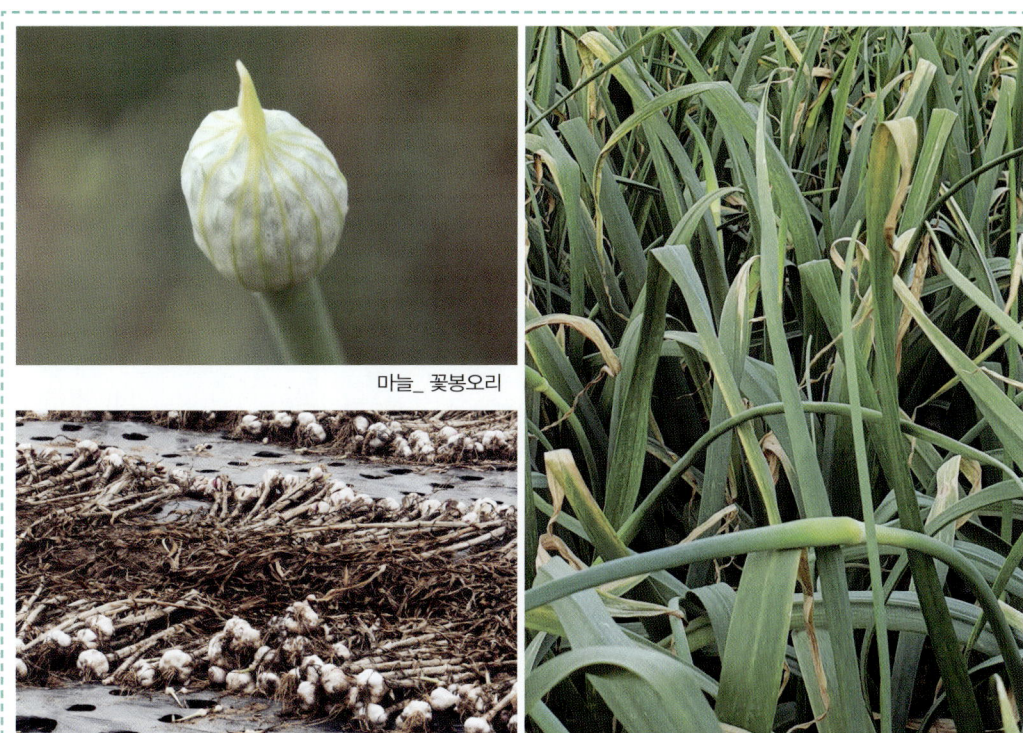

마늘_ 꽃봉오리

마늘_ 수확한 전초

마늘_ 마늘종

- 1년 이상 두고 계속 음용할 수 있다. 오래 숙성할수록 효과가 좋다.

맛 맛은 맵고 떫다. 설탕을 150g 가미하여 사용한다.

주의 사항
- 본 약술을 음용하는 중에 백하수오, 맥문동, 개고기의 섭취를 금하며, 음기 허약자는 음용을 금한다.
- 장기간(20일 이상) 음용하면 몸에 이롭다.

매실 酒

- 식물명 : 매실나무
- 과명 : 장미과
- 생약명 : 오매(烏梅)

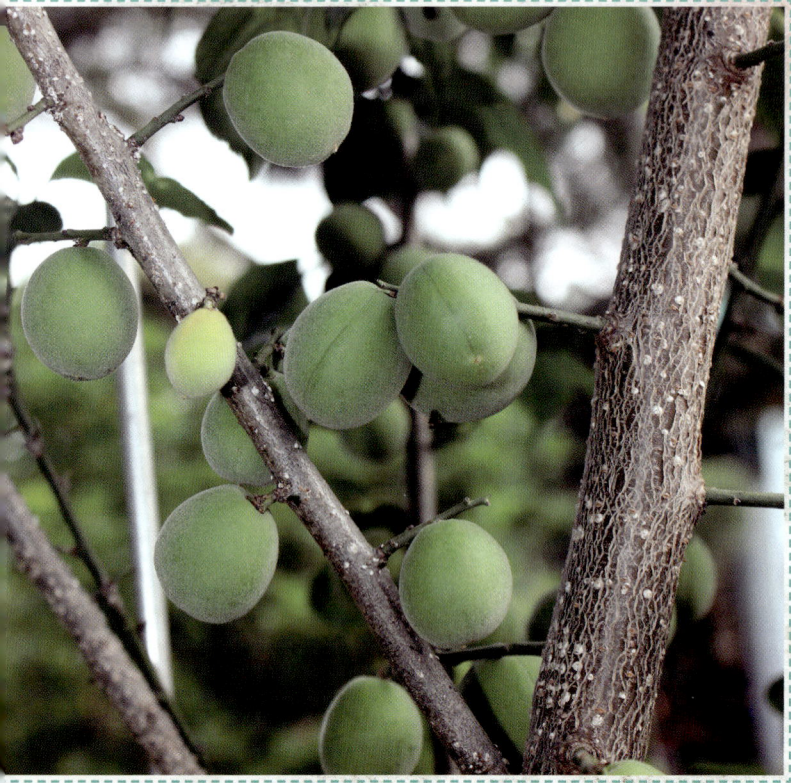
매실나무_ 열매

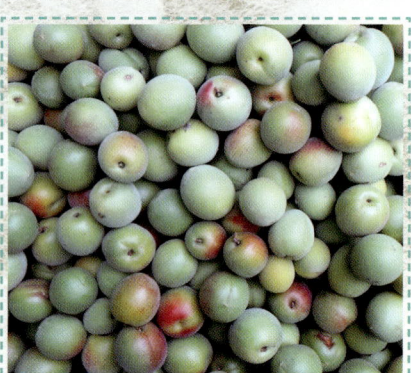
매실나무_ 구증구포한 열매(오매, 약재)

매실나무_ 열매(채취품)

잎 달걀 모양 또는 타원형의 잎이 어긋난다. 잎끝이 뾰족하고 밑부분은 뭉뚝하며 가장자리에 날카로운 잔톱니가 있다. 양면에 털이 약간 있으며 잎자루에 선이 있다.

꽃 3~4월에 잎보다 먼저 분홍색, 흰색, 연한 홍색으로 피는데, 잎겨드랑이에 1~2개씩 달리며 꽃자루가 없다. 향기가 강하다.

열매 6~7월에 둥근 핵과가 맺혀 녹색에서 황록색으로 익는다. 표면은 짧은 털로 덮여 있고 한쪽에 얕은 골이 진다. 신맛이 강하며 종자는 열매살에서 잘 떨어지지 않는다.

특징 및 사용방법 매화나무라고도 한다. 예로부터 난초, 국화, 대나무와 더불어 사군자의 하나로 유명하다. 열매는 식용 또는 약용한다. 약으로 쓸 때는 탕으로 하거나 술을 담가 사용한다. 말려두고 사용할 때는 녹색의 열매를 따서 40~45℃의 열에 건조한다.

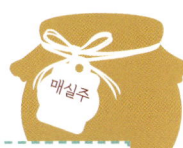

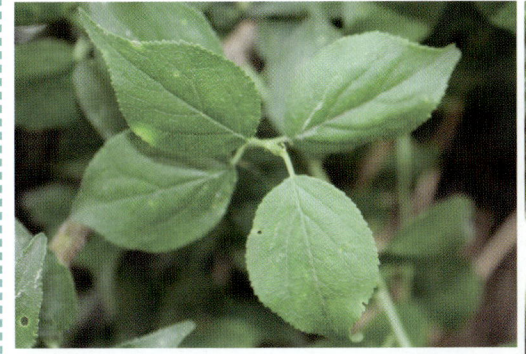
매실나무_ 잎

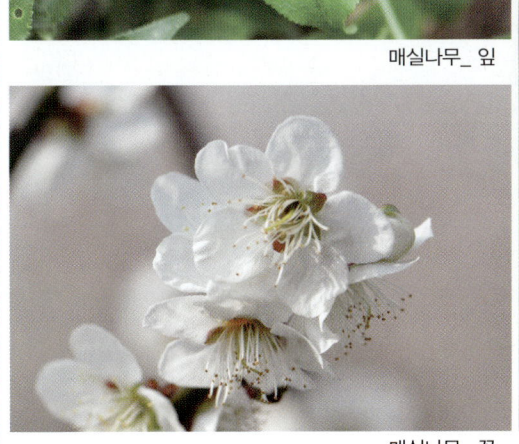
매실나무_ 꽃

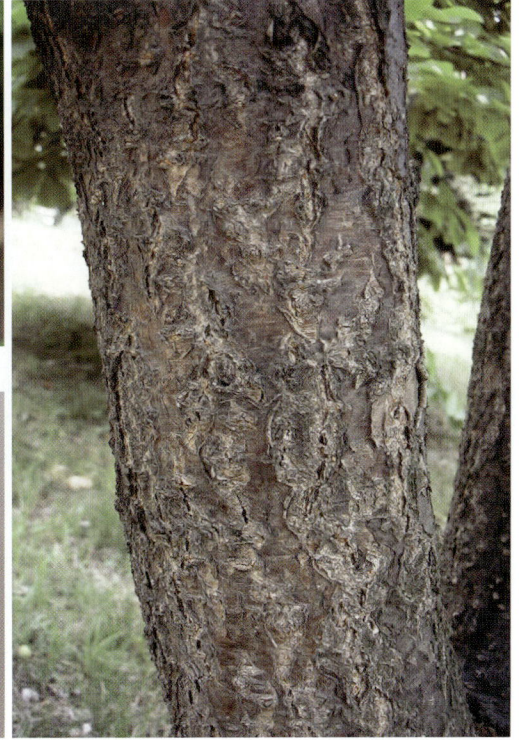
매실나무_ 나무껍질

적용병증

- **숙취**宿醉 : 전날 과음하여 이튿날이 되어도 술이 깨지 않고 몸이 잘 움직여지지 않으며, 속이 쓰리고 구토가 나며 두통이 심한 경우의 처방이다. 소주잔 1잔을 1회분으로 1일 1~2회씩, 2~3일 동안 음용한다.
- **구토**嘔吐 : 구역질을 하거나 먹은 음식을 토하는 증상이 계속되며 위장장애가 심한 경우이다. 소주잔 1잔을 1회분으로 1일 1~2회씩, 7~10일 동안 음용한다.
- **차멀미** : 차를 탔을 때 메스껍고 어지러워 구역질이 나는 증세이다. 심하면 자율신경의 충동으로 두통, 빈혈, 구토를 일으킨다. 소주잔 1잔을 1회분으로 1일 1~3회씩 음용한다.
- **기타 적응증** : 피로회복, 거담, 번갈, 설사, 위경련, 혈변, 늑막염, 담석증

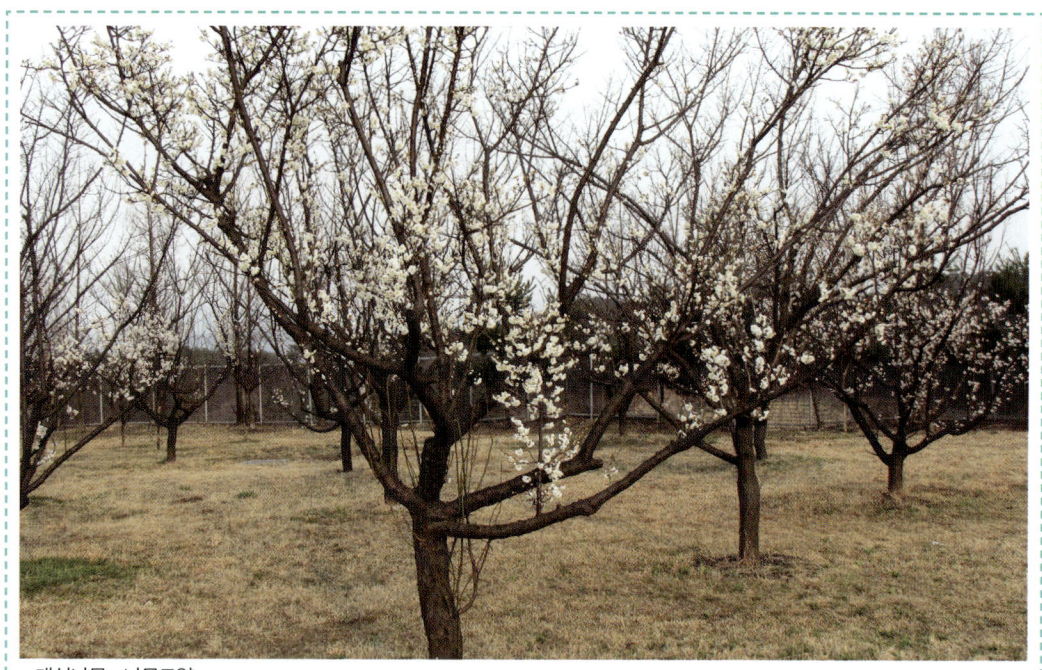

매실나무_ 나무모양

채취 및 구입 시장이나 재배 농가에서 구입한다.

만드는 방법
- 약효는 덜 익은 열매에 있다. 열매를 깨끗이 씻어서 사용한다.
- 생열매 300g을 소주 3.6L에 넣고 밀봉한다.
- 1년 이상 숙성시켜 음용하면 효과적이다. 18개월 정도 숙성시킨 후에는 찌꺼기를 걸러내고 사용하며, 장기간 보관할 경우에는 걸러내지 않고 그대로 보관한다.

맛 맛은 시다. 설탕을 100g 정도 가미할 수 있다. 1년 이상 숙성시켜 보관할 경우에는 설탕을 넣지 않는다.

주의사항
- 본 약술을 음용하는 중에 돼지고기의 섭취를 금한다.
- 위산과다인 경우에는 복용을 금한다.

맥문동 酒

- 식물명 : 맥문동
- 과명 : 백합과
- 생약명 : 맥문동(麥門冬)

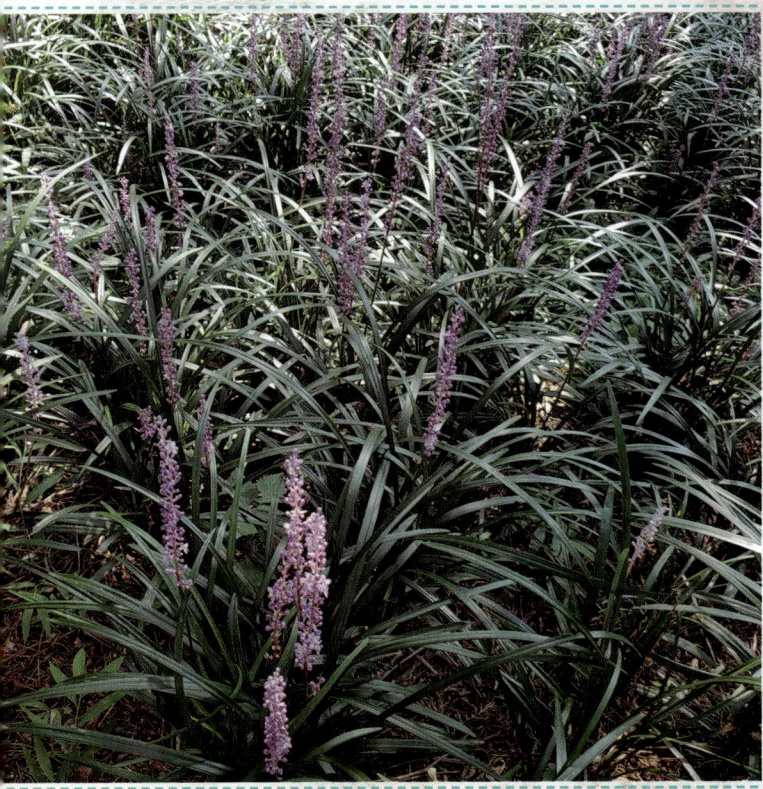

맥문동_ 지상부

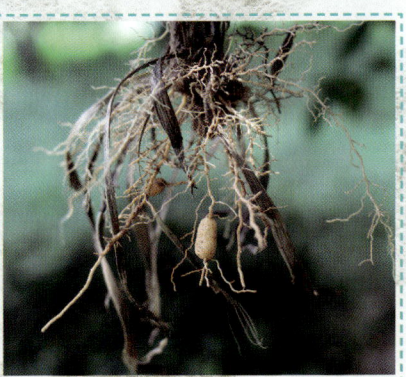

맥문동_ 덩이뿌리(약재)

맥문동_ 뿌리(채취품)

잎 뿌리줄기에서 줄 모양 또는 선상 피침 모양의 잎이 뭉쳐 나와 포기를 형성한다. 11~15개의 세로맥이 있고 밑부분이 좁아져서 잎집처럼 된다.

꽃 5~7월에 연한 자주색 꽃이 총상꽃차례의 마디마다 3~5개씩 모여 달린다.

열매 둥근 삭과가 맺혀 10~11월에 윤이 나는 검푸른 색으로 익는다. 얇은 열매껍질이 일찍 벗겨지면서 검은색 종자가 드러난다.

특징 및 사용방법 겨우살이풀이라고도 한다. 뿌리줄기는 굵고 짧으며 옆으로 뻗지 않는다. 흰색의 굵은 뿌리가 길게 뻗어 잔뿌리가 내린다. 흔히 뿌리 끝이 커져서 땅콩같이 된다. 덩이뿌리를 말리면 반투명한 연한 황색이 되며 한방에서 약재로 사용하는데, 이를 맥문동(麥門冬)이라고 한다. 약으로 쓸 때는 술이나 쌀뜨물에 하루 저녁 담가 두었다가 부드러워지면 사용한다. 탕으로 하거나 환제, 산제로 만들어 사용하며, 주로 호흡기, 순환계 질환 등을 치료한다.

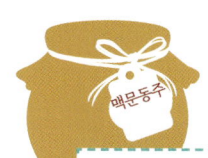

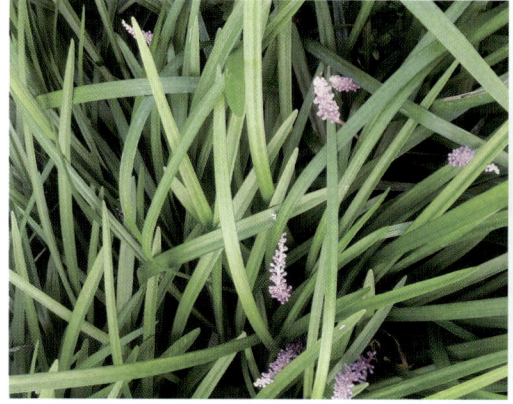
맥문동_ 잎

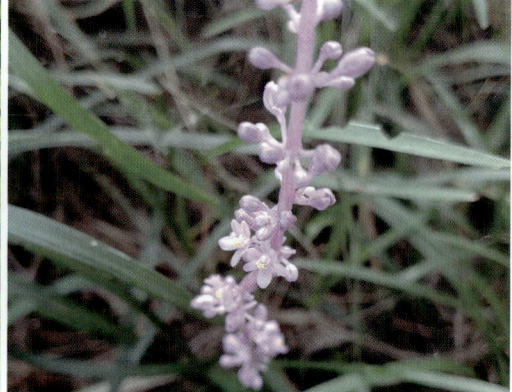
맥문동_ 꽃

적용 병증

- **자궁발육부전**子宮發育不全 : 대부분 선천성으로 난소 내 분비 부전이 원인이며, 월경 이상, 대하 증가, 불임증 등의 증상이 나타난다. 소주잔 1잔을 1회분으로 1일 1~2회씩, 25~30일 동안 음용한다.

- **불면증**不眠症 : 대뇌가 지나치게 흥분하거나 신경쇠약, 심신과로, 신경성, 신체적·정신적인 강한 자극으로 인하여 나타난다. 소주잔 1잔을 1회분으로 1일 2~3회씩, 5~10일 동안 음용한다.

- **신경과민**神經過敏 : 사소한 자극에도 예민한 반응을 보이는 신경계통의 불안정한 상태를 말한다. 소주잔 1잔을 1회분으로 1일 1~3회씩, 10~20일 동안 음용한다.

- **기타 적응증** : 강심, 거담, 구갈증, 호흡곤란, 기관지염, 변비, 심장병, 발기부전, 폐혈

채취 및 구입 건재약상에서 많이 취급하며, 직접 채취할 때에는 뿌리를 채취한다.

만드는 방법

- 약효는 덩이뿌리에 있다. 채취한 덩이뿌리는 물로 깨끗이 씻어 사용하고, 약재상에서 구입한 것은 그대로 사용한다.

- 말린 덩이뿌리 180g을 소주 3.6L에 넣고 밀봉한다.

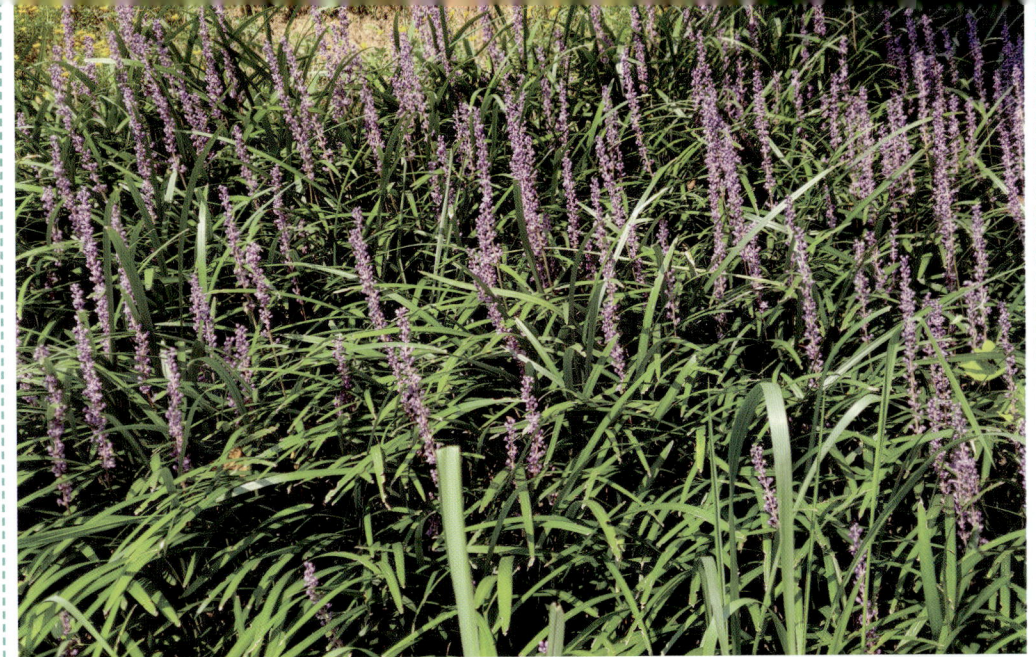
맥문동_ 무리

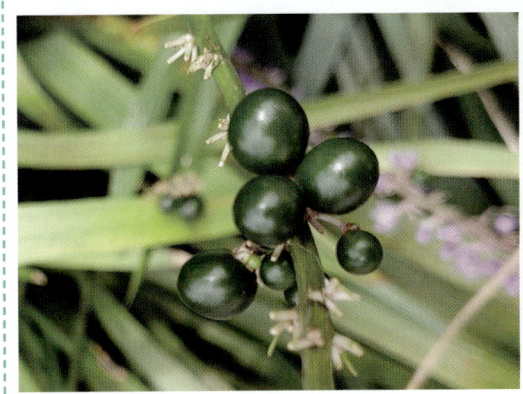
맥문동_ 덜 익은 열매

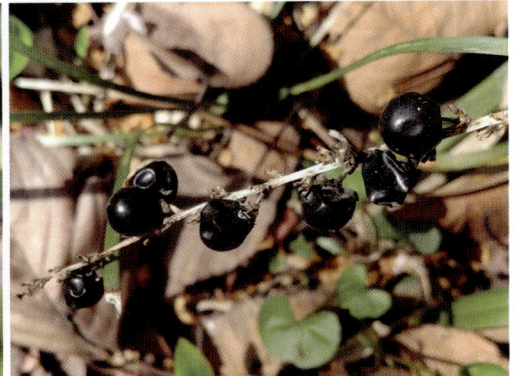
맥문동_ 익은 열매

- 8개월 이상 숙성시켜 음용하며, 장기간 보관하며 사용할 수 있다.

맛 맛은 달고 약간 쓰다. 황설탕을 100g 정도 가미할 수 있다. 1년 이상 보관할 경우에는 설탕류를 가미하지 않는다.

주의사항
- 본 약술을 음용하는 중에 오이풀, 무, 마늘, 파의 섭취를 금한다.
- 장복해도 해롭지는 않으나 치유되는 대로 음용을 중단한다.

머위 酒

- 식물명 : 머위
- 과명 : 국화과
- 생약명 : 봉두채(峰斗菜)

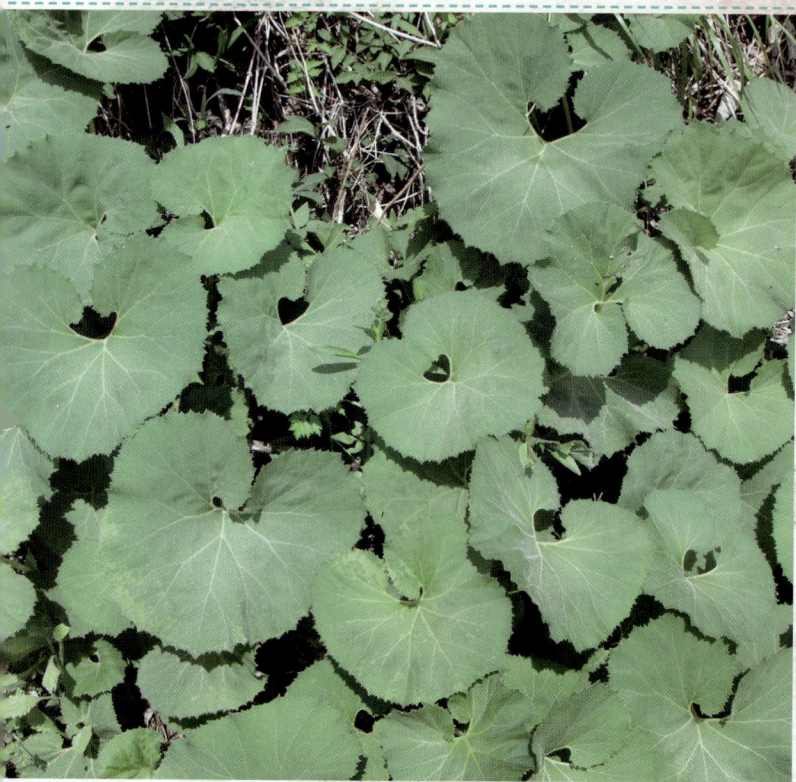

머위_ 지상부

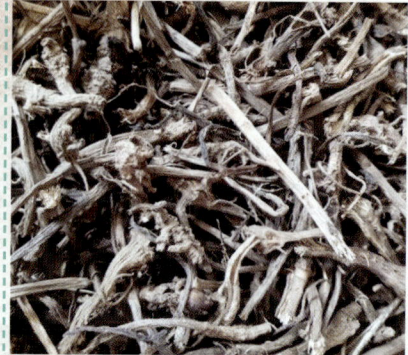

머위_ 뿌리(약재)

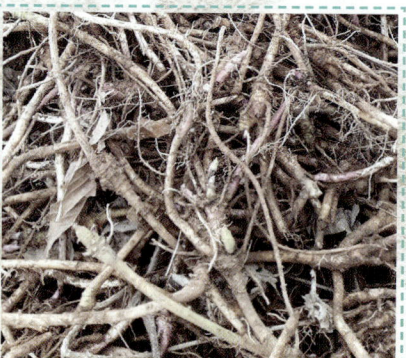

머위_ 뿌리(채취품)

잎 잎은 잎자루가 길고 심장 모양이며 뿌리에서 모여난다. 표면에 꼬부라진 털과 뒷면에 거미줄 같은 털이 있으나 없어지며 가장자리에 불규칙한 톱니가 있다. 녹색이지만 밑부분은 자줏빛을 띤다.

꽃 이른 봄 잎이 나기 전에 뿌리줄기 끝에서 나온 꽃줄기에 작은 꽃이 다닥다닥 달린다. 수꽃은 옅은 노란색이고 암꽃은 흰색에 가깝. 암꽃이삭은 꽃이 핀 다음 길이 30cm 정도로 자란다. 암꽃과 수꽃 모두 갓털이 있다.

열매 5~7월에 원통형의 수과가 맺히며 흰색의 갓털이 있다.

특징 및 사용방법 굵은 땅속줄기가 사방으로 뻗으면서 번식하고 땅 위에는 줄기가 없다. 꽃줄기는 곧게 선다. 꽃봉오리를 말린 것을 관동화(款冬花), 뿌리잎을 관동엽(款冬葉), 꽃을 봉두화(蜂斗花)라 하며 약용한다. 잎과 잎자루는 산나물로 먹는다. 약으로 쓸 때는 주로 탕으로 하며 생즙을 내어 사용하기도 한다. 주로 호흡기, 소화기, 비뇨기 질환 등을 치료한다.

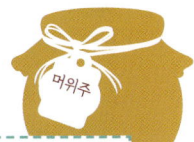

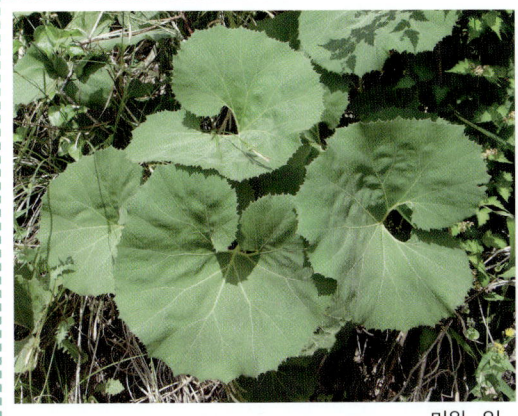
머위_잎

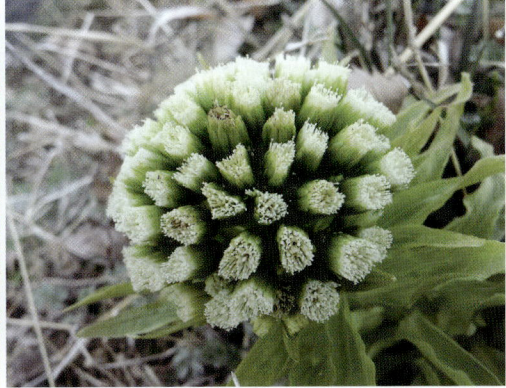
머위_꽃

적용병증

- **사혈**死血 : 상처 등으로 혈액이 한곳에 뭉쳐 흐르지 못하고 괴어 있는 경우의 처방이다. 소주잔 1잔을 1회분으로 1일 2~3회씩, 7~10일 동안 음용한다.

- **토혈·각혈**吐血咯血 : 소화기관 또는 호흡기의 질환으로 인하여 피를 토하는 증세이다. 소주잔 1잔을 1회분으로 1일 2~3회씩, 4~6일 동안 음용한다.

- **인후통**咽喉痛 : 목구멍이 붓고 아픈 증상으로, 주로 감기로 인하여 나타나는 경우가 많다. 소주잔 1잔을 1회분으로 1일 2~3회씩, 10~12일 동안 음용한다.

- **기타 적응증** : 건위, 거담, 기관지염, 편도염, 폐기보호, 어혈, 풍습

채취 및 구입 주로 산지에서 채취한다.

만드는 방법
- 약효는 뿌리와 꽃에 있다. 특히 뿌리를 채취하여 쓰는데, 물로 깨끗이 씻어 말린 다음 사용한다.
- 말린 뿌리 200g, 생꽃 250g을 소주 3.6L에 넣고 밀봉한다.
- 뿌리는 8개월 이상, 꽃은 3개월 이상 숙성시켜 음용하며, 18개월 정도 숙성시킨 후에는 찌꺼기를 걸러내고 보관한다.

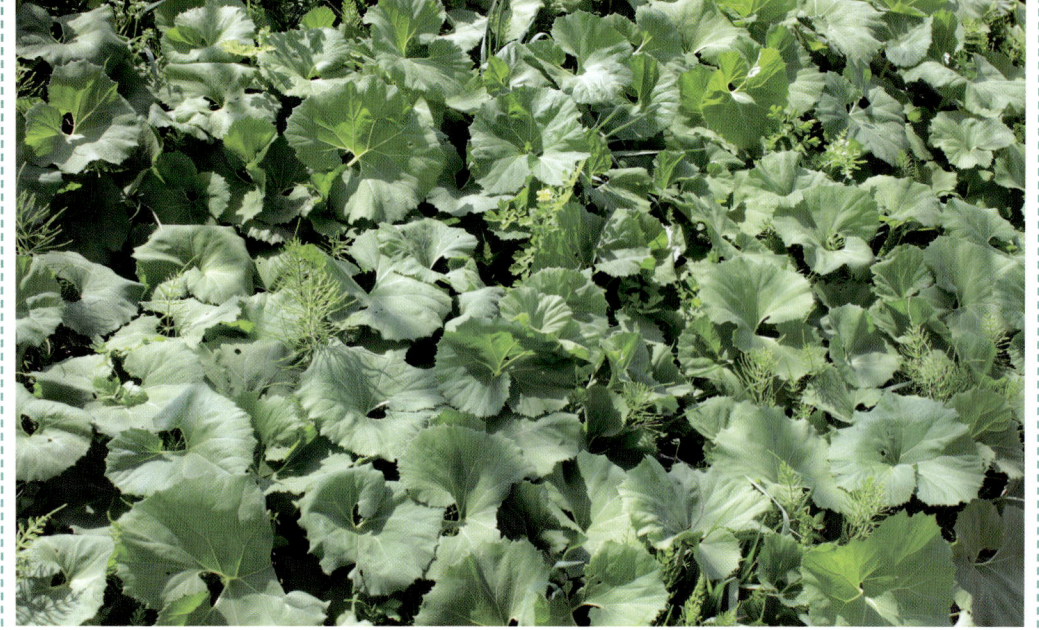

머위_ 무리

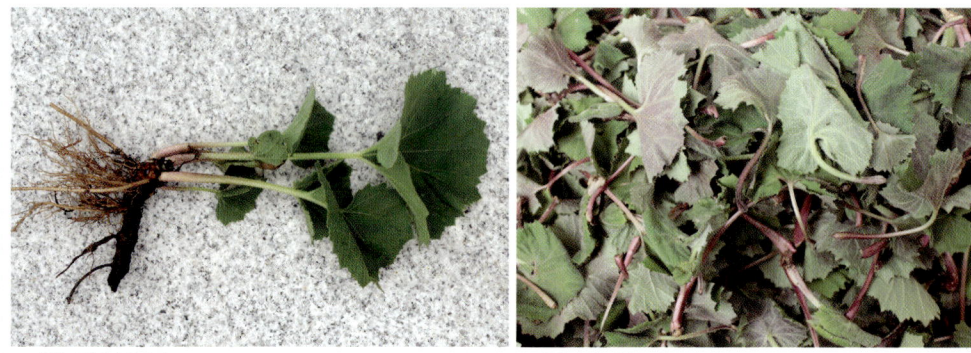

머위_ 전초(채취품)　　　　　　　　　　머위_ 잎과 줄기(채취품)

맛 맛은 달고 맵다. 흑설탕을 100g 가미하여 사용할 수 있다.

주의사항
- 본 약술을 음용하는 중에 가려야 하는 음식은 없다.
- 장복해도 해롭지는 않으나 치유되는 대로 음용을 중단한다.

모과 酒

- 식물명 : 모과나무
- 과명 : 장미과
- 생약명 : 목과(木瓜)

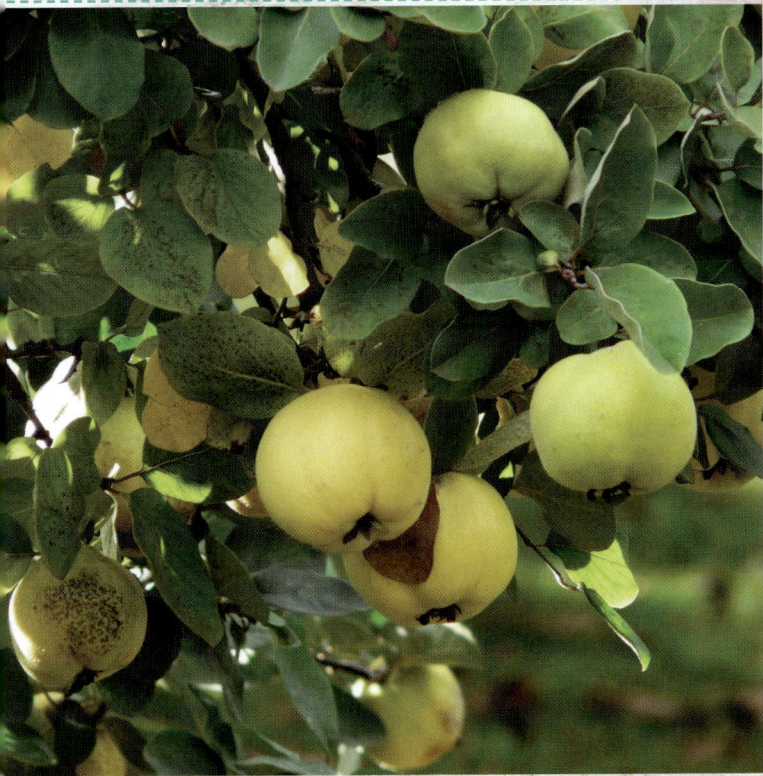
모과나무_ 열매와 잎

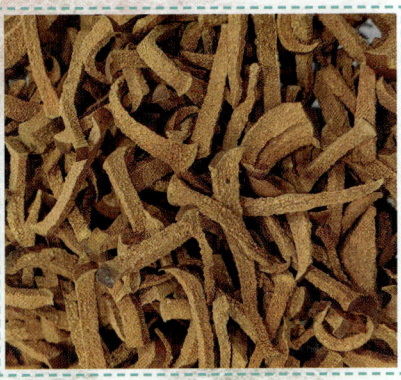
모과나무_ 열매(약재)

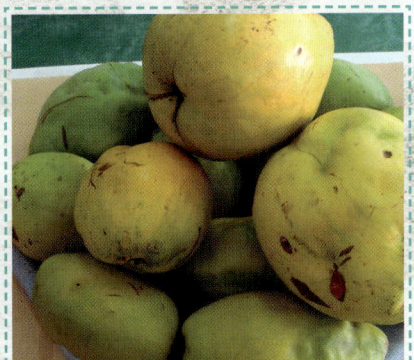
모과나무_ 열매(채취품)

잎 타원상 달걀 모양 또는 긴 타원형의 잎이 어긋난다. 양끝이 좁고 가장자리에 뾰족한 잔톱니가 있다. 뒷면에 털이 있으나 점차 없어진다. 턱잎은 일찍 떨어진다.

꽃 5월에 연한 홍색으로 가지 끝에 1개씩 달린다. 꽃잎과 꽃받침은 각각 5개이다.

열매 타원형 또는 거꿀달걀 모양의 이과가 크게 열려 9~10월에 노랗게 익는다. 향기가 매우 좋으나 열매살은 굳고 신맛이 강하다. 흑갈색의 종자가 많이 들어 있다.

특징 및 사용방법 어린가지에 털이 있으며 이년지는 자갈색의 윤기가 있다. 나무껍질은 적갈색과 녹색의 얼룩무늬가 있으며 비늘 모양으로 벗겨진다. 열매는 향기가 좋고 단단하며 신맛이 강하여 생식하거나 술을 담근다. 약으로 쓸 때는 탕으로 하거나 환제, 산제로 만들거나 술을 담가 사용한다.

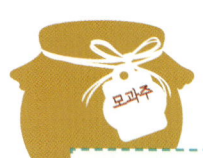

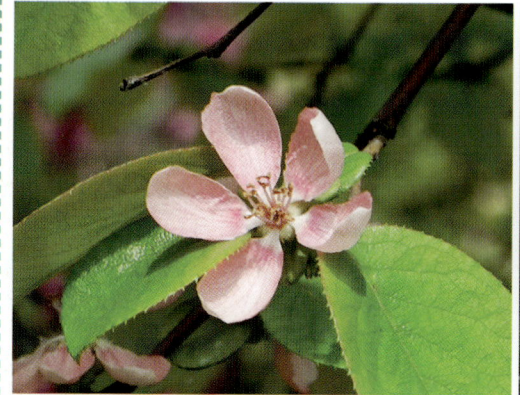
모과나무_ 암술이 퇴화한 꽃

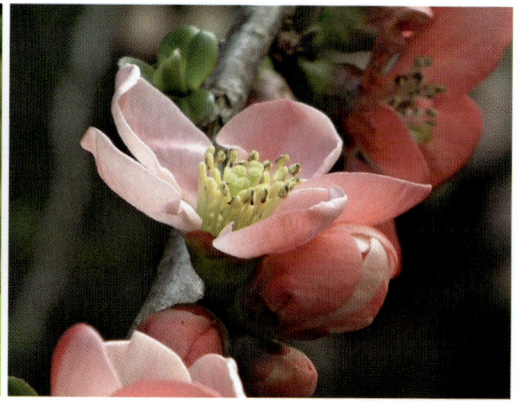
모과나무_ 암수갖춘꽃

적용병증

- **구토**嘔吐 : 헛구역질을 하거나 먹은 음식물을 토하며, 심한 경우 통증이 따른다. 소주잔 1잔을 1회분으로 1일 1~2회씩, 3~4일 동안 음용한다.

- **곽란**霍亂 : 먹은 음식이 체하여 토하고 설사하는 급성 위장병으로, 뱃멀미나 차멀미로 위가 손상되어 일어나기도 한다. 소주잔 1잔을 1회분으로 1일 1~2회씩 2~3일, 심하면 5일 동안 음용한다.

- **더위증**夏暑 : 여름에 더위를 먹어서 발병하는 것으로, 소화불량과 구토 증세가 나타난다. 소주잔 1잔을 1회분으로 1일 1~2회씩, 4~5일 동안 음용한다.

- **기타 적응증** : 보간, 감기, 기관지염, 빈혈, 장결핵, 근육통, 사지동통

채취 및 구입 과일가게에서 구입하거나 재배 농가에서 구입한다.

만드는 방법
- 약효는 방향성(芳香性)이 있는 열매에 있다. 열매를 깨끗이 씻은 다음 잘게 썰어 물기를 없애고 주침한다.
- 생열매는 300g, 말린 것은 200g을 소주 3.6L에 넣고 밀봉한다.
- 1년 이상 숙성시켜 음용하며, 18개월 정도 숙성시킨 후에는 찌꺼기를 걸러내고 보관한다.

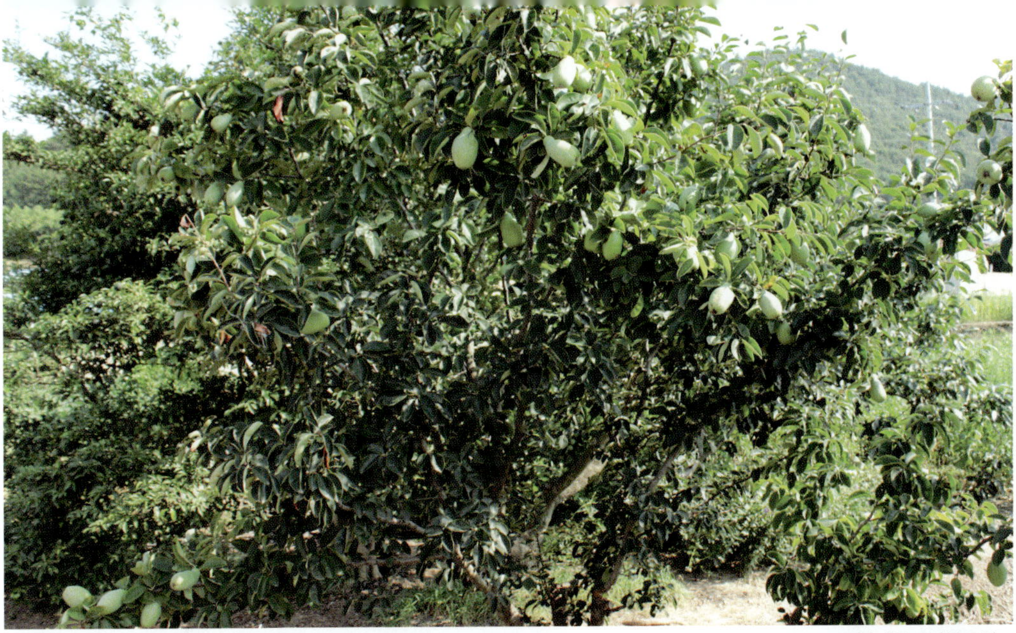

모과나무_ 나무모양

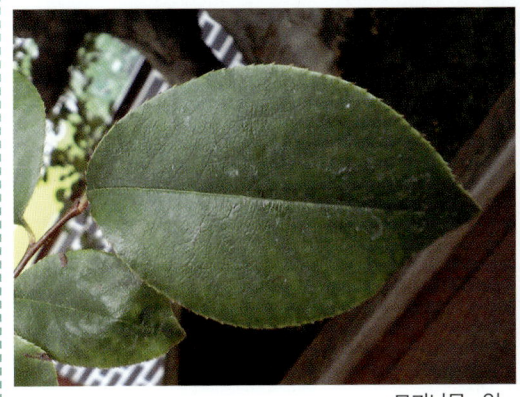
모과나무_ 잎

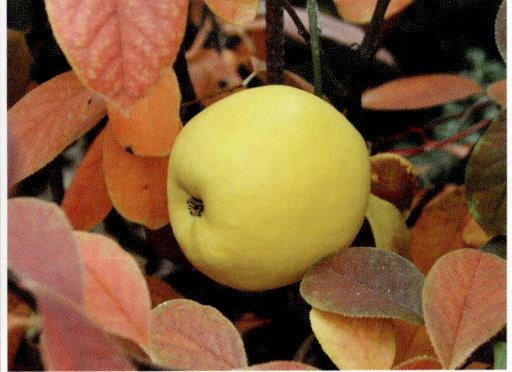
모과나무_ 익은 열매

맛 맛은 시다. 꿀이나 설탕을 120g 정도 가미할 수 있다.

주의사항
- 본 약술을 음용하는 중에 가려야 하는 음식은 없다.
- 장복해도 무방하다.

목련 酒

- 식물명 : 목련
- 과명 : 목련과
- 생약명 : 신이(辛夷)

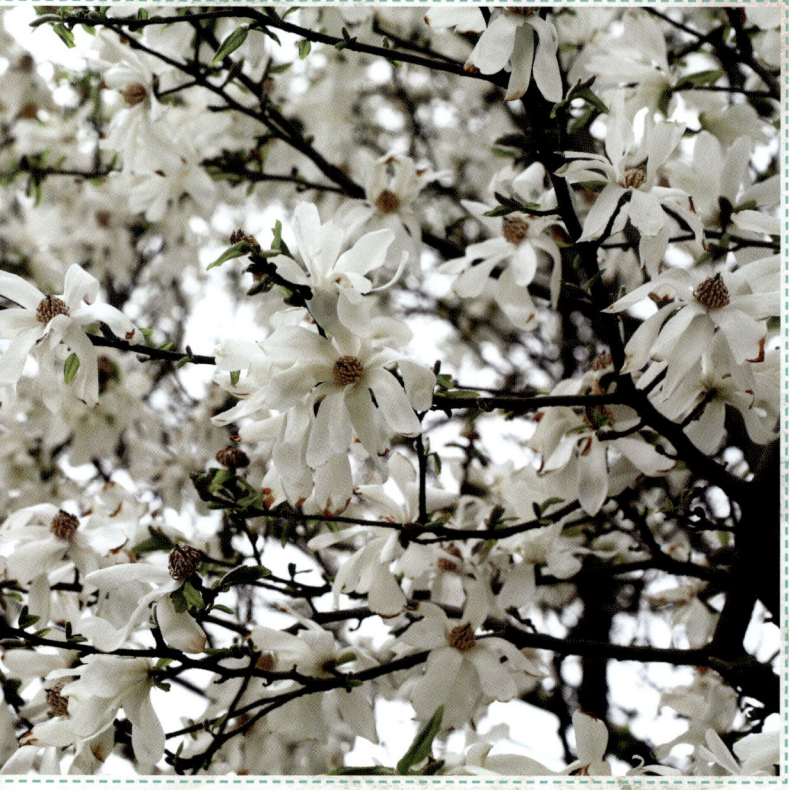

목련_ 나무모양

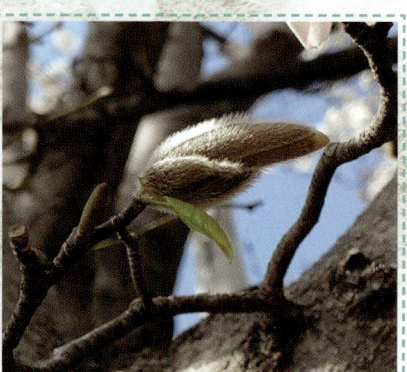

목련_ 꽃봉오리(채취품)

목련_ 꽃봉오리

잎 넓은 달걀 모양 또는 거꿀달걀 모양의 잎이 어긋나며 잎자루가 짧다. 잎끝이 급히 뾰족해지며 표면에는 털이 없고 뒷면은 털이 없거나 잔털이 약간 있다.

꽃 4월에 잎보다 먼저 피는데, 지름이 10cm 정도로 크고 꽃잎은 6~9개이며 흰색이지만 기부는 연한 홍색이고 향기가 있다.

열매 원통형의 골돌과가 달려 9~10월에 갈색으로 익는다. 종자는 타원형이며 겉껍질은 붉은색이다.

특징 및 사용방법 잎눈에는 털이 없으나 꽃눈의 포에는 털이 빽빽이 나 있다. 가지는 자갈색으로 굵고 많이 갈라진다. 나무껍질을 목란피(木蘭皮), 꽃을 목란화(木蘭花)라고 한다. 약으로 쓸 때는 탕으로 하거나 환제, 산제로 만들어 사용한다. 주로 신경계, 순환계, 이비인후과 질환 등을 치료한다.

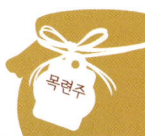

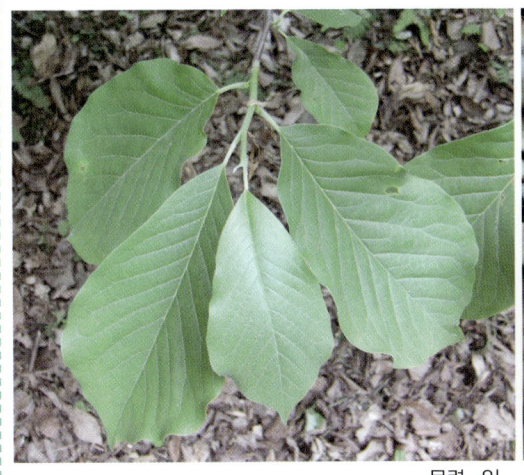
목련_ 잎

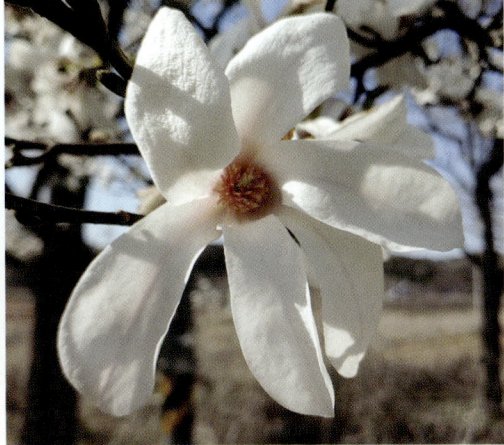
목련_ 꽃

적용 병증
- **혈색불량**血色不良 : 내장 질환으로 인한 혈색의 이상 현상과 생리불순이나 노화로 인하여 얼굴에 좀처럼 혈색이 돌지 않는 경우의 처방이다. 소주잔 1잔을 1회분으로 1일 1~2회씩, 12~20일 동안 음용한다.
- **코 막힌 데** : 감기나 급성기관지염, 알레르기성 비염, 축농증 등이 원인이다. 소주잔 1잔을 1회분으로 1일 2~3회씩, 2~3일 동안 음용한다.
- **혈액순환**血液循環 : 체내 혈액의 흐름을 원활하게 하기 위한 처방이다. 소주잔 1잔을 1회분으로 1일 1~2회씩, 10~25일 동안 음용한다.
- **기타 적응증** : 진통, 진해, 빈혈, 결핵, 곽란, 근육통, 동통, 사지동통

채취 및 구입 전국의 산중턱 숲속, 특히 깊은 산속 청정지역에서 꽃봉오리를 채취하여 사용한다.

만드는 방법
- 약효는 꽃이 피기 전 꽃봉오리에 있다. 꽃봉오리를 채취하여 깨끗이 씻어 물기를 완전히 말린 다음 사용한다.
- 꽃봉오리 230g을 소주 3.6L에 넣고 밀봉한다.

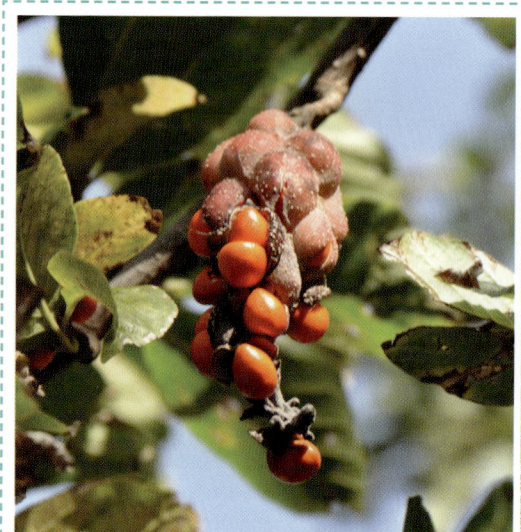
목련_ 열매

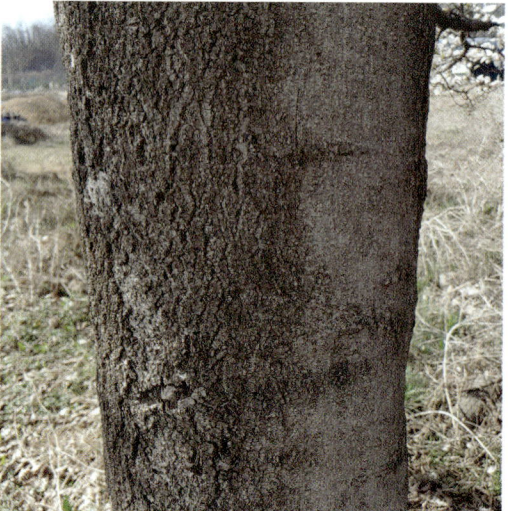
목련_ 나무껍질

- 5~7개월간 숙성시켜 음용하며, 1년 정도 숙성시킨 후에는 찌꺼기를 걸러내고 보관한다.

 맛은 맵다. 설탕류를 가미하지 않는다.

주의사항
- 본 약술을 음용하는 중에 황기의 섭취를 금한다.
- 장복해도 해롭지는 않으나 치유되는 대로 음용을 중단한다.

민들레 酒

- 식물명 : 민들레
- 과명 : 국화과
- 생약명 : 포공영(蒲公英)

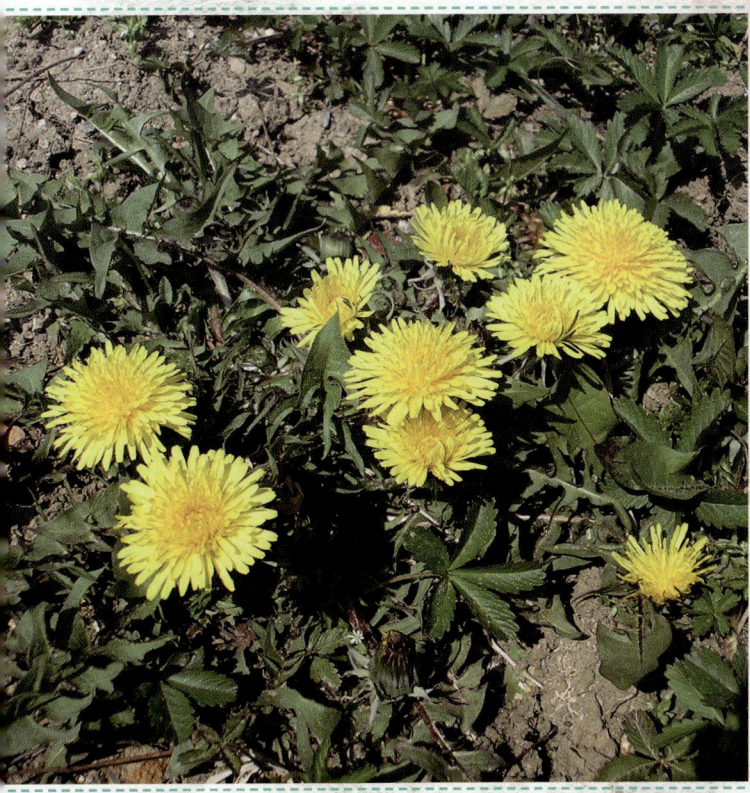

민들레_ 지상부

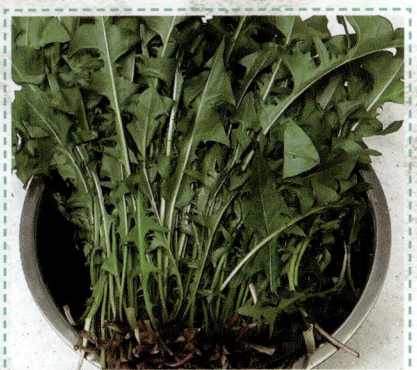

민들레_ 전초(약재)

민들레_ 전초(채취품)

잎 원줄기가 없고, 거꿀피침 모양의 잎이 뿌리에서 뭉쳐 나와 옆으로 퍼진다. 무잎처럼 깃꼴로 깊이 패어 들어간 모양이며, 갈래조각은 6~8쌍으로 털이 약간 있고 가장자리에 톱니가 있다.

꽃 4~5월에 꽃줄기가 자라 그 끝에 노란색, 흰색 등의 두상화가 1개 달린다. 꽃줄기에는 흰색 털이 있으나 점차 없어지고 두상화 밑에만 털이 남는다.

열매 5~6월에 긴 타원형의 수과가 맺히는데, 표면에 6줄의 홈과 가시 같은 돌기가 있다. 윗부분은 부리 모양으로 뻗으며 그 끝에 하얀 갓털이 삿갓 모양으로 붙어 바람에 날려 퍼진다.

특징 및 사용방법 꽃줄기를 자르면 흰색 유즙이 나온다. 어린순을 나물로 먹거나 국거리로 쓴다. 약으로 쓸 때는 탕으로 하거나 환제, 산제로 만들거나 생즙을 내어 사용한다. 뿌리로는 술을 담그기도 한다.

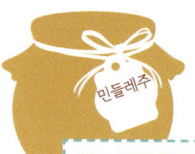

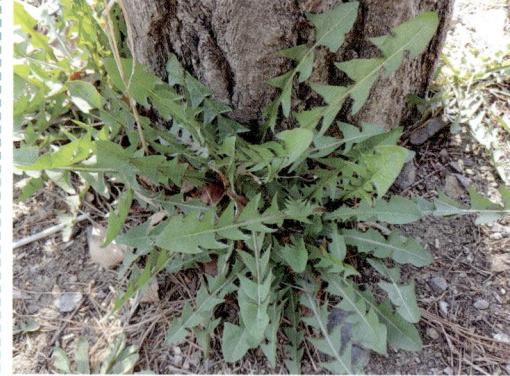
민들레_ 잎

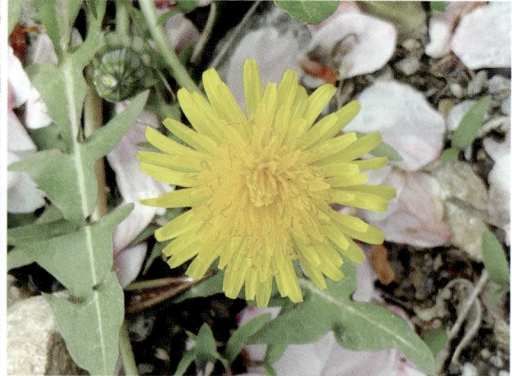
민들레_ 꽃

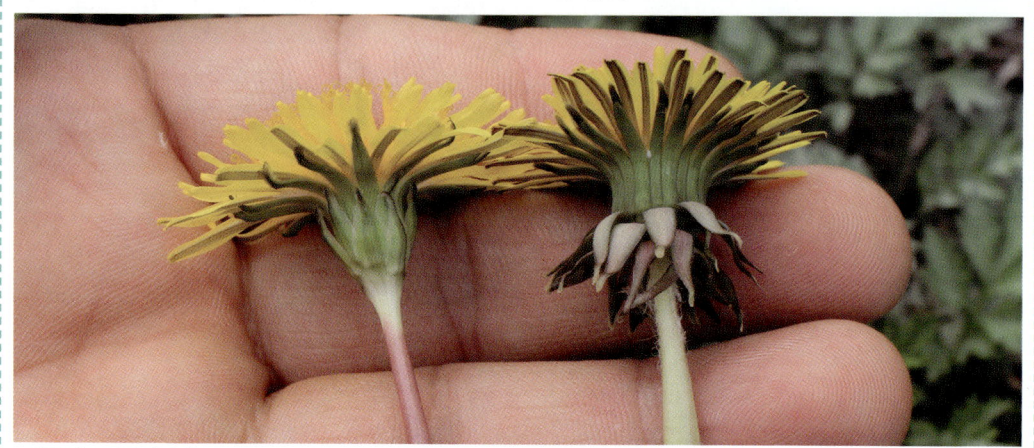
민들레_ 토종 민들레(좌, 위로 올라 붙은 꽃받침)와 서양민들레(우, 아래로 처진 꽃받침) 비교

적용 병증

- **유선염**乳腺炎 : 젖샘에 염증이 생기는 병증으로, 초산부의 수유기에 많이 발생한다. 소주잔 1잔을 1회분으로 1일 1~2회씩, 3~4일 동안 공복에 음용한다.

- **황달**黃疸 : 담즙이 원활하게 흐르지 못하여 온몸과 눈이 누렇게 되는 병증으로, 습기와 냉열의 작용으로 혈액이 소모되어 나타난다. 소주잔 1잔을 1회분으로 1일 1~2회씩, 7~10일 동안 공복에 음용한다.

- **인후통**咽喉痛 : 목구멍이 붓고 아픈 증상으로, 주로 감기로 인하여 나타나는 경우가

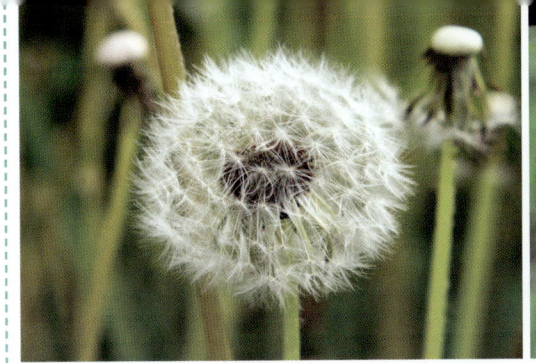
민들레_ 종자 결실

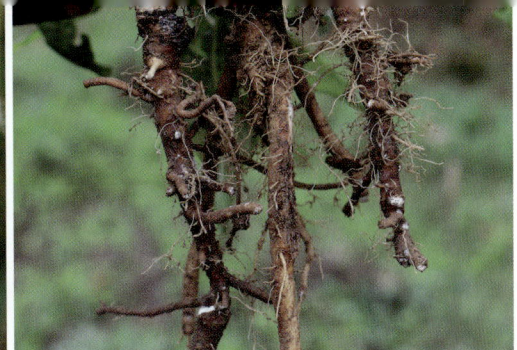
민들레_ 뿌리(채취품)

많다. 인후염도 같은 증세이다. 소주잔 1잔을 1회분으로 1일 1~2회씩, 7~10일 동안 공복에 음용한다.

● **기타 적응증** : 피로회복, 신기허약, 건위, 갱년기장애, 기관지염, 담낭염, 심장병

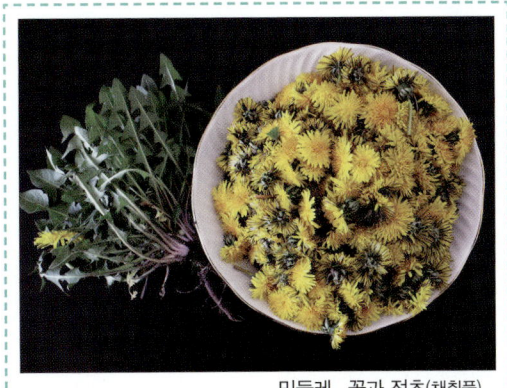
민들레_ 꽃과 전초(채취품)

채취 및 구입 약령시장에서 건조된 것을 구입할 수 있으며, 농촌의 길가나 들에서 직접 채취할 수 있다.

만드는 방법
- 약효는 뿌리나 전초에 있다. 꽃이 피기 전 4~5월이나 10~11월에 뿌리나 전초를 채취하여 물에 깨끗이 씻어 말려두고 사용한다.
- 말린 뿌리 180g 또는 말린 전초 190g을 소주 3.6L에 넣고 밀봉한다.
- 6개월 이상 숙성시켜 음용하며, 18개월 정도 숙성시킨 후에는 찌꺼기를 걸러내고 보관한다.

맛 맛은 달고 쓰다. 흑설탕을 100g 가미하여 사용하면 효과적이다.

주의사항
- 본 약술을 음용하는 중에 가려야 하는 음식은 없다.
- 여러 날 장복하여도 무방하다.

박주가리 酒

- 식물명 : 박주가리
- 과명 : 박주가리과
- 생약명 : 나마자(蘿藦子)

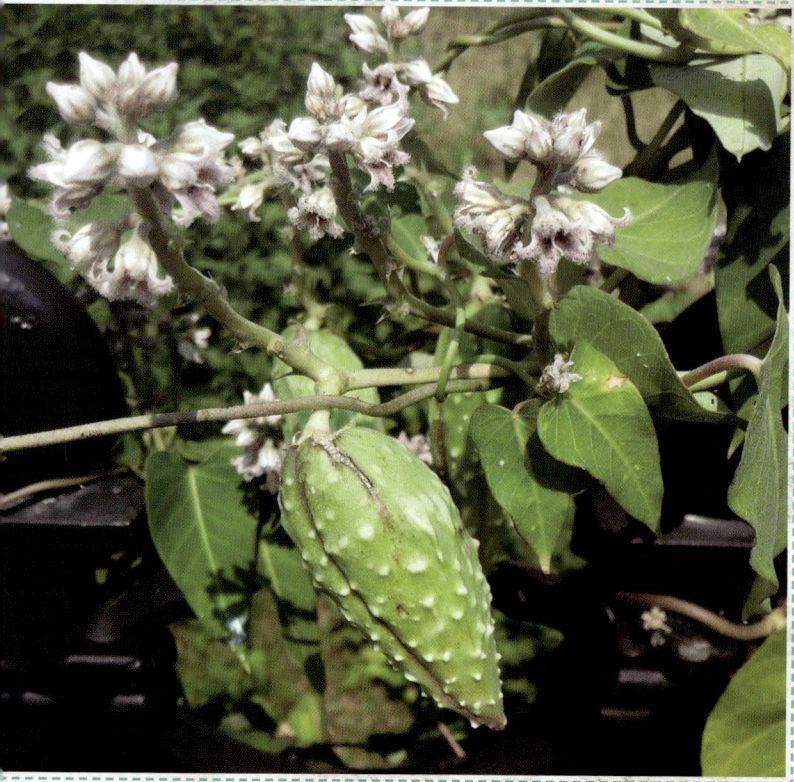

박주가리_ 지상부

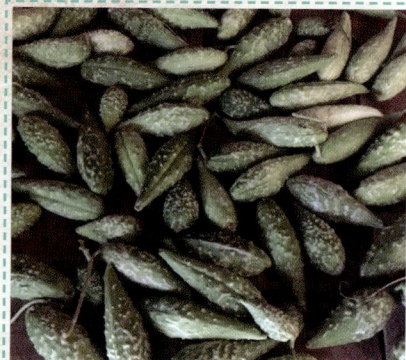

박주가리_ 열매(채취품)

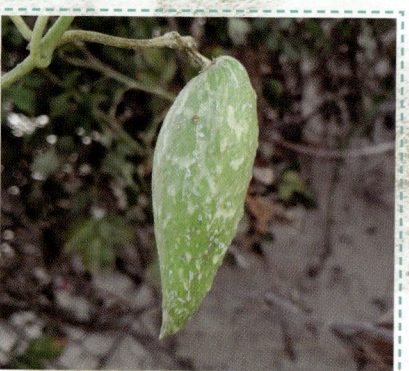

박주가리_ 열매

잎 달걀상 심장 모양의 잎이 마주난다. 잎끝이 뾰족하고 가장자리가 밋밋하며, 양면에 털이 없고 뒷면은 분백색을 띤다.

꽃 7~8월에 연한 자주색 꽃이 잎겨드랑이에서 나온 총상꽃차례에 달린다. 꽃부리는 넓은 종처럼 생겼고 5개로 깊게 갈라지며 안쪽에 털이 빽빽이 나 있다.

열매 표주박 같은 피침 모양의 골돌과가 맺혀 8~10월에 익는다. 겉에 사마귀 같은 돌기가 있다. 편평한 거꿀달걀 모양의 종자에는 명주실 같은 흰 털이 달려 있어 바람에 잘 날린다.

특징 및 사용방법 작표(雀瓢)라고도 한다. 땅속줄기가 길게 벋으며 덩굴줄기가 길이 3m 정도로 자란다. 줄기와 잎을 자르면 하얀 유즙이 나온다. 열매를 나마자(蘿藦子)라 하며 식용, 약용한다. 어린순을 삶아서 물에 우려내어 나물로 먹고, 덜 익은 종자는 들척지근하여 어린아이들의 군것질거리로 쓴다. 약으로 쓸 때는 탕으로 하거나 술을 담가 사용한다.

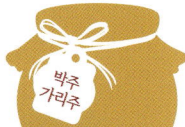

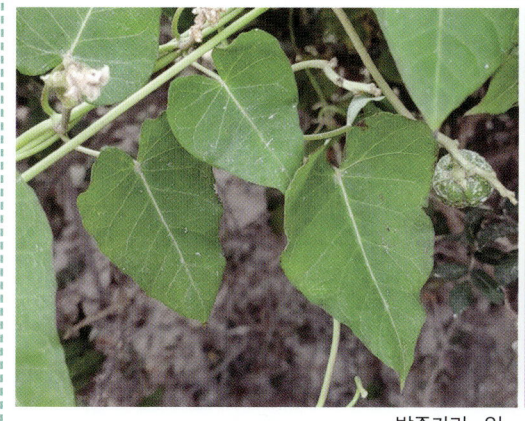
박주가리_ 잎

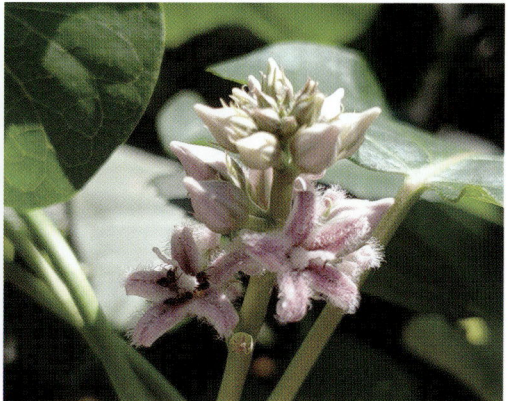
박주가리_ 꽃

적용 병증

- **음위**陰痿 : 남성의 음경이 발기하지 않아 성교가 불가능한 경우의 처방이다. 노화현상의 하나이며, 젊은 사람에게는 과음, 과로, 영양부족 등으로 오는 경우가 있다. 소주잔 1잔을 1회분으로 1일 1~2회씩, 10~15일 동안 음용한다.

- **양신**養腎 : 남성의 양기를 돋우고 생식기능을 튼튼히 하기 위한 처방이다. 양기가 없으면 매사에 기운이 없고 권태롭다. 소주잔 1잔을 1회분으로 1일 1~2회씩, 10~15일 동안 음용한다.

- **양위**養萎 : 남성의 정력과 양기를 채워주기 위한 처방이다. 남성에게 정력이 없다면 모든 일에서 의욕을 상실한다. 소주잔 1잔을 1회분으로 1일 1~2회씩, 15~25일 동안 음용한다.

- **기타 적응증** : 강정, 허약체질 개선, 대하증, 유즙결핍, 출혈증

채취 및 구입 산이나 들에서 채취한다.

만드는 방법
- 약효는 전초와 열매에 있다. 오염되지 않은 곳에서 자란 것을 채취하여 생으로 쓰거나 말려서 사용한다.

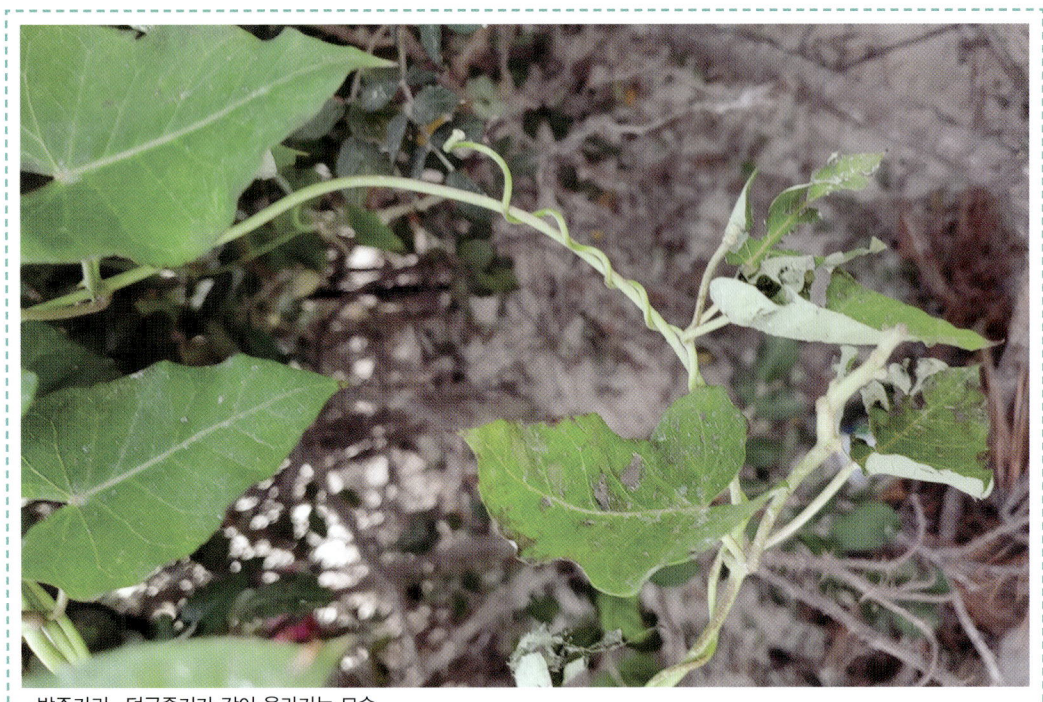
박주가리_ 덩굴줄기가 감아 올라가는 모습

- 생것 210g 또는 말린 것 180g을 소주 3.6L에 넣고 밀봉한다.
- 6~9개월간 숙성시켜 음용하며, 2년 정도 숙성시킨 후에는 찌꺼기를 걸러내고 보관한다.

맛 맛은 달고 약간 떫다. 설탕을 100g 정도 가미할 수 있다.

주의사항
- 본 약술을 음용하는 중에 가려야 하는 음식은 없다.
- 장복하는 것은 좋지 않다.

박하 酒

- 식물명 : 박하
- 과명 : 꿀풀과
- 생약명 : 박하(薄荷)

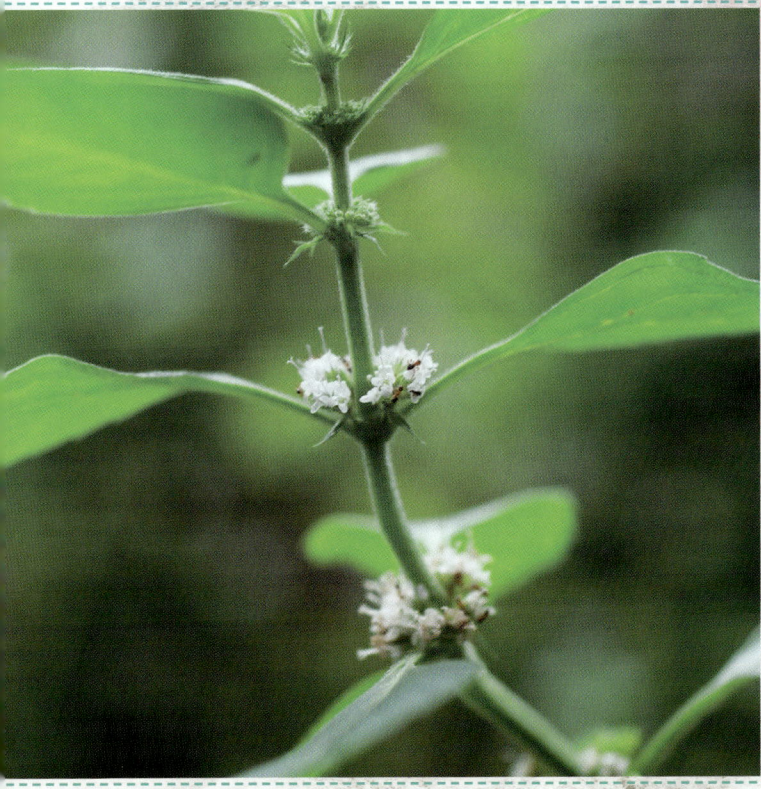

박하_ 지상부

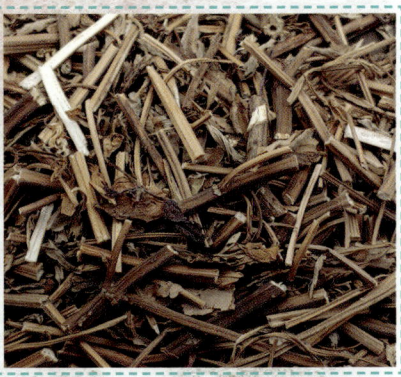

박하_ 지상부(약재)

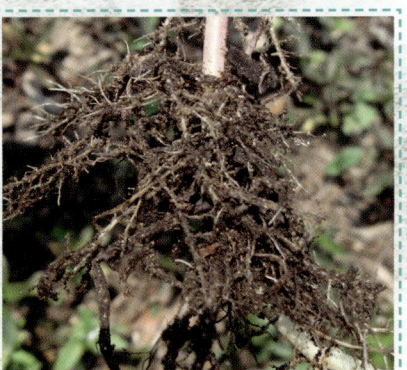

박하_ 뿌리(채취품)

잎 긴 타원형의 홑잎이 마주난다. 잎자루가 짧고 양끝이 좁으며 가장자리에 톱니가 있다. 표면에 기름샘이 있어 기름을 분비하며, 정유(精油)의 대부분은 이 기름샘에 저장된다.

꽃 7~9월에 연한 자주색 또는 흰색 꽃이 줄기 윗부분의 잎겨드랑이에 윤산꽃차례를 이루며 달린다. 꽃은 주로 오전 중에 피며, 꽃부리는 통 모양이고 꽃받침보다 짧은 꽃자루가 있다.

열매 타원형의 분과가 맺혀 9~10월에 익는다. 달걀 모양의 종자는 연한 갈색이며 1,000개의 무게가 0.13g 정도로 가볍다.

특징 및 사용방법 야식향(夜息香), 번하채(蕃荷菜), 인단초(仁丹草)라고도 한다. 줄기는 네모지고 곧게 서며, 전체에 짧은 털이 나 있다. 뿌리줄기가 옆으로 뻗어 번식한다. 공업용, 식용, 약용, 밀원 등으로 널리 이용되며, 방향성이 강하여 청량제, 음료, 과자, 담배, 치약, 화장품 등의 향료로 쓰인다. 약으로 쓸 때는 탕으로 하거나 환제, 산제로 만들어 사용하며 술을 담그기도 한다.

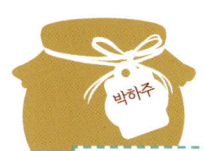

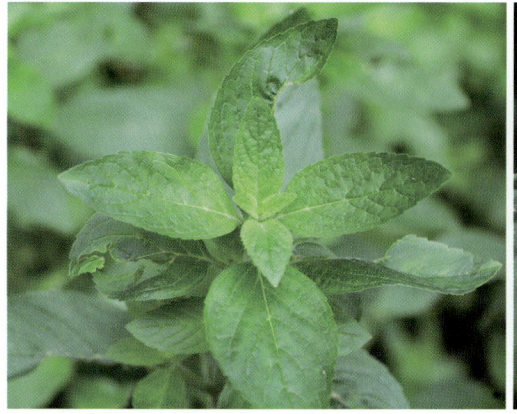
박하_ 잎

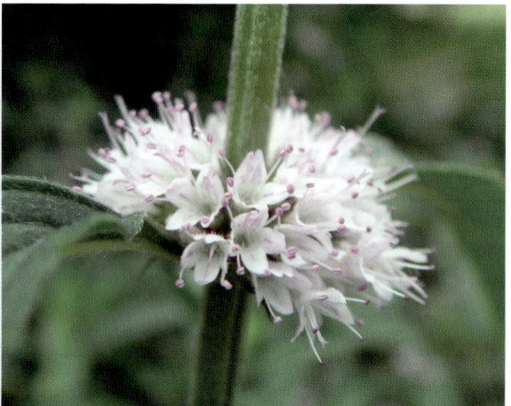
박하_ 꽃

적용병증

- **소화불량**消化不良 : 섭취한 음식물을 소화기 내에서 분해, 흡수하도록 하는 물리적·화학적 작용이 잘 이루어지지 않아 설사나 변비 등이 잦은 경우의 처방이다. 소주잔 1잔을 1회분으로 1일 1~2회씩, 7~10일 동안 음용한다.

- **풍**風 : 풍사로 인하여 생긴 병증으로, 중풍, 구안괘사, 전신 마비, 언어 곤란 등의 증상을 일으킨다. 소주잔 1잔을 1회분으로 1일 1~2회씩 10~20일, 심하면 1개월 동안 음용한다.

- **편두통**偏頭痛 : 머리 한쪽에서만 일어나는 발작성 두통으로, 왼쪽 앞이마에 많이 발생한다. 소주잔 1잔을 1회분으로 1일 1~2회씩, 10~15일 동안 음용한다.

- **기타 적응증** : 두통, 현기증, 구토, 위경련, 건위, 인후통증, 타박상, 폐결핵

채취 및 구입 오염되지 않은 곳에서 자생하는 것을 채취하거나, 많은 양은 재배지에서 구입하여 사용한다.

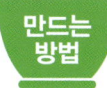

만드는 방법
- 약효는 전초나 뿌리에 있다. 방향성(芳香性)이 있다. 채취하거나 구입한 후 씻어서 말려두었다가 사용한다.

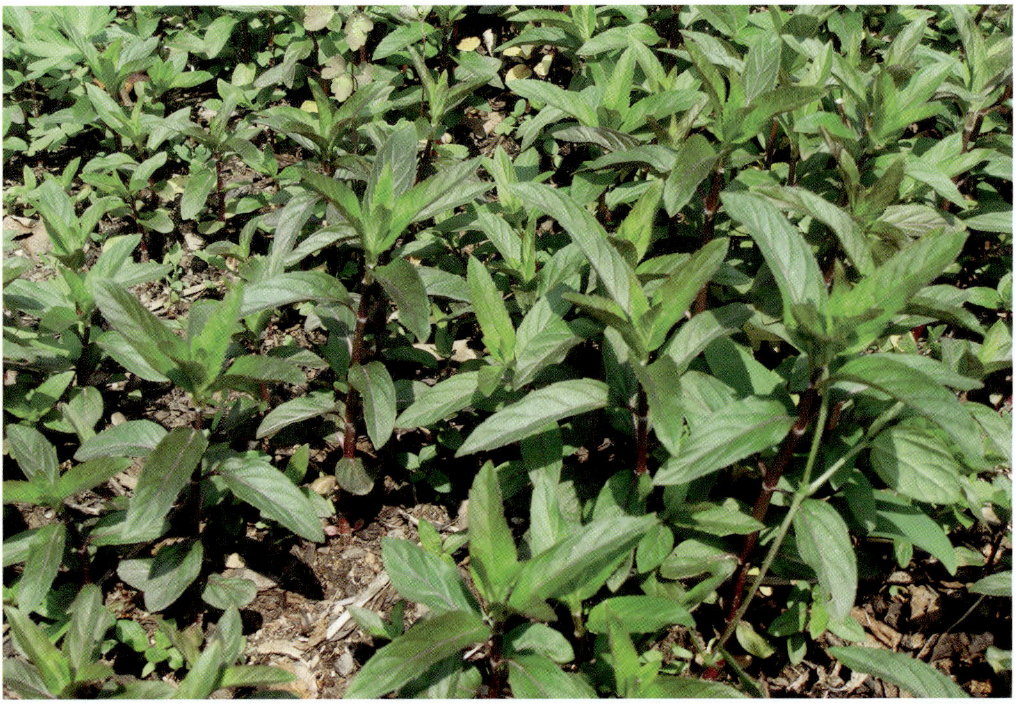

박하_무리

- 생것은 210g, 말린 것은 180g을 소주 3.6L에 넣고 밀봉한다.
- 6~9개월간 숙성시켜 음용하며, 15개월 정도 숙성시킨 후에는 찌꺼기를 걸러내고 보관한다.

맛 맛은 맵다. 설탕을 100g 정도 가미할 수 있다.

주의사항
- 본 약술을 음용하는 중에 가려야 하는 음식은 없다.
- 장복해도 해롭지는 않으나 치유되는 대로 음용을 중단한다.

배초향 酒

- 식물명 : 배초향
- 과명 : 꿀풀과
- 생약명 : 곽향(藿香)

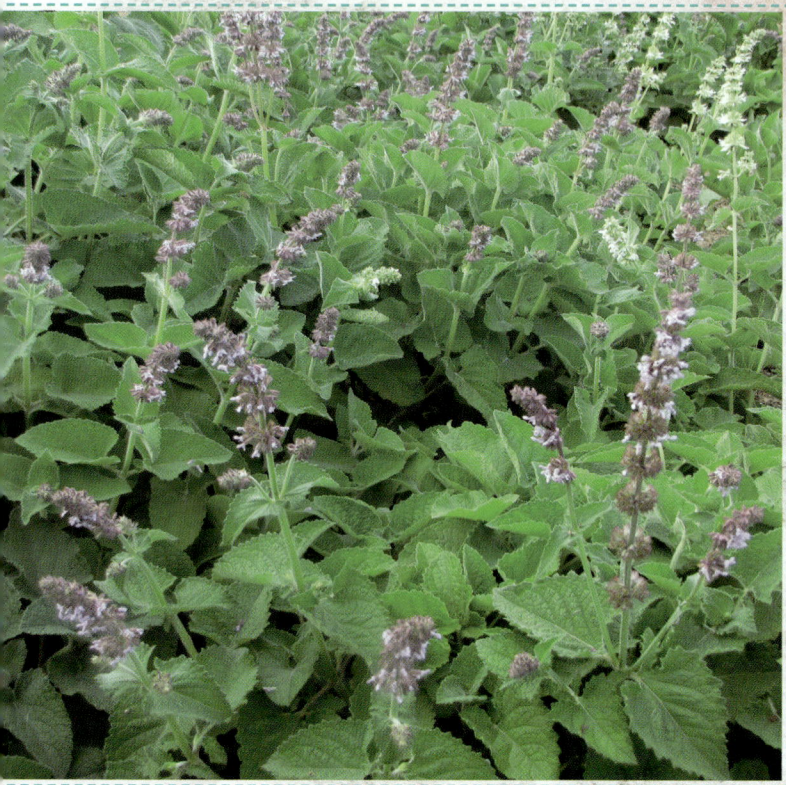
배초향_ 지상부

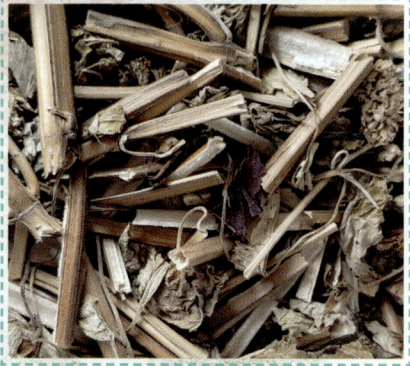
배초향_ 전초(약재)

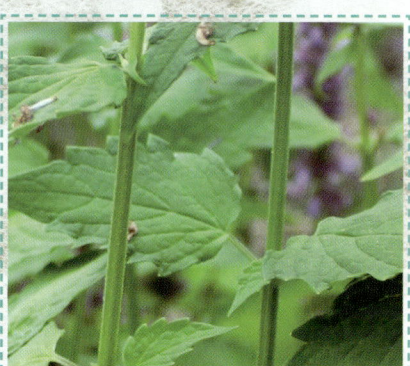
배초향_ 줄기

잎 달걀상 심장 모양의 잎이 마주난다. 잎끝이 뾰족하고 밑부분은 심장 모양이며 가장자리에 둔한 톱니가 있다. 표면에는 털이 없고 뒷면에 약간의 털과 더불어 흰빛이 도는 것도 있다.

꽃 7~9월에 자주색 꽃이 원줄기 끝과 가지 끝에 윤산꽃차례를 이루며 빽빽하게 달린다. 꽃은 입술 모양이며 향기가 있다.

열매 삼각기둥 모양의 분열과가 맺혀 9~10월에 익는다.

특징 및 사용방법 방애잎, 중개풀, 방아풀이라고도 한다. 원줄기는 뭉쳐나는데 네모지고 곧게 서며 윗부분에서 가지가 갈라진다. 어린순과 줄기를 나물로 먹고 어린잎은 향미료로 쓴다. 전초를 곽향(藿香)이라 하며 약용한다. 약으로 쓸 때는 탕으로 하거나 환제, 산제로 만들어 사용한다. 주로 소화기 질환 등을 치료한다.

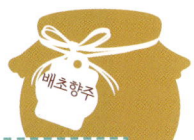

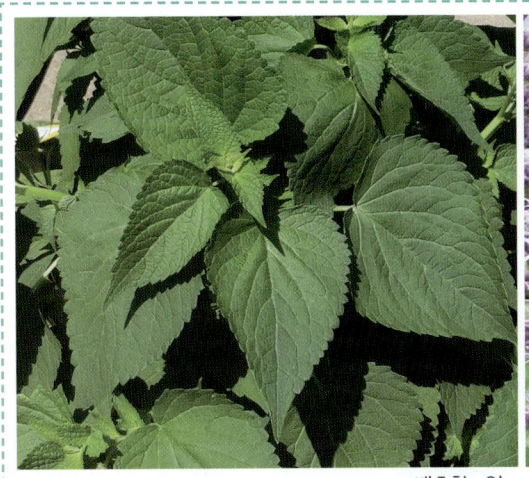
배초향_ 잎

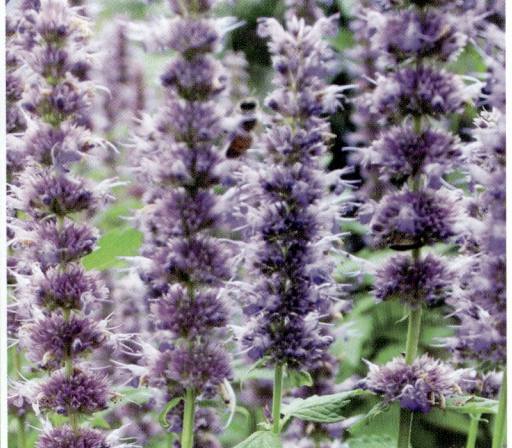
배초향_ 꽃

- **적용 병증**
  - **행기**行氣 : 숨결을 잘 통하게 하여 몸을 잘 움직이게 하기 위한 처방이다. 소주잔 1잔을 1회분으로 1일 1~2회씩, 7~15일 동안 공복에 음용한다.
- **더위증** : 여름에 더위를 먹어서 발병하는 것으로, 소화불량과 구토 증세가 나타난다. 소주잔 1잔을 1회분으로 1일 2~3회씩, 5~6일 동안 공복에 음용한다.
- **한열왕래**寒熱往來 : 병을 앓는 중에 추운 기운과 더운 기운이 번갈아 나타나는 경우에 광범위하게 쓸 수 있는 처방이다. 소주잔 1잔을 1회분으로 1일 1~2회씩, 3~4일 동안 공복에 음용한다.
- **기타 적응증** : 거담, 건위, 구토, 설사, 소화불량, 습기로 인하여 관절이 저리고 쑤시며 마비되는 병증, 중풍

채취 및 구입 주로 전국의 산이나 들의 습지 등 자생지에서 채취하여 사용한다.

만드는 방법
- 약효는 방향성(芳香性)이 있는 전초에 있다. 채취한 전초를 물에 씻어 말려두고 적당히 썰어서 사용한다.
- 말린 전초 180g을 소주 3.6L에 넣고 밀봉한다.

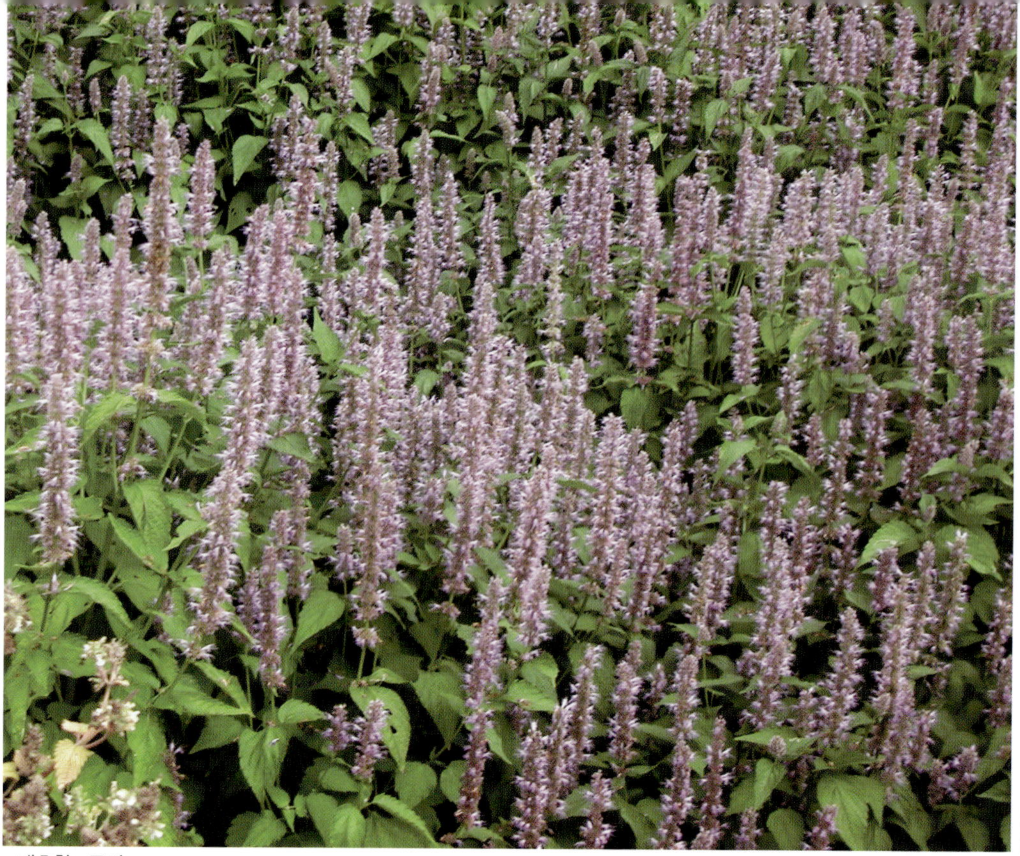

배초향_ 무리

- 4~6개월 이상 숙성시켜 음용하며, 18개월 정도 숙성시킨 후에는 찌꺼기를 걸러내고 보관한다.

맛 맛은 맵고 달다. 황설탕 100g을 가미할 수 있다.

주의 사항
- 본 약술을 음용하는 중에 가려야 하는 음식은 없다.
- 장복해도 해롭지는 않으나 치유되는 대로 음용을 중단한다.

백작약 酒

- 식물명 : 백작약
- 과명 : 작약과
- 생약명 : 백작약(白芍藥)

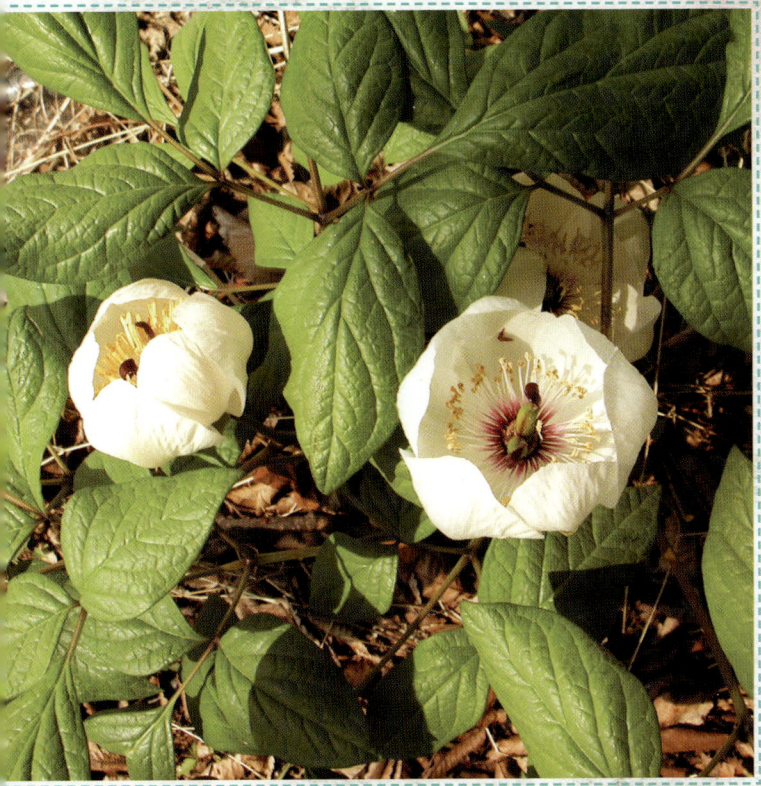

백작약_ 지상부

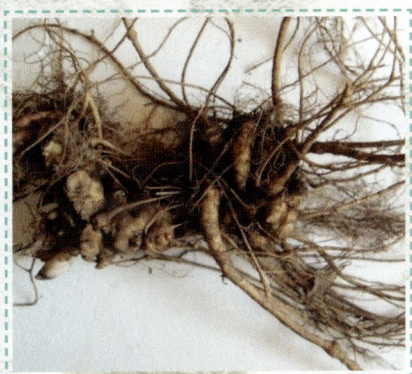

백작약_ 뿌리(약재)

백작약_ 뿌리(채취품)

잎 3~4개가 어긋나고 3개씩 2회 갈라진다. 작은잎은 긴 타원형이나 거꿀달걀 모양으로 양끝이 좁고 가장자리가 밋밋하며 털이 없다.

꽃 6월에 흰색 꽃이 원줄기 끝에 1개씩 달린다. 꽃잎은 5~7개로 거꿀달걀 모양이다.

열매 긴 타원형의 골돌과가 맺혀 7~10월에 익는다. 벌어지면 안쪽이 붉어지고 덜 자란 붉은 종자와 성숙한 검은 종자가 나타난다.

특징 및 사용방법 원추형 또는 방추형의 뿌리는 굵고 육질이며 밑부분이 비늘잎으로 싸여 있다. 약으로 쓸 때는 탕으로 하거나 환제, 산제로 만들어 사용한다.

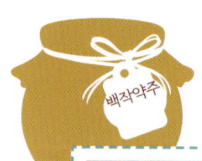

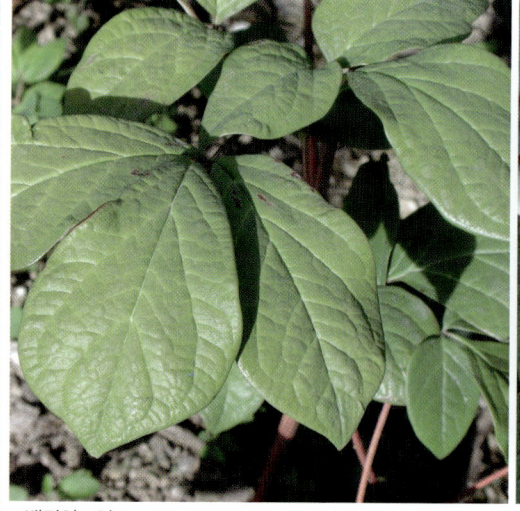

백작약_ 잎

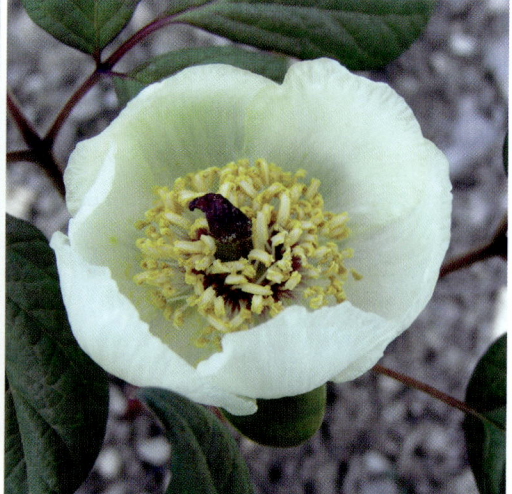

백작약_ 꽃

적용 병증

- **혈림**血淋 : 소변에 피가 섞여 나오는 임독성 요도염으로 잘 낫지 않는 병증이다. 소주잔 1잔을 1회분으로 1일 2~3회씩, 10~12일 동안 음용한다.
- **진경**鎭痙 : 내장에서 일어나는 경련을 진정시키는 처방이다. 소주잔 1잔을 1회분으로 1일 2~3회씩, 4~5일 동안 음용한다.
- **양혈거풍**養血祛風 : 혈액을 보하며 몸속의 풍을 없애고 정신을 맑게 해주는 처방이다. 소주잔 1잔을 1회분으로 1일 2~3회씩, 10~15일 동안 음용한다.
- **기타 적응증** : 보혈, 진통, 허약체질 개선, 각혈, 두통, 복통, 흉복동통, 대하, 도한(盜汗)

채취 및 구입

건재약상에서 취급하며, 전국의 자생지에서 채취하여 사용할 수 있다.

만드는 방법

- 약효는 뿌리나 꽃에 있다. 뿌리는 깨끗이 씻어 물기를 없앤 다음 사용하고, 생꽃은 그대로 사용한다.
- 뿌리는 200g, 생꽃은 220g을 소주 3.6L에 넣고 밀봉한다.

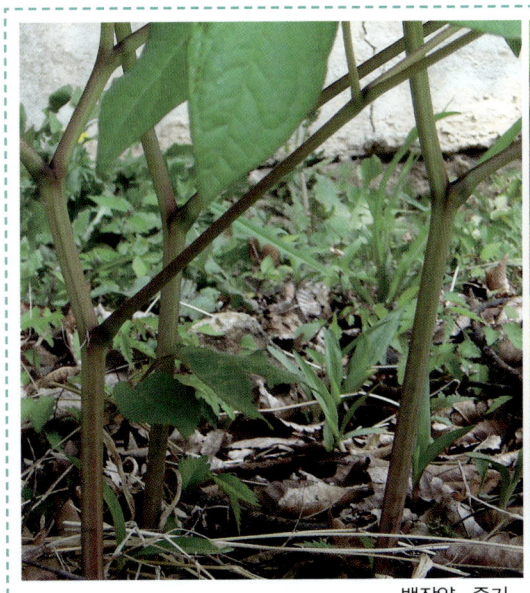
백작약_ 줄기

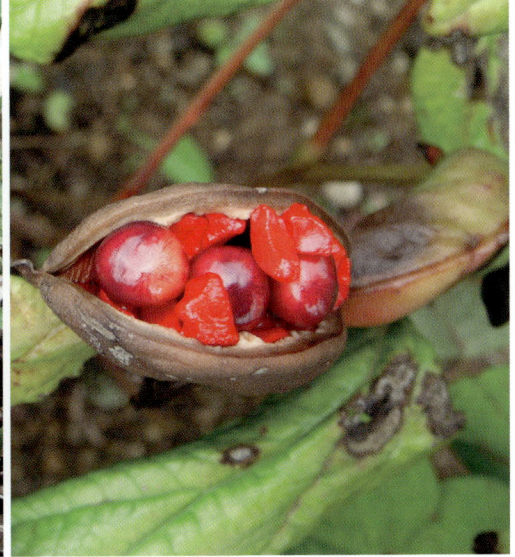
백작약_ 종자 결실

- 뿌리는 6개월 이상, 생꽃은 3개월 정도 숙성시켜 음용하며, 2년 정도 숙성시킨 후에는 찌꺼기를 걸러내고 보관한다.

맛 맛은 쓰고 시다. 당분을 가미하지 않는다.

주의사항
- 본 약술을 음용하는 중에 여로의 섭취를 금한다. 냉병이 있을 시에는 음용을 금한다.
- 장복해도 해롭지는 않으나 치유되는 대로 음용을 중단한다.

백하수오 酒

- 식물명 : 큰조롱
- 과명 : 박주가리과
- 생약명 : 백하수오(白何首烏)

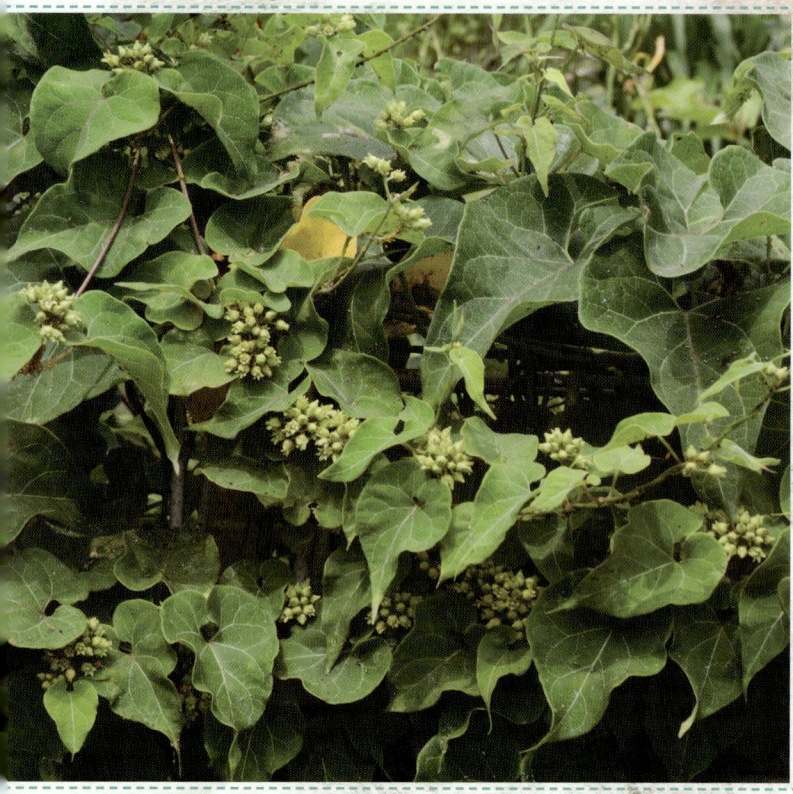

큰조롱_ 지상부

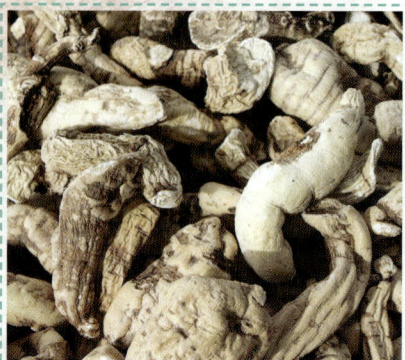

큰조롱_ 덩이뿌리(약재)

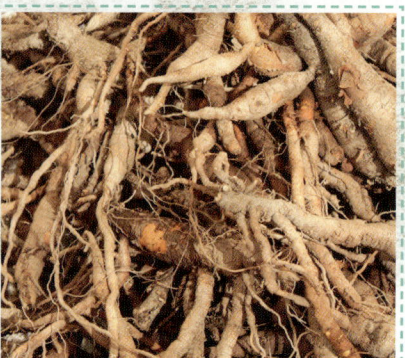

큰조롱_ 덩이뿌리(채취품)

잎 삼각상 심장 모양의 잎이 마주난다. 잎끝이 뾰족하고 밑부분은 심장 밑처럼 둥글며 가장자리가 밋밋하다. 잎자루는 줄기 밑부분에서는 길지만 위로 갈수록 짧아진다.

꽃 7~8월에 황록색 또는 연한 황록색으로 피는데, 잎겨드랑이에서 1개의 꽃자루가 나와 산형꽃차례로 달린다.

열매 피침 모양의 골돌과가 맺혀 8~9월에 익는다. 종자는 납작한 타원형이며 끝에 긴 흰색 털이 뭉쳐난다.

특징 및 사용방법 은조롱, 새박풀, 하수오라고도 한다. 굵은 덩이뿌리가 땅속 깊이 들어가며 여기에서 원줄기가 나온다. 줄기는 원주형으로 가늘고 왼쪽으로 감아 올라가며, 자르면 흰색 유즙이 나온다. 덩이뿌리를 약용하는데, 약으로 쓸 때는 탕으로 하거나 환제, 산제로 만들어 사용한다. 주로 신경계, 운동계 질환 등을 치료한다.

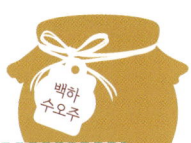

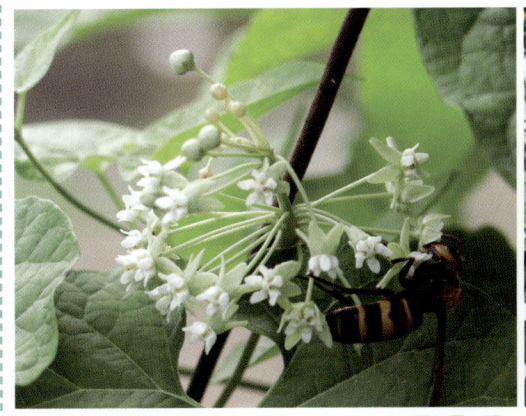

큰조롱_ 꽃

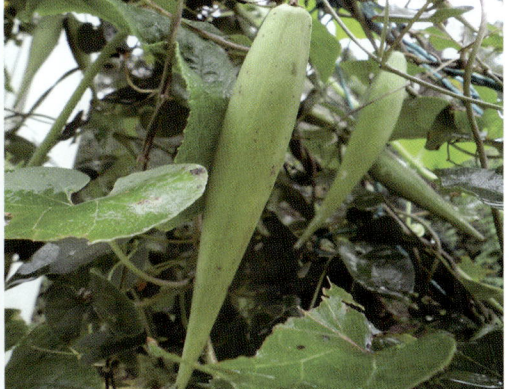

큰조롱_ 열매

적용 병증

- **풍비**風痺 : 풍한습(風寒濕)의 사기(邪氣)가 팔다리의 뼈마디와 경락에 침범해서 생기는 병증으로, 뼈마디가 아프고 운동장애가 있으며 마비가 오는데 그 부위가 일정하지 않고 수시로 이동한다. 소주잔 1잔을 1회분으로 1일 2~3회씩, 12~15일 동안 음용한다.

- **요슬산통**腰膝酸痛 : 허리와 무릎이 쑤시고 저리며 걷거나 앉아 있을 때에도 매우 심한 통증이 일어나는 증세이다. 소주잔 1잔을 1회분으로 1일 2~3회씩, 15~20일 동안 음용한다.

- **강골격**强骨格 : 평소에 뼈가 튼튼하지 못하여 움직임에 많은 장애가 따르는 경우의 처방이다. 소주잔 1잔을 1회분으로 1일 2~3회씩, 20~30일 동안 음용한다.

- **기타 적응증** : 보신, 보혈, 정력증진, 피로회복, 빈혈, 신경쇠약, 유정

채취 및 구입 약령시장에서 구입하거나 현지에서 채취하여 사용한다. 전국에 분포하며 산기슭, 풀밭, 바닷가 경사지에서 자생한다.

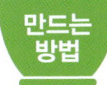

만드는 방법

- 약효는 뿌리에 있다. 뿌리를 구입하거나 채취하여 물로 깨끗이 씻어 말린 다음 적당한 크기로 썰어서 사용한다.

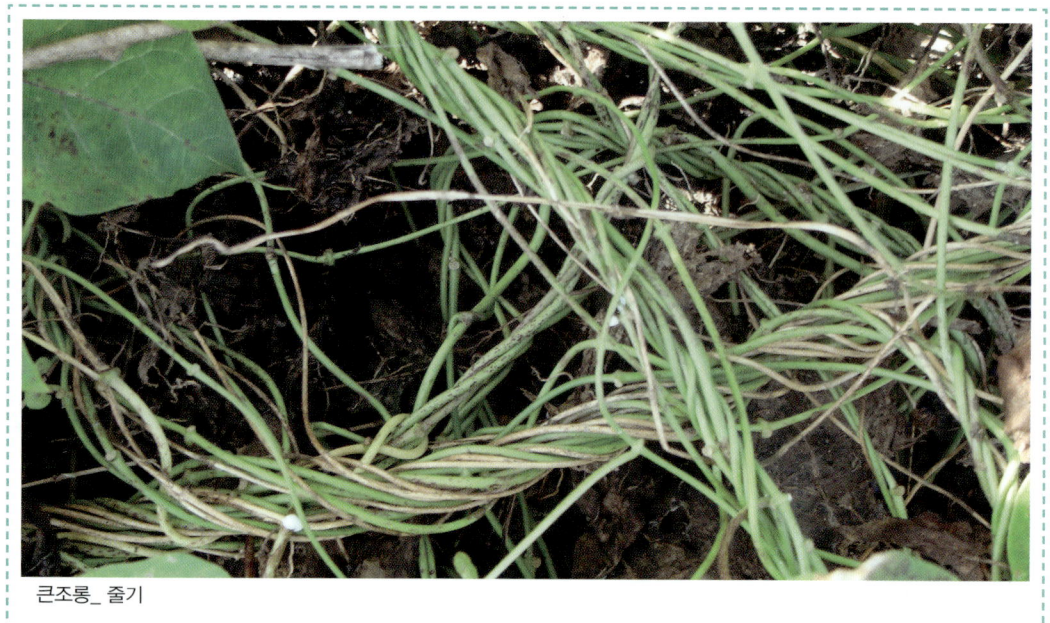

큰조롱_ 줄기

- 뿌리 200g을 소주 3.6L에 넣고 밀봉한다.
- 일반적으로 6개월 이상 숙성시켜 음용하며, 18개월 정도 숙성시킨 후에는 찌꺼기를 걸러내고 보관한다.

맛 맛은 달고 쓰다. 특별히 가미할 필요는 없다.

주의사항
- 본 약술을 음용하는 중에 개고기, 소고기, 마늘, 파, 비늘 없는 물고기의 섭취를 피한다.
- 장복해도 해롭지는 않으나 치유되는 대로 음용을 중단한다.

부추 酒

- 식물명 : 부추
- 과명 : 백합과
- 생약명 : 구채(韭菜)

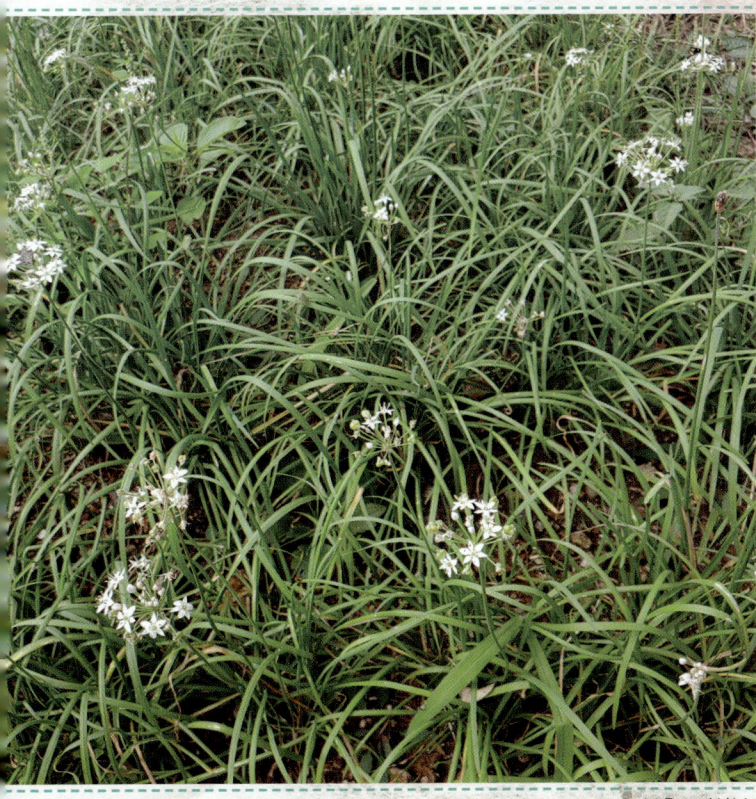
부추_ 지상부

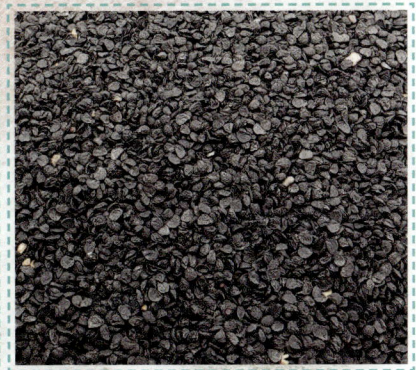
부추_ 종자(약재)

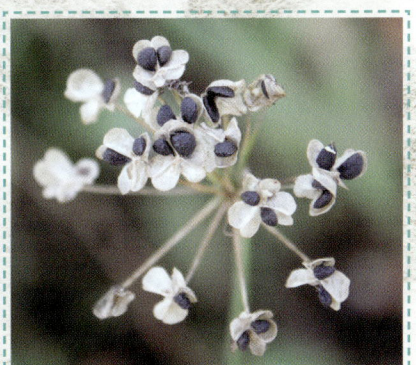
부추_ 종자 결실

잎 비늘줄기에서 뭉쳐나는데, 줄 모양으로 길고 좁으며 연약하다. 녹색을 띠고 육질이다.

꽃 7~8월에 잎 사이에서 꽃줄기가 자라, 그 끝에 흰색의 작은 꽃이 산형꽃차례를 이루며 달린다.

열매 심장 모양의 삭과가 맺히며, 8~9월에 익으면 저절로 터져서 6개의 검은색 종자가 나온다.

특징 및 사용방법 정구지라고도 한다. 비늘줄기는 밑에 짧은 뿌리줄기가 있고 바깥 비늘은 검은 노란색의 섬유로 둘러싸여 있다. 전초에서 특이한 마늘 냄새가 난다. 종자를 구자(韭子)라 하며 약용하는데, 볶아서 사용하는 것이 효과적이다. 약으로 쓸 때는 탕으로 하며, 뿌리와 종자로 술을 담그기도 한다.

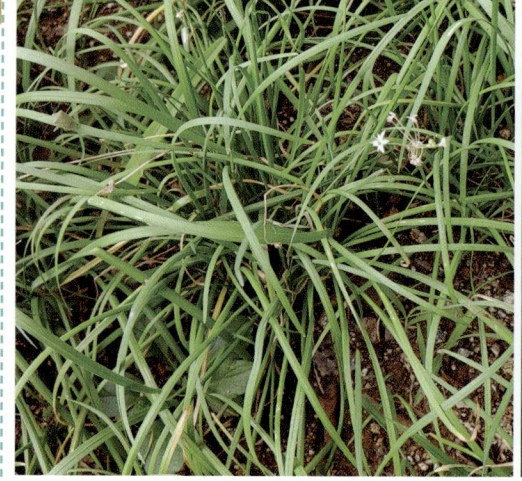
부추_잎

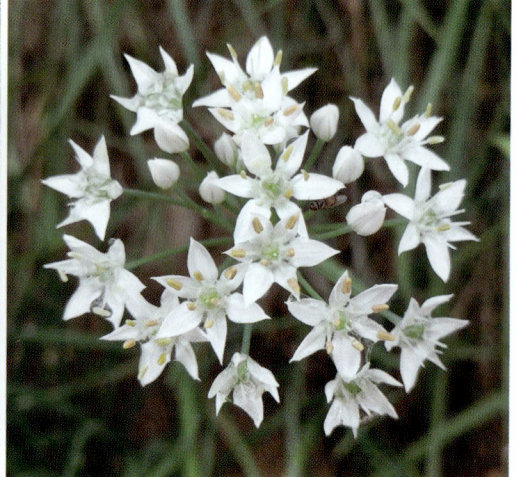
부추_꽃

적용병증

- **유정**遺精 : 자신도 모르게 정액이 흘러나오는 증세로, 주로 잠자는 동안에 정액이 유출된다. 신경쇠약, 요도염, 기생충 감염, 임질, 치질, 포경, 기타 중병 등으로 일어나는 경우가 많다. 소주잔 1잔을 1회분으로 1일 1~2회씩, 10~15일 동안 음용한다.

- **요통**腰痛 : 허리의 연부조직에 이상이 생겨 통증이 오는 경우의 처방이다. 소주잔 1잔을 1회분으로 1일 1~2회씩, 15~20일 동안 음용한다.

- **천식**喘息 : 기관지에 경련이 일어나서 숨이 가쁘고 기침이 나며 가래가 많이 나온다. 심하면 목에서 쇳소리가 나기도 한다. 소주잔 1잔을 1회분으로 1일 1~2회씩, 10~20일 동안 음용한다.

- **기타 적응증** : 소변간삽(小便艱澁 : 소변보는 것이 어렵고 불쾌하며, 요의가 있어도 배뇨하기까지는 시간이 걸리고 소변이 힘차게 나오지 못하여 잔뇨감이 있는 증세), 야뇨, 조루, 대하, 심장병, 담석증

채취 및 구입 농가에서 구입한다. 종자는 종묘상에서 구입할 수 있다.

• 약효는 잎에도 있으나, 종자와 뿌리에 더 많다. 방향성(芳香性)이 있다. 잎이나 종자는 9월에 채취하여 쓴다.

- 채취한 종자는 80g, 뿌리는 125g을 각각 소주 3.6L에 넣고 밀봉한다. 말린 것을 쓸 경우 뿌리 100g을 사용한다.
- 종자는 3~4개월, 뿌리는 4~6개월 이상 숙성시켜 음용하며, 1년 정도 숙성시킨 후에는 찌꺼기를 걸러내고 보관한다.

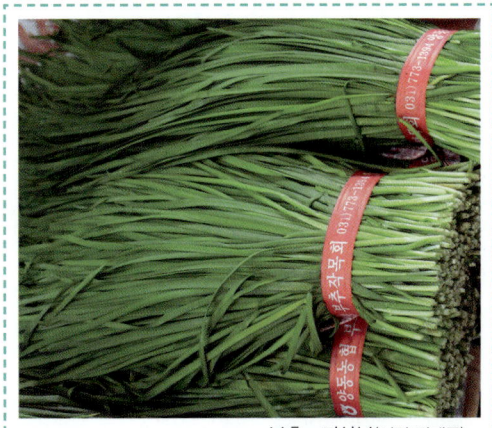

부추_ 지상부(시장 판매품)

 맛은 맵고 달다.

- 본 약술을 음용하는 중에 가려야 하는 음식은 없다.
- 치유되는 대로 음용을 중단한다.

비파나무 酒

- 식물명 : 비파나무
- 과명 : 장미과
- 생약명 : 비파엽(枇杷葉)

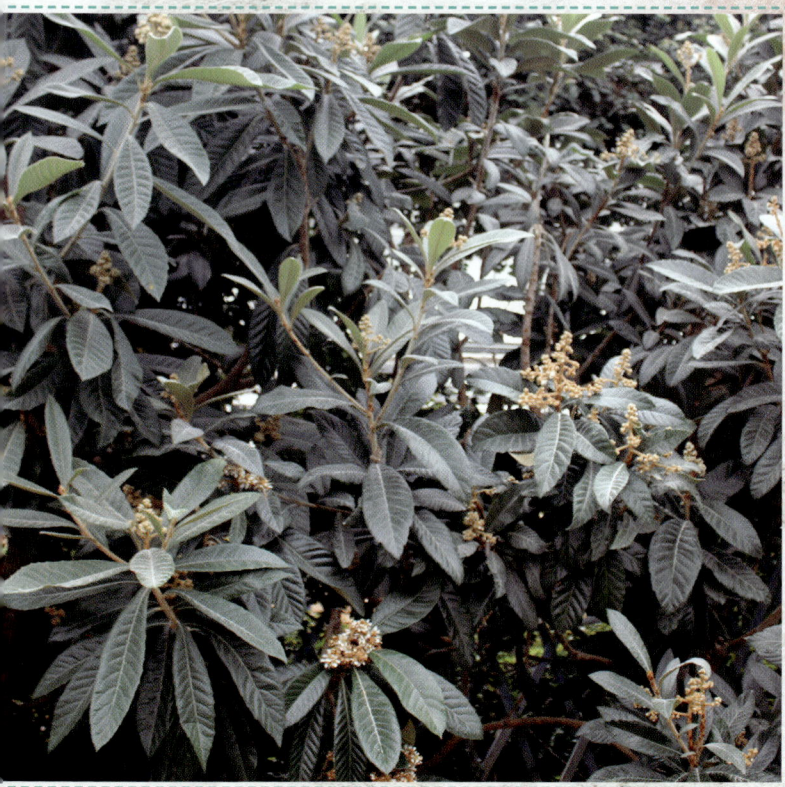

비파나무_ 나무모양

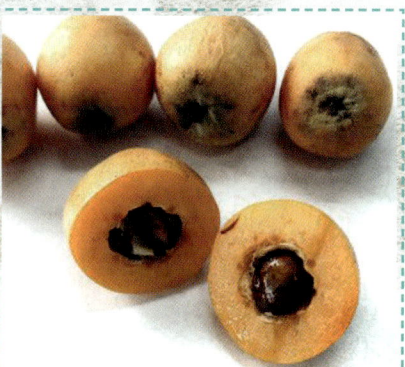

비파나무_ 잎(약재)

비파나무_ 열매(채취품)

잎 타원상 긴 달걀 모양의 잎이 어긋난다. 가장자리에 치아 모양의 톱니가 있고, 표면은 털이 없고 윤기가 나며 뒷면은 연갈색 털로 덮여 있다.

꽃 10~11월에 흰색으로 피며, 가지 끝에 원추꽃차례로 달린다. 꽃잎과 꽃받침조각은 각각 5개이며, 연한 갈색 털이 빽빽이 나 있다.

열매 공 모양 또는 타원형의 열매가 가지 끝에 몇 개씩 모여 달려, 이듬해 6월에 노란색으로 익는다.

특징 및 사용방법 가지가 굵고 잎 뒷면과 더불어 연한 노란색을 띤 갈색 털이 빽빽이 나 있다. 어린가지에는 부드럽고 짧은 갈색 털이 있다. 익은 열매는 먹을 수 있으며, 잎과 종자를 약용한다. 약으로 쓸 때는 탕으로 하거나 산제, 환제로 만들어 사용한다. 주로 신장병, 소화기, 호흡기 질환 등을 치료한다.

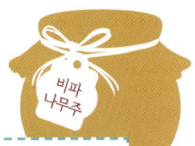

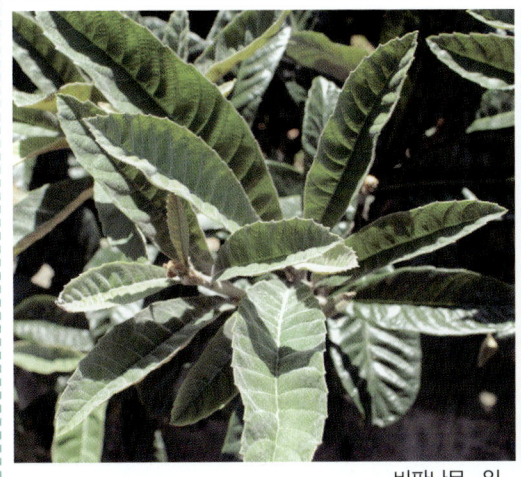
비파나무_ 잎

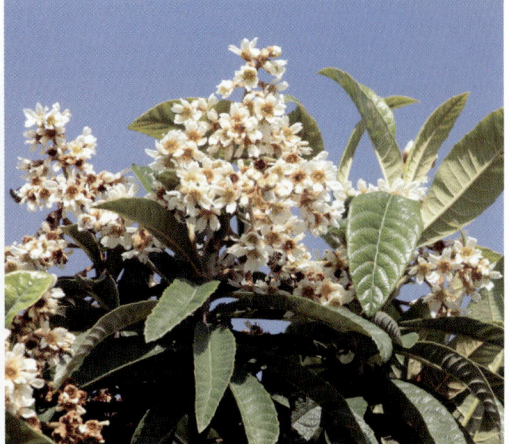
비파나무_ 꽃

적용 병증

- **간장병**肝臟病 : 간은 담즙 분비, 양분 저장, 요소 생산 및 해독 작용의 기능을 가지고 있다. 이 간에 이상이 생긴 경우의 처방이다. 소주잔 1잔을 1회분으로 1일 2~3회씩, 15~20일 동안 음용한다.

- **맹장염**盲腸炎 : 충양돌기(蟲樣突起)에 염증이 생겨 오른쪽 복부 아래에 통증을 일으키는 병증이다. 단, 만성 맹장염에 한한다. 소주잔 1잔을 1회분으로 1일 3~4회씩, 3~4일 동안 음용한다.

- **통증**痛症 : 통증은 병증 중에서 가장 큰 병이다. 아픈 곳이 한군데라도 있다면 건강하다고 볼 수 없기 때문이다. 소주잔 1잔을 1회분으로 1일 3~4회씩, 2일 동안 음용한다.

- **기타 적응증** : 건위, 거담, 해수, 기관지염, 부종, 임파선염, 설사, 골절, 타박상

채취 및 구입 산지에서 직접 구입할 수 있다.

- 약효는 잎(묵은 잎)에 있다. 묵은 잎을 따서 물에 씻어 말린 다음 사용한다.
- 말린 잎 200g을 소주 3.6L에 넣고 밀봉한다.

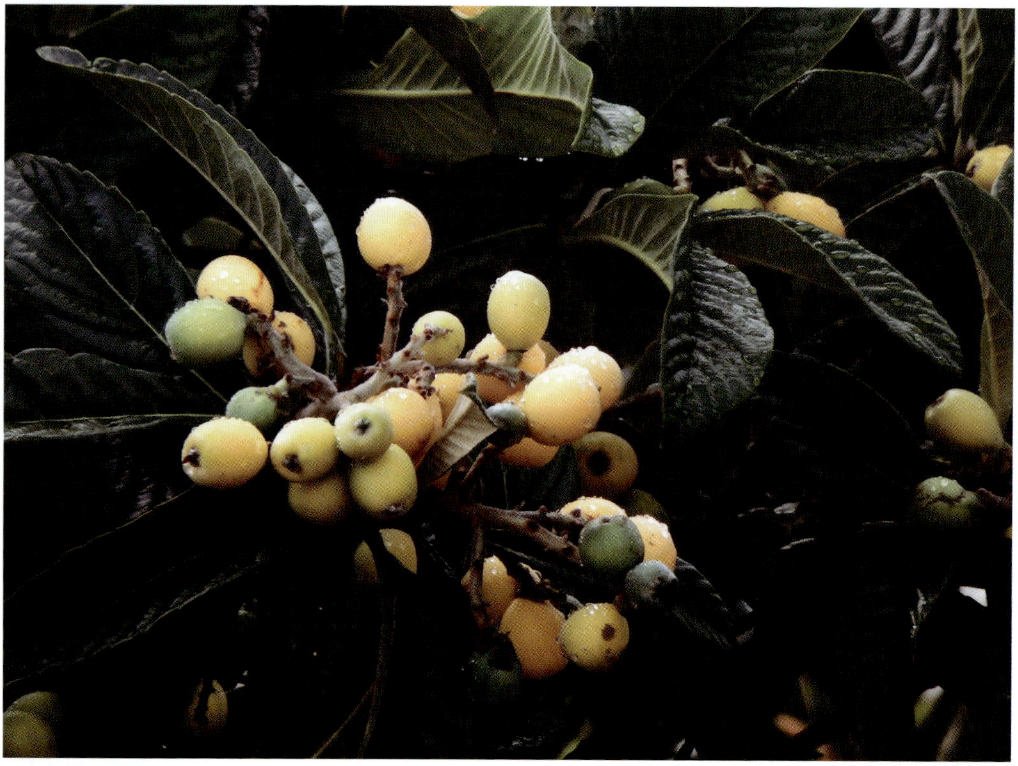

비파나무_ 열매와 잎

- 4~6개월 이상 숙성시켜 음용하며, 12개월 정도 숙성시킨 후에는 찌꺼기를 걸러내고 보관한다.

맛 맛은 쓰다. 황설탕을 120g 정도 가미할 수 있다.

주의사항
- 본 약술을 음용하는 중에 가려야 하는 음식은 없다.
- 치유되는 대로 즉시 음용을 중단한다.

사과 酒

- 식물명 : 사과나무
- 과명 : 장미과
- 생약명 : 임금(林檎)

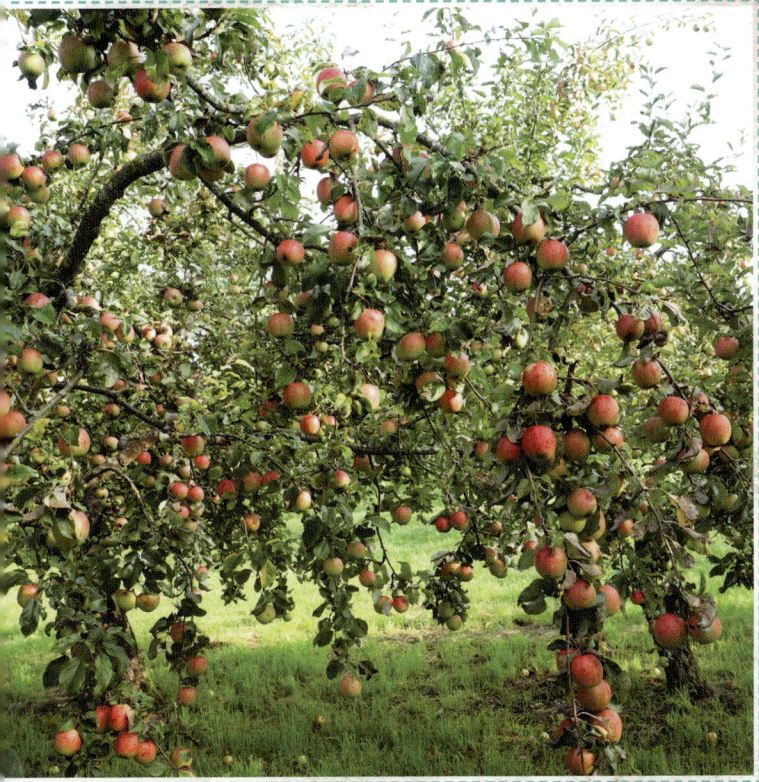
사과나무_ 열매

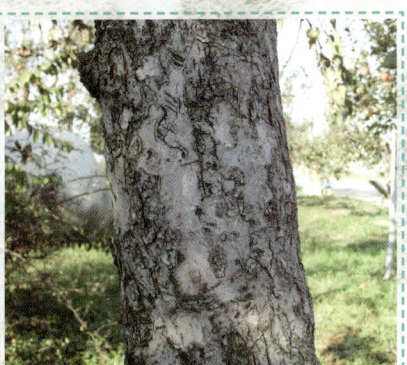
사과나무_ 열매(채취품)

사과나무_ 나무껍질

잎 타원형 또는 달걀 모양의 잎이 어긋난다. 잎끝이 뾰족하고 가장자리에 톱니가 있으며, 표면은 짙은 녹색이고 뒷면의 맥 위에 털이 있다.

꽃 4~5월에 흰색 또는 연분홍색으로 피는데, 가지 끝의 잎겨드랑이에서 잎과 함께 나와 산형(傘形)으로 달린다.

열매 둥근 이과가 맺혀 9~10월에 붉은빛을 띠는 노란색으로 익는다. 많은 재배종이 있으며 큰 것은 무게가 1kg까지 나간다.

특징 및 사용방법 다수확을 위한 개량종이 많고 종류가 다양하다. 열매의 종자는 먹지 않는 것이 좋다. 약으로 쓸 때는 대개 생으로 사용한다.

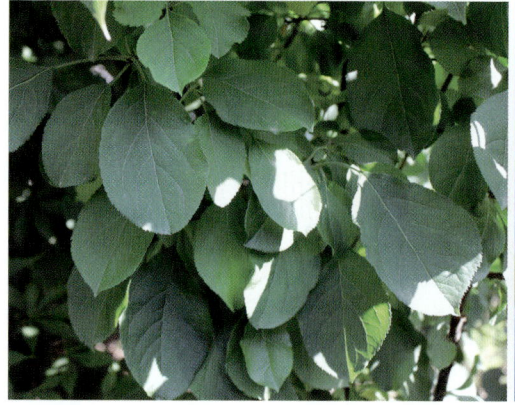
사과나무_ 잎

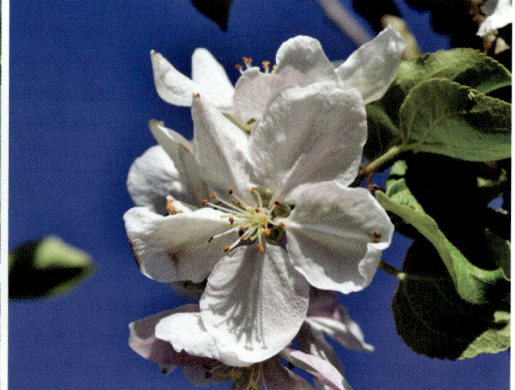
사과나무_ 꽃

적용 병증

- **위산과다**胃酸過多 : 위액의 산도가 비정상적으로 높거나 위에서 분비되는 염산의 양이 많아 염증을 일으키는 상태로, 가슴이 쓰리고 위통이 있거나 구역질이 나기도 한다. 소주잔 1잔을 1회분으로 1일 2~3회씩, 7~10일 동안 음용한다.

- **치매**癡呆 : 대뇌 신경세포의 손상으로 인하여 지능, 의지, 기억 등이 상실되는 병증이다. 주로 노인에게 나타난다. 소주잔 1잔을 1회분으로 1일 2~3회씩, 15~25일 동안 음용한다.

- **심계항진**心悸亢進 : 불규칙하거나 빠른 심장 박동이 비정상적으로 느껴지는 증상으로, 흥분, 과로, 심장병 등으로 인하여 일어난다. 소주잔 1잔을 1회분으로 1일 2~3회씩, 7~10일 동안 음용한다.

- **기타 적응증** : 뇌졸중, 심근경색, 동맥경화, 당뇨, 변비, 불면증, 위염, 저혈압

채취 및 구입 과일가게나 전국의 과수 농가에서 구입할 수 있다.

만드는 방법
- 약효는 익은 열매에 있다. 약간 방향성(芳香性)이 있다. 익은 열매를 적당한 크기로 썰어서 사용한다.

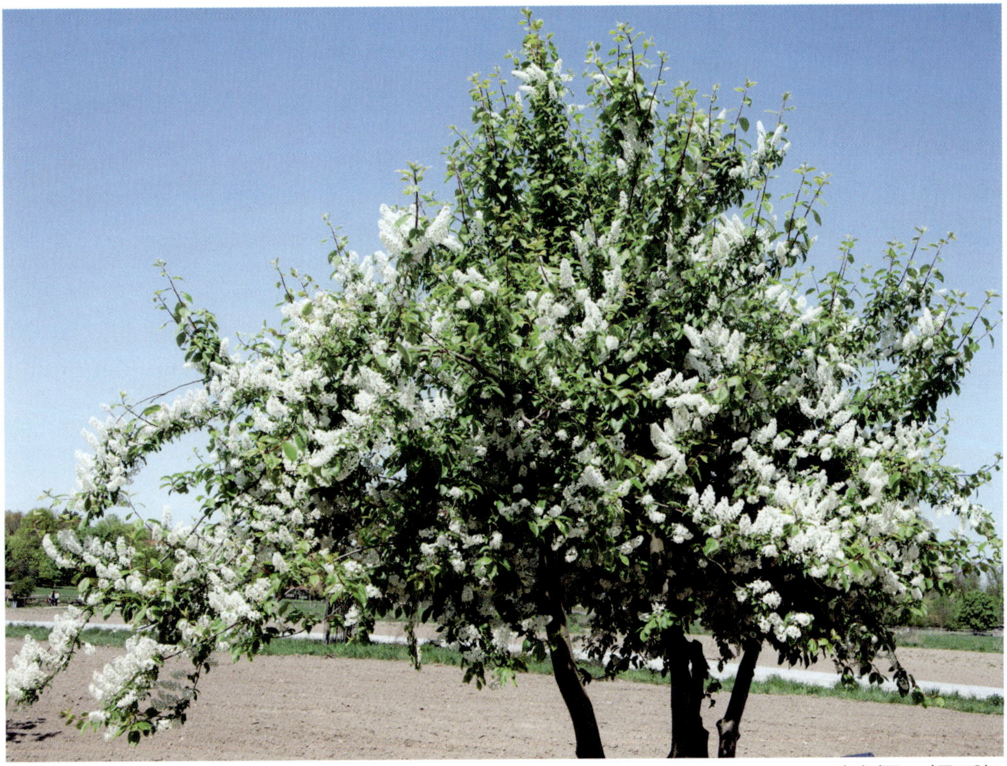

사과나무_ 나무모양

- 생열매 500g을 소주 3.6L에 넣고 밀봉한다.
- 5~7개월 이상 숙성시켜 음용하며, 10개월 정도 숙성시킨 후에는 찌꺼기를 걸러내고 보관한다.

맛 맛은 달고 시다. 백설탕을 100g 정도 가미할 수 있다.

주의사항
- 본 약술을 음용하는 중에 가려야 하는 음식은 없다.
- 오래(20일 이상) 음용하지 않는다. 종자의 섭취를 금한다.

산딸기 酒

- 식물명 : 산딸기
- 과명 : 장미과
- 생약명 : 조천자(鳥薦子)

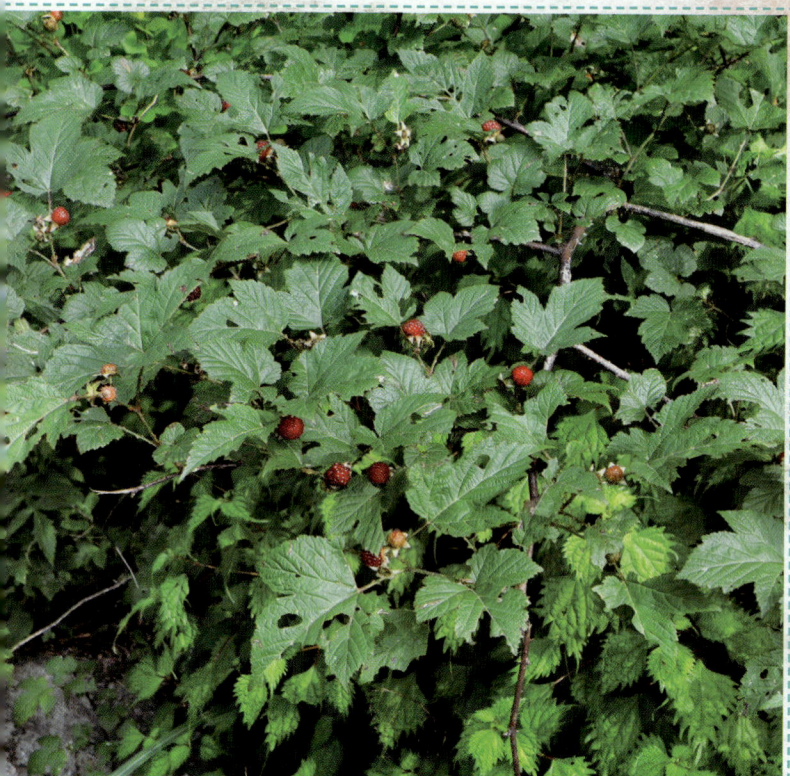

산딸기_ 나무모양

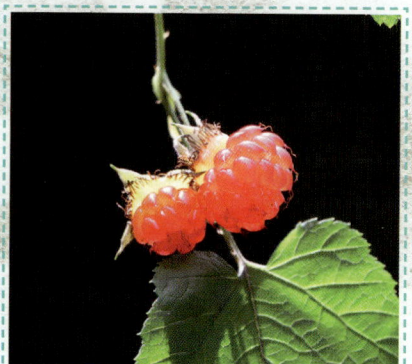

산딸기_ 열매(채취품)

산딸기_ 열매

잎 손바닥 모양으로 3~5갈래 갈라진 잎이 어긋난다. 잎끝이 뾰족하고 밑부분은 심장 모양이며 가장자리에 톱니가 있다. 잎자루에 갈퀴 같은 가시가 있다.

꽃 6월에 흰색으로 피는데, 가지 끝에 산방꽃차례로 달린다.

열매 둥근 집합과가 맺혀 7~8월에 붉은색으로 익는다.

특징 및 사용방법 줄기 전체에 가시가 드문드문 나 있으며, 잎에도 잔가시가 있다. 뿌리는 옆으로 길게 뻗고 밑에서 싹이 돋아 무리를 이룬다. 약으로 쓸 때는 탕으로 하거나 술을 담가 사용한다.

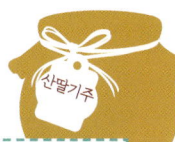

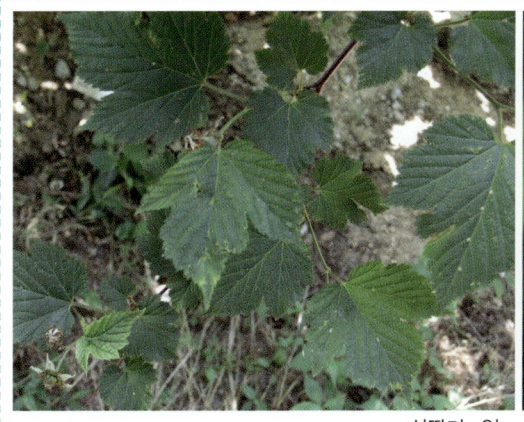
산딸기_ 잎

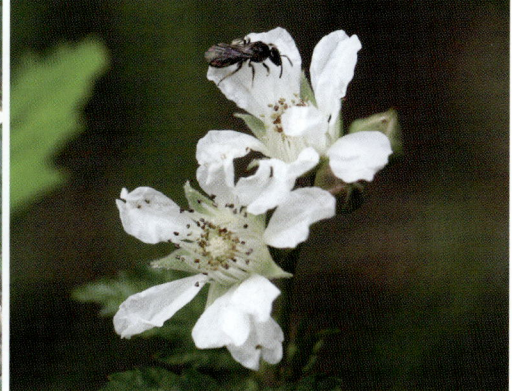
산딸기_ 꽃

적용 병증

- **위궤양**胃潰瘍 : 위 점막에 생긴 손상이 근육층까지 번져 위벽이 헐어서 위가 쓰리고 아픈 병증이다. 소주잔 1잔을 1회분으로 1일 3~4회씩, 7~10일 동안 음용한다.

- **양위**陽痿 : 음경이 발기되지 않거나 발기되어도 단단하지 않은 병증이다. 마음이 무겁고 답답하며 권태감, 심내막염 등도 병발한다. 소주잔 1잔을 1회분으로 1일 2~3회씩, 12~20일 동안 음용한다.

- **구갈증**口渴症 : 입안과 목이 마르면서 갈증이 많이 나는 증상이다. 소주잔 1잔을 1회분으로 1일 3~4회씩, 5~6일 동안 음용한다.

- **기타 적응증** : 강장보호, 허약체질 개선, 보간, 명목, 설사, 식욕부진, 빈뇨, 유정

채취 및 구입 산지(産地)에서 직접 채취하여 쓴다. 전국에 분포하며 산 계곡에서 잘 자란다.

만드는 방법
- 약효는 익은 열매에 있다. 익은 열매를 채취하여 물로 깨끗이 씻어 물기를 완전히 없앤 다음 사용한다.
- 생열매 350g을 소주 3.6L에 넣고 밀봉한다.

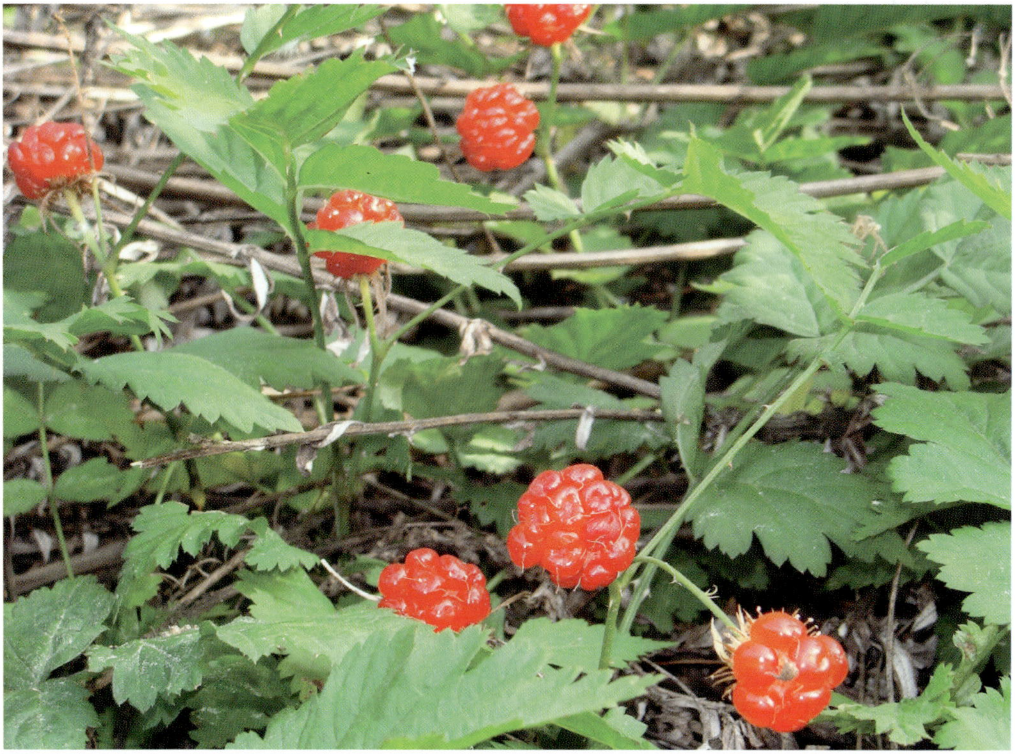

산딸기_ 열매와 잎

• 2개월 이상 숙성시켜 음용하며, 3개월 정도 숙성시킨 후에는 찌꺼기를 걸러내고 보관한다.

맛 맛은 달고 시다.

주의사항

• 본 약술을 음용하는 중에 가려야 하는 음식은 없다.

• 오래(20일 이상) 복용하여도 무방하다.

산사 酒

- 식물명 : 산사나무
- 과명 : 장미과
- 생약명 : 산사자(山査子)

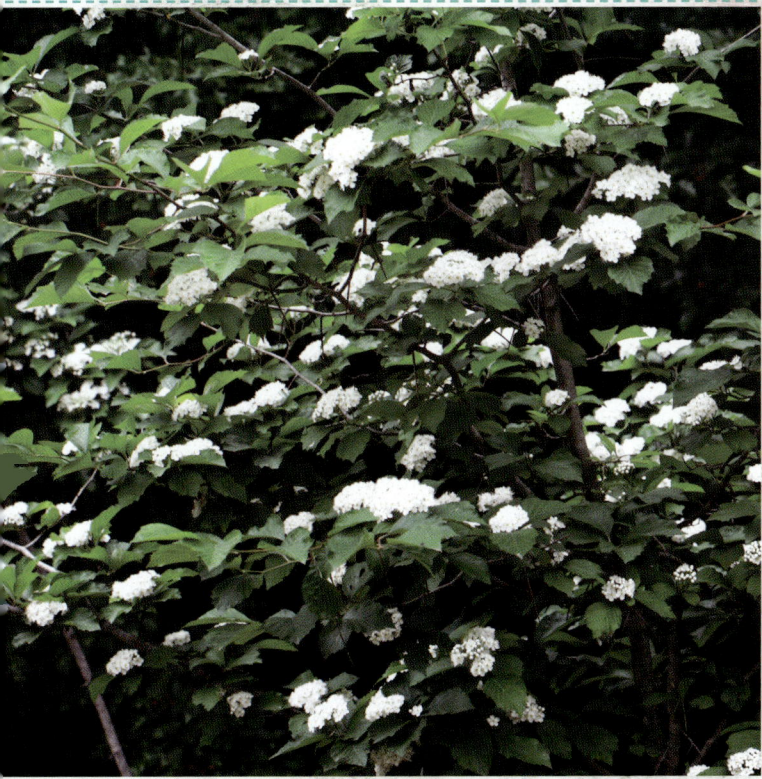

산사나무_ 나무모양

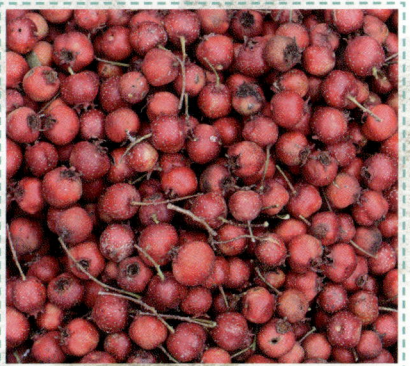

산사나무_ 열매(약재)

산사나무_ 열매(채취품)

잎 달걀 모양의 잎이 어긋나며, 가장자리가 깃 모양으로 깊게 갈라진다. 밑부분의 갈라진 조각은 다시 깊게 갈라지고 양면의 맥 위에 털이 있으며 가장자리에 불규칙한 톱니가 있다.

꽃 4~5월에 흰색으로 피며, 가지 끝에 배꽃 같은 작은 꽃이 몇 송이씩 뭉쳐서 산방꽃차례로 달린다. 꽃잎과 꽃받침조각은 각각 5개이다.

열매 사과 모양의 둥근 이과(梨果)가 맺혀 9~10월에 붉게 익으며 흰색 반점이 있다.

특징 및 사용방법 아가위나무라고도 한다. 가지에 가시가 있으며 방향성이 있다. 열매를 산사자(山査子)라 하는데, 우리나라 것은 토산사(土山査), 중국 것은 산사육(山査肉)이라고 한다. 약으로 쓸 때는 탕으로 하거나 환제, 산제로 만들어 사용하며 술을 담그기도 한다.

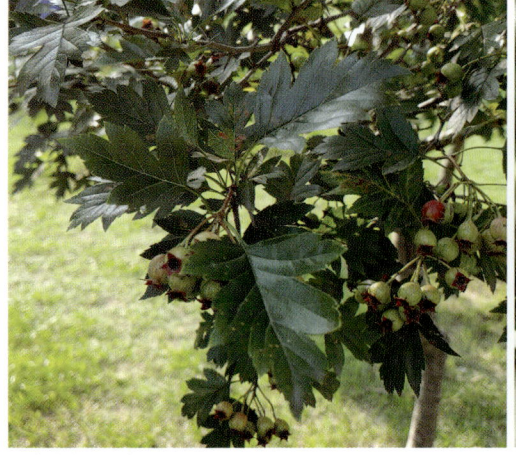

산사나무_ 잎

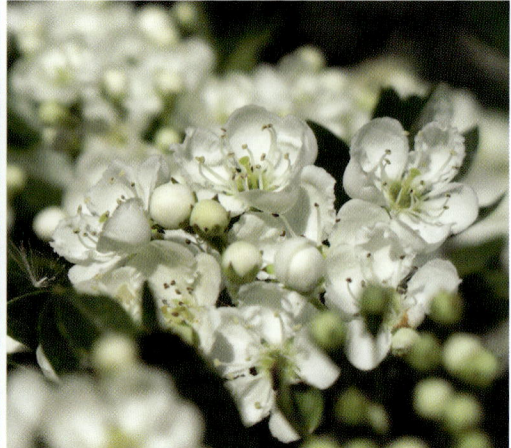

산사나무_ 꽃

- **장출혈**腸出血 : 궤양, 악성 종양 등으로 인하여 장관(腸管)에서 일어나는 출혈로, 혈변이나 하혈이 있고 변의 색깔이 검다. 창자암이나 십이지장 궤양도 같은 색의 변을 본다. 소주잔 1잔을 1회분으로 1일 2~3회씩, 7~10일 동안 음용한다.

- **위팽만**胃膨滿 : 위장에 가스나 복수(腹水)가 차서 배 속이 더부룩하게 부풀어 오르는 증상이다. 소주잔 1잔을 1회분으로 1일 2~3회씩, 8~12일 동안 음용한다.

- **건위**健胃 : 위가 약하여 소화가 잘 안되는 경우의 처방이다. 소주잔 1잔을 1회분으로 1일 2~3회씩, 6~10일 동안 음용한다.

- **기타 적응증** : 강심, 강장보호, 복통, 설사, 소화불량, 식욕부진, 위염, 장염, 어혈

채취 및 구입 산지(産地)에서 직접 채취하여 사용한다. 전국에 분포하며 산골짜기나 마을 부근에서 자생한다.

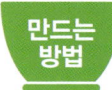

- 약효는 익은 열매에 있다. 9~10월에 익은 열매를 채취하여 물에 깨끗이 씻어 물기를 없앤 다음 사용한다.

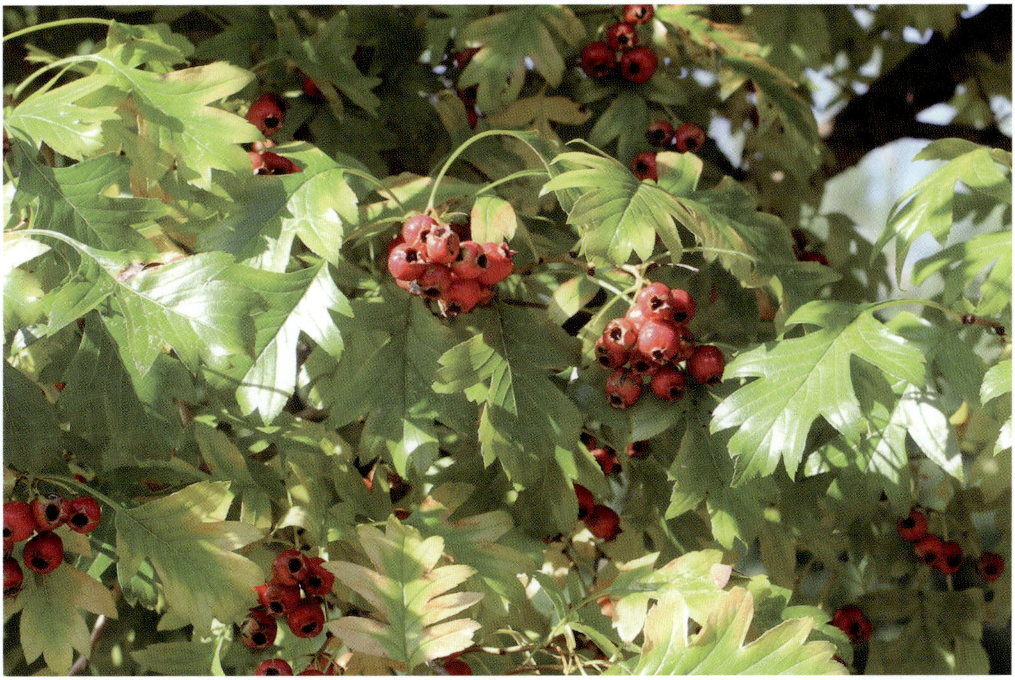

산사나무_ 열매와 잎

- 생열매 250g을 소주 3.6L에 넣고 밀봉한다.
- 8개월 이상 숙성시켜 음용하며, 18개월 정도 숙성시킨 후에는 찌꺼기를 걸러내고 보관한다.

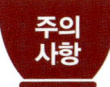 맛은 시고 달다. 황설탕 100g을 가미하면 더욱 효과적이다.

주의사항 · 비위 허약자나 입병이 있는 경우에는 음용을 금한다.

- 오래(20일 이상) 복용하여도 무방하다.

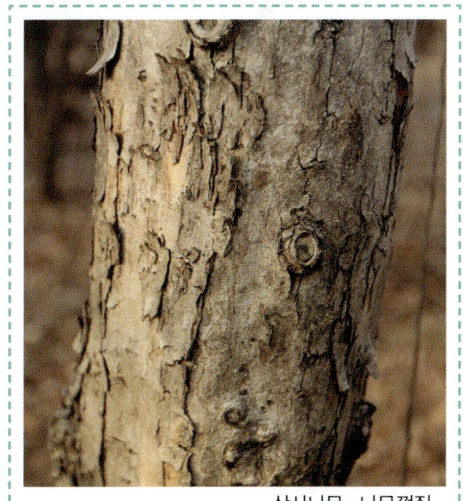

산사나무_ 나무껍질

산사주 · 133

산수유 酒

- 식물명 : 산수유
- 과명 : 층층나무과
- 생약명 : 산수유(山茱萸)

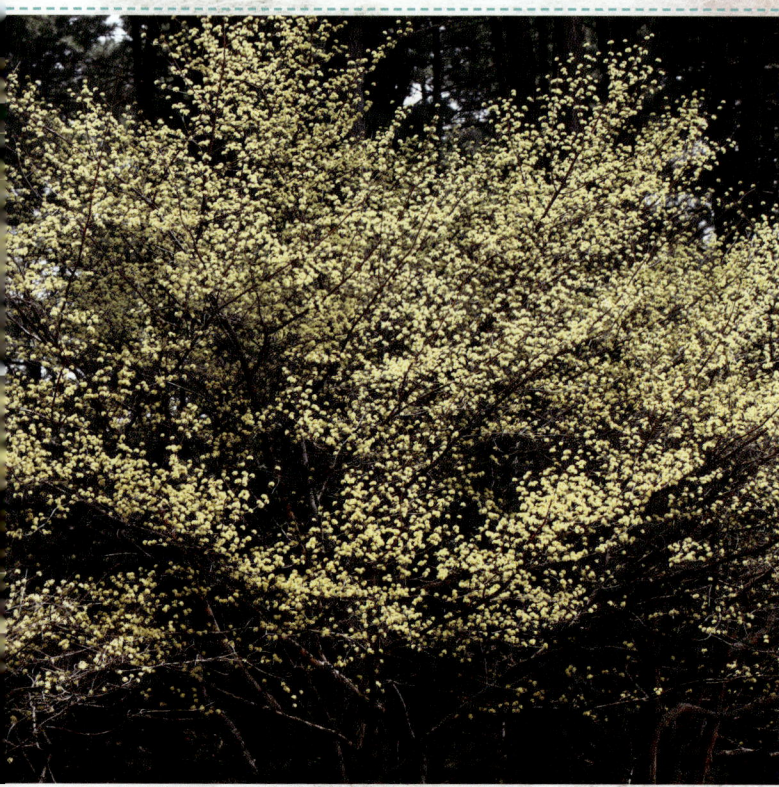

산수유_ 꽃이 활짝 핀 모습

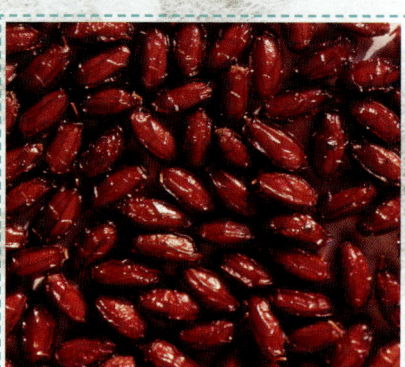

산수유_ 씨를 제거한 과육(약재)

산수유_ 열매(채취품)

잎 달걀 모양의 잎이 마주난다. 잎끝이 뾰족하고 가장자리가 밋밋하며, 표면은 누운털이 약간 있고 뒷면에는 갈색 털이 빽빽이 나 있다.

꽃 3~4월에 잎보다 먼저 노란색으로 피며, 20~30송이가 산형꽃차례로 달린다. 꽃잎과 꽃받침조각은 각각 4개이다.

열매 꽃이 진 후 긴 타원형의 핵과가 맺혀 9~10월에 광택이 있는 빨간색으로 익는다. 속에 긴 타원형의 종자가 들어 있다.

특징 및 사용방법 나무껍질은 불규칙하게 벗겨지고, 줄기는 처음에 짧은 털이 있으나 떨어지며 분록색을 띤다. 경상남도 하동 지방에서 생산되는 것이 유명하다. 약으로 쓸 때는 탕으로 하거나 환제, 산제로 만들거나 술을 담가 사용한다.

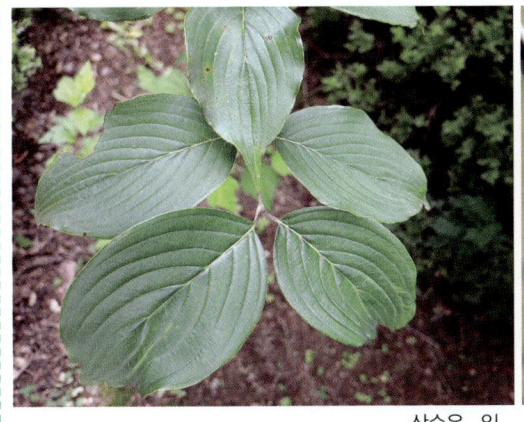
산수유_ 잎

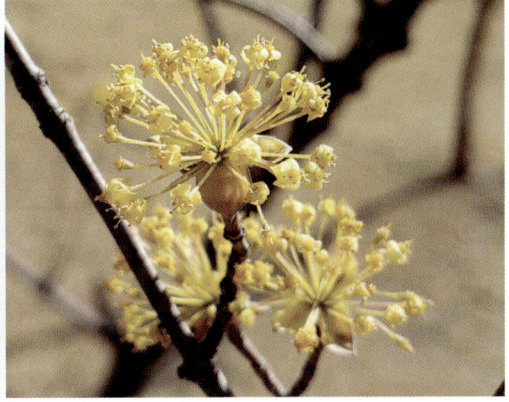
산수유_ 꽃

적용 병증

- **신경쇠약**神經衰弱 : 신경이 계속 자극을 받아서 피로가 쌓여 여러 가지 증상을 일으키는 병증이다. 두통, 불면증, 어지럼증, 귀울림, 지각 과민, 주의 산만, 기억력 감퇴 등의 증상이 나타난다. 소주잔 1잔을 1회분으로 1일 1~2회씩, 10일 동안 음용한다.

- **간염**肝炎 : 간에 생기는 염증을 통틀어 이른다. 바이러스 감염이 주원인이며 그 밖에 약물, 알코올, 알레르기 등이 원인인 것도 있다. 소주잔 1잔을 1회분으로 1일 1~2회씩, 15~20일 동안 음용한다.

- **음위**陰痿 : 남성의 음경이 발기하지 않아 성교가 불가능한 경우의 처방이다. 노화현상의 하나이며, 젊은 사람에게는 과음, 과로, 영양부족 등으로 오는 경우가 있다. 소주잔 1잔을 1회분으로 1일 1~2회씩, 15~25일 동안 음용한다.

- **기타 적응증** : 건위, 보간, 두통, 현기증, 심계항진, 늑막염, 요슬산통, 유정

채취 및 구입 약재상에서 구입한다. 재배지에서도 구입할 수 있다.

만드는 방법
- 약효는 잘 익은 열매에 있다. 10~11월에 채취하여 종자를 제거하고 열매 살을 건조시킨다.

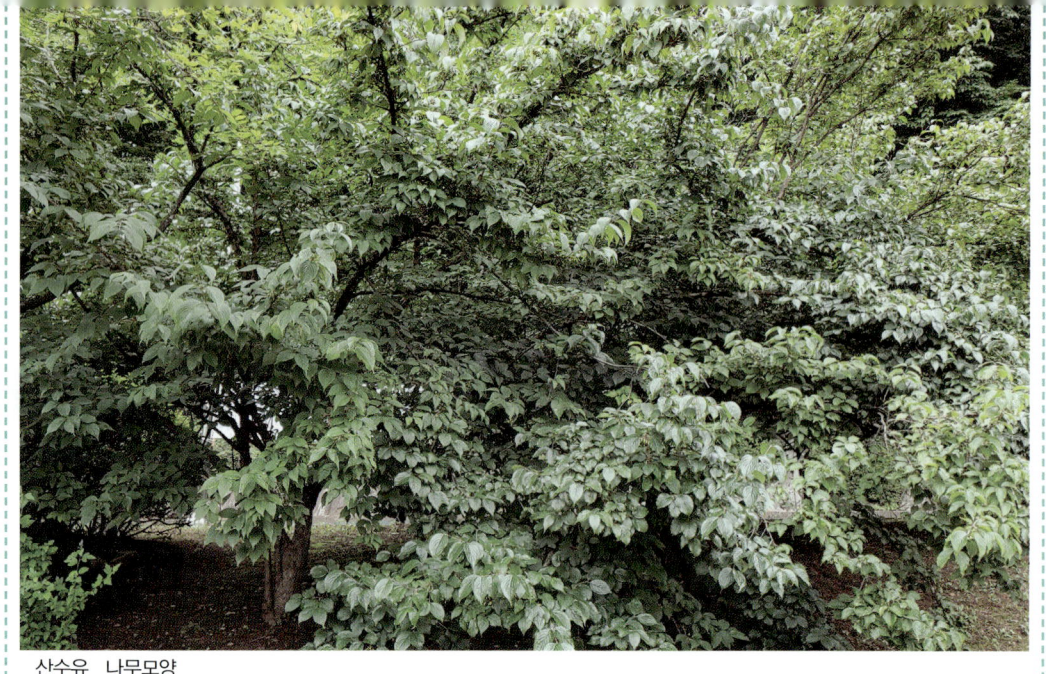
산수유_ 나무모양

- 말린 열매살 175g을 소주 3.6L에 넣고 밀봉한다.
- 3~4개월간 숙성시켜 음용하며, 15개월 정도 숙성시킨 후에는 찌꺼기를 걸러내고 보관한다.

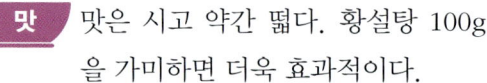 맛은 시고 약간 떫다. 황설탕 100g을 가미하면 더욱 효과적이다.

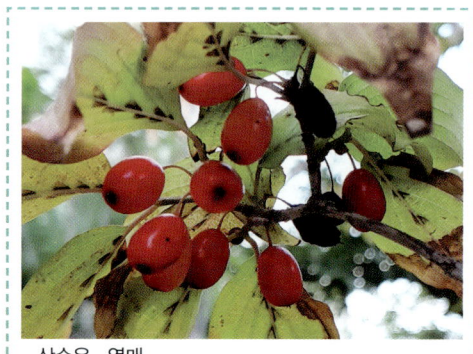
산수유_ 열매

주의사항 • 본 약술을 음용하는 중에 도라지와 방기 등의 섭취를 금하며, 소변 부실자는 음용을 금한다.

- 장복해도 해롭지는 않으나 종자까지 담근 술은 3일에 1일 정도 쉬어가며 음용하는 것이 좋다.
- 신맛이 강하므로 꿀을 150~200g 정도 타거나 2배의 물로 희석하여 음용하는 것이 좋다.

살구 酒

- 식물명 : 살구나무
- 과명 : 장미과
- 생약명 : 행인(杏仁)

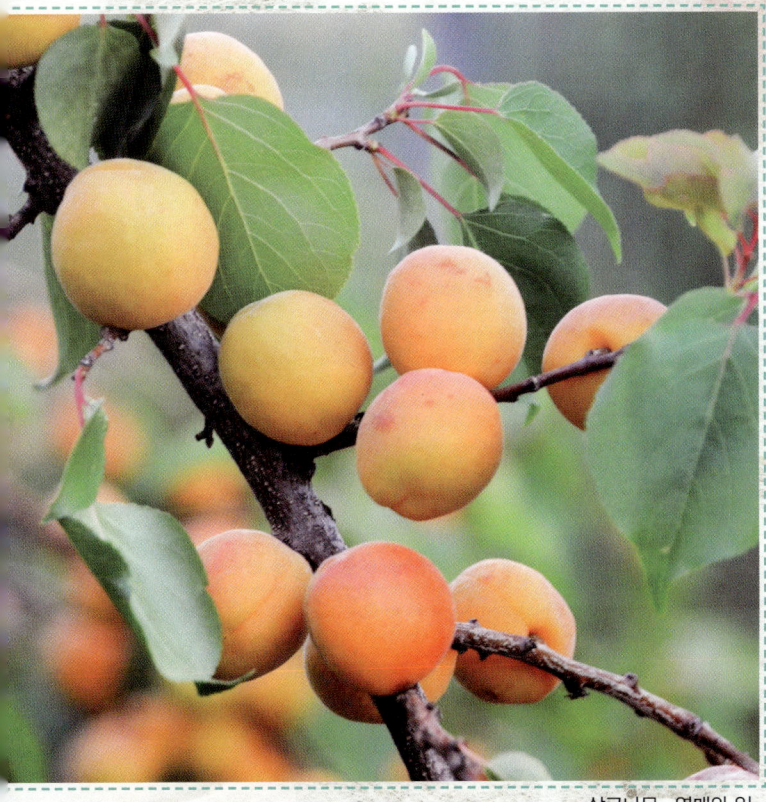
살구나무_ 열매와 잎

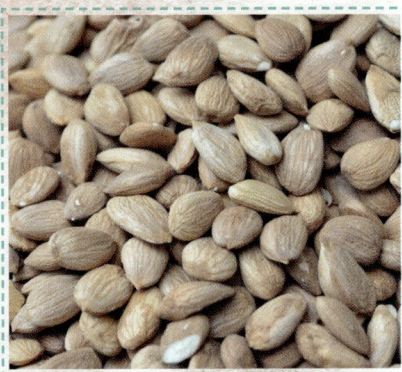
살구나무_ 종인(약재)

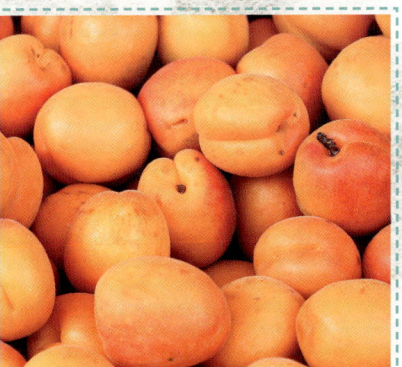
살구나무_ 열매(채취품)

잎 넓은 타원형 또는 넓은 달걀 모양의 잎이 어긋난다. 양면에 털이 없고 가장자리에 불규칙한 톱니가 있다.

꽃 4월에 잎보다 먼저 연한 홍색으로 핀다. 꽃잎과 꽃받침조각은 각각 5개이고, 꽃자루가 거의 없다.

열매 둥근 핵과가 맺혀 7월에 노란색 또는 황적색으로 익는다. 겉에는 융털이 있다.

특징 및 사용방법 가지가 많고 나무껍질에 코르크질이 발달하지 않은 것이 특징이다. 나무껍질은 붉은빛을 띠고 어린가지는 갈색을 띤 자주색이다. 열매의 종인을 행인(杏仁)이라고 한다. 약으로 쓸 때는 탕으로 하거나 산제로 만들어 사용한다. 주로 이비인후과, 호흡기 질환 등을 치료하며 각종 체증을 풀어준다.

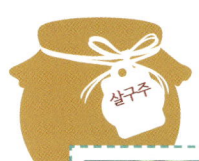

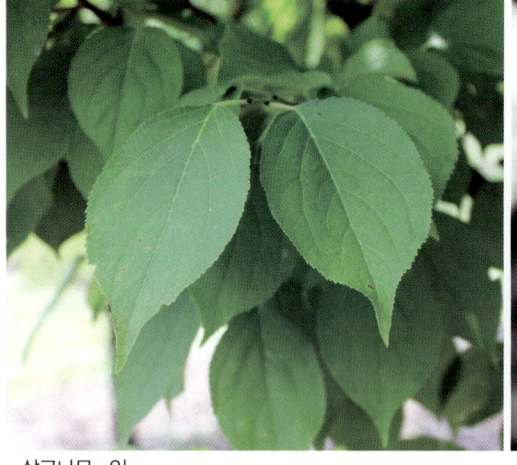
살구나무_ 잎

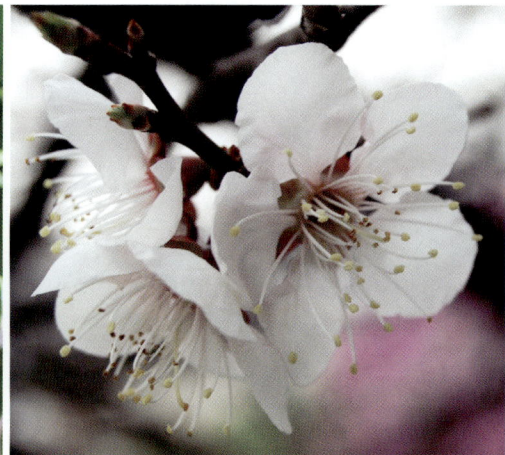
살구나무_ 꽃

적용 병증

- **호흡곤란**呼吸困難 : 숨쉬기가 어렵거나 숨 쉬는 데 고통을 느끼는 상태로, 이물질이 차 있거나 천식, 폐렴인 경우에 일어난다. 소주잔 1잔을 1회분으로 1일 2~3회씩, 12~20일 동안 음용한다.

- **진정**鎭靜 : 들뜬 신경을 가라앉히는 처방이다. 소주잔 1잔을 1회분으로 1일 2~3회씩, 7~10일 동안 음용한다.

- **자궁근종**子宮筋腫 : 자궁의 평활근에서 생기는 양성 종양으로, 자궁 출혈, 동통, 인접 장기의 압박감 등의 증상이 나타난다. 소주잔 1잔을 1회분으로 1일 2~3회씩, 15~25일 동안 음용한다.

- **기타 적응증** : 해독, 두통, 해수, 구내염, 기관지염, 심장병, 개고기·소고기체

채취 및 구입 약령시장에서 많이 취급한다. 수입품도 사용 가능하다.

만드는 방법
- 약효는 종인에 있다. 구입한 종인을 물로 깨끗이 씻어 물기를 없애고 사용한다.
- 말린 종인 210g을 소주 3.6L에 넣고 밀봉한다.

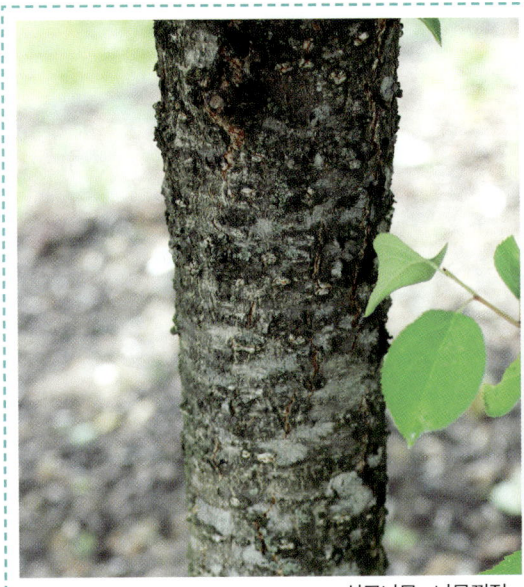
살구나무_ 나무껍질

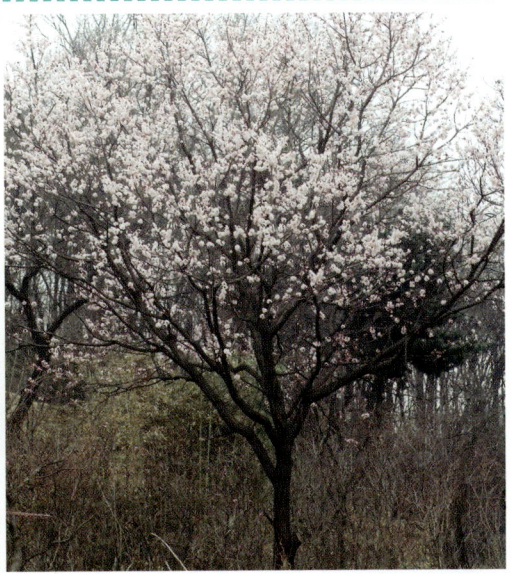
살구나무_ 나무모양

- 10개월 이상 숙성시켜 음용하며, 2년 반(30개월) 정도 숙성시킨 후에는 찌꺼기를 걸러내고 보관한다.

맛 맛은 쓰고 달다. 다른 것은 가미하지 않는다.

- 본 약술을 음용하는 중에 칡, 황금, 황기, 조의 섭취를 금한다.
- 여러 날(20일 이상) 장복하여도 무방하다.

삼백초 酒

- 식물명 : 삼백초
- 과명 : 삼백초과
- 생약명 : 삼백초(三白草)

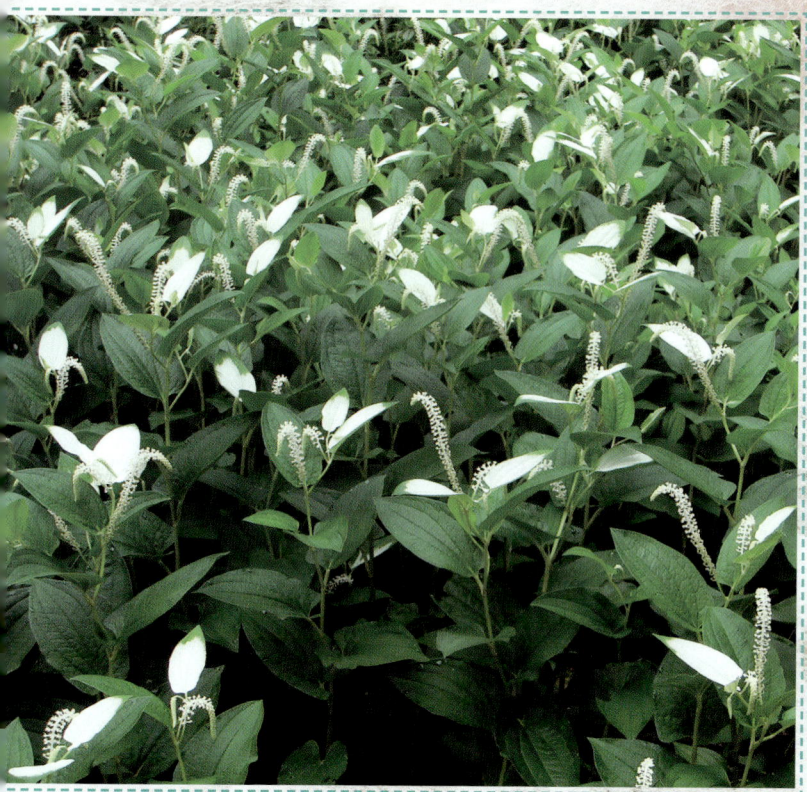

삼백초_ 지상부

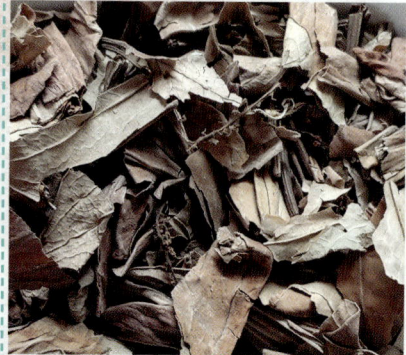

삼백초_ 전초(약재)

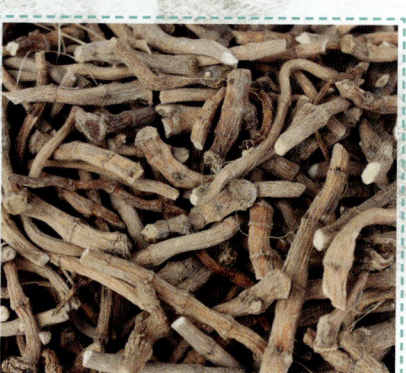

삼백초_ 뿌리(약재)

잎 긴 달걀상 타원형의 잎이 어긋난다. 잎끝이 뾰족하고 가장자리가 밋밋하며 5~7개의 맥이 있다. 표면은 연한 녹색, 뒷면은 흰색인데, 윗부분 2~3개의 잎은 표면이 흰색이다. 잎자루는 밑부분이 넓어져서 줄기를 감싼다.

꽃 6~8월에 흰색의 작은 꽃이 이삭꽃차례를 이루며 달린다. 꽃차례는 잎과 마주나고 꼬불꼬불한 털이 있으며, 아래로 처지다가 나중에 곧게 선다. 꽃잎은 없다.

열매 둥근 삭과가 맺혀 7~9월에 익으면 위에서 갈라진다. 종자는 각 실(室)에 대개 1개씩 들어 있다.

특징 및 사용방법 뿌리, 잎, 꽃이 흰색이기 때문에 삼백초(三白草)라는 이름이 붙여졌다. 흰색의 뿌리줄기가 옆으로 길게 뻗고, 줄기는 곧게 자란다. 전초에 특이한 독취(毒臭)가 있다. 약으로 쓸 때는 탕으로 하거나 생즙을 내어 사용한다. 주로 신경계, 부인과, 소화기 질환 등을 치료한다.

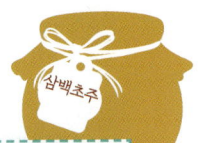

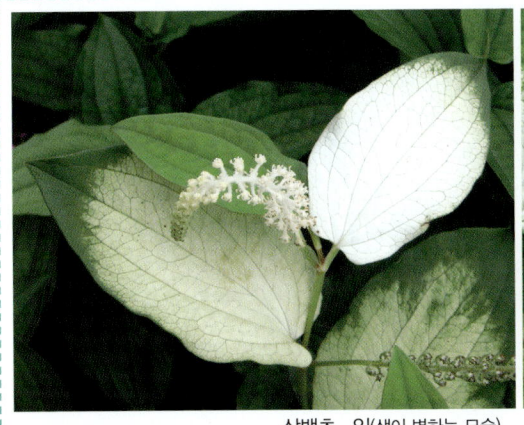
삼백초_ 잎(색이 변하는 모습)

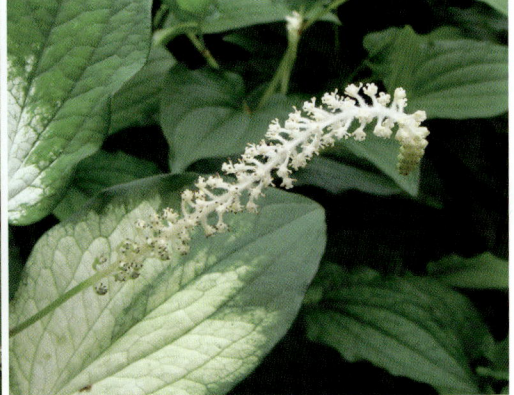
삼백초_ 꽃

적용 병증

- **골수염**骨髓炎 : 외상이나 혈류를 통한 세균 감염으로 인하여 골수에 염증이 생기는 질환이다. 뼈가 쑤시고 아프며 붓고 높은 열이 난다. 소주잔 1잔을 1회분으로 1일 2~3회씩, 15~20일 동안 음용한다.

- **담석증**膽石症 : 담낭에 결석이 생겨 심한 통증이 일어나며, 구토, 오한, 변비와 경련, 허탈 증세가 나타난다. 소주잔 1잔을 1회분으로 1일 2~3회씩, 20~25일 동안 음용한다.

- **협심증**狹心症 : 심장부에 격렬한 동통 발작이 일어나는 병증이다. 때로는 심장마비의 원인이 된다. 소주잔 1잔을 1회분으로 1일 2~3회씩, 10~15일 동안 음용한다.

- **기타 적응증** : 갱년기장애, 신장결석, 안면마비, 방광염, 복수증, 포만증, 비만증

채취 및 구입 약령시장에서 구입할 수 있다. 전국의 습지에서 자생하는 것을 채취하여 사용할 수 있다.

만드는 방법

- 약효는 전초에 있다. 구입하거나 채취한 전초를 물로 깨끗이 씻어 말린 다음 적당한 크기로 절단하여 사용한다.
- 말린 전초 210g을 소주 3.6L에 넣고 밀봉한다.

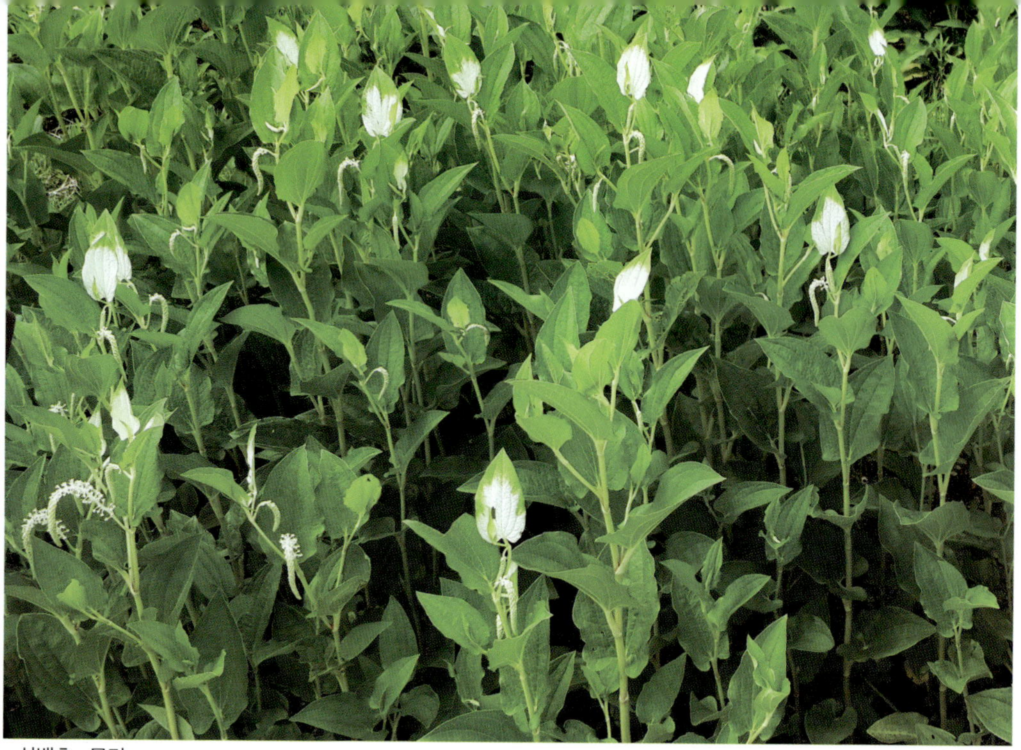

삼백초_ 무리

- 6개월 이상 숙성시켜 음용하며, 15개월 정도 숙성시킨 후에는 찌꺼기를 걸러내고 보관한다.

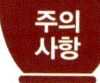 맛은 쓰고 맵다. 황설탕 100g을 가미하여 사용할 수 있다.

주의사항 • 본 약술을 음용하는 중에 가려야 하는 음식은 없다.

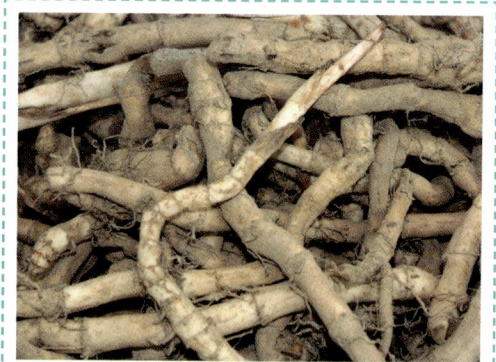
삼백초_ 뿌리(채취품)

- 장복해도 해롭지는 않으나 치유되는 대로 음용을 중단한다.

삼지구엽초 酒

- 식물명 : 삼지구엽초
- 과명 : 매자나무과
- 생약명 : 음양곽(淫羊藿)

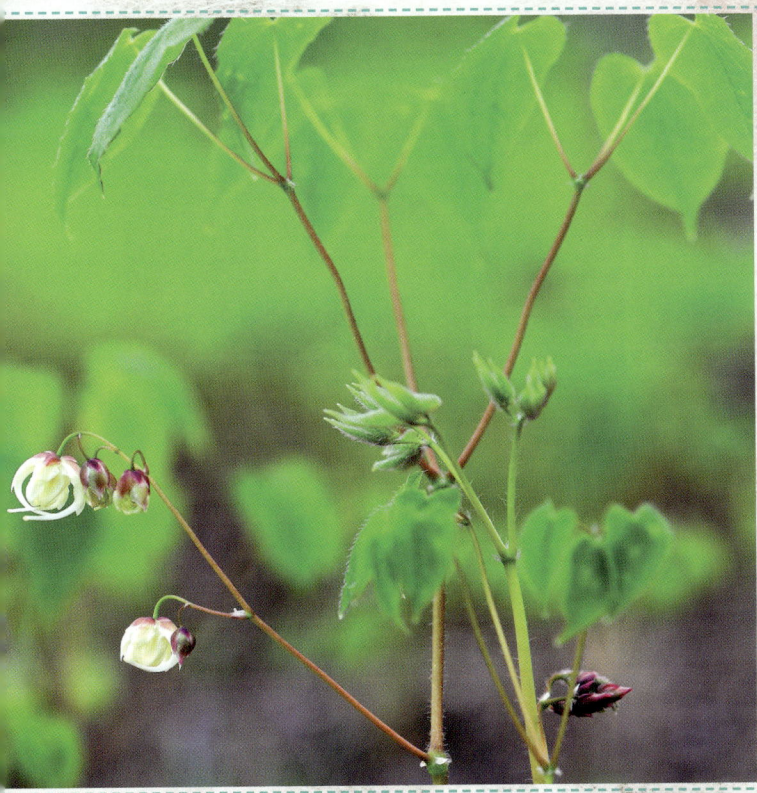
삼지구엽초_ 지상부

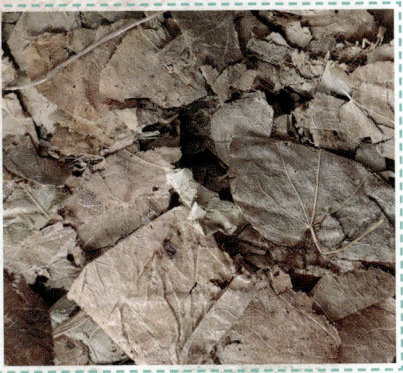
삼지구엽초_ 전초(약재)

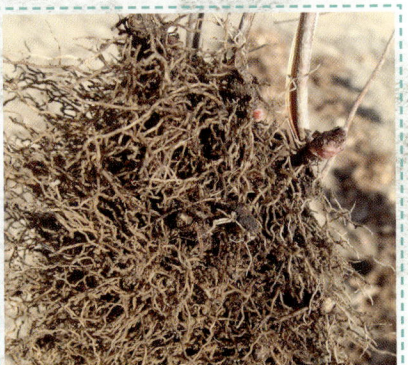
삼지구엽초_ 뿌리(채취품)

잎 뿌리잎은 잎자루가 길고 뭉쳐나며, 줄기잎은 1~2개가 어긋나고 3개씩 2회 갈라진다. 줄기 윗부분은 3개의 가지가 갈라지고 가지 끝마다 3개의 잎이 달린다. 작은잎은 달걀 모양으로 끝이 뾰족하고 밑부분은 심장 모양이며 가장자리에 털 같은 잔톱니가 있다.

꽃 5월에 황백색 꽃이 원줄기 끝에 겹총상꽃차례를 이루며 아래를 향하여 달린다. 꽃잎은 4개이고 긴 꿀주머니가 있다.

열매 양끝이 뾰족한 원기둥 모양의 삭과가 맺혀 6~7월에 익으면 등줄기가 터진다.

특징 및 사용방법 뿌리줄기가 옆으로 뻗으며, 가는 줄기가 뭉쳐나고 밑부분은 비늘 같은 잎으로 둘러싸인다. 한방에서는 전초를 음양곽(淫羊藿)이라 하며 약용한다. 잎줄기는 여름에 채취하여 술에 하룻밤 담갔다가 불에 말려 쓴다. 주침(酒浸)한 것을 영패주(靈牌酒)라 한다. 약으로 쓸 때는 탕으로 하거나 술을 담가 사용한다.

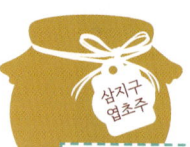

삼지구엽초주

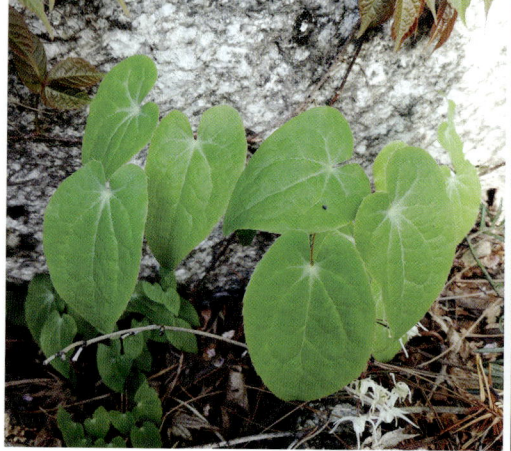

삼지구엽초_ 잎

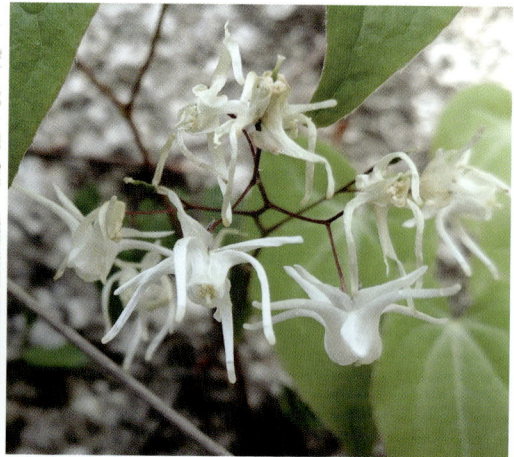

삼지구엽초_ 꽃

적용 병증

- **건망증**健忘症 : 기억력에 장애가 생겨 어느 시기 동안 경험한 일을 전혀 떠올리지 못하는 증상이다. 소주잔 1잔을 1회분으로 1일 1~2회씩, 20~25일 동안 음용한다.

- **강장보호**腔腸保護 : 위와 장을 보호하기 위한 처방이다. 소주잔 1잔을 1회분으로 1일 1~2회씩, 15~20일 동안 음용한다.

- **양신**養腎 : 남성의 양기를 북돋우고 생식기능을 강화하기 위한 처방이다. 소주잔 1잔을 1회분으로 1일 1~2회씩, 20~30일 동안 음용한다.

- **기타 적응증** : 관절냉기, 사지동통, 노망, 마비증세, 불임증

채취 및 구입 시중 약재상에서 취급하며, 강원도 오대산 주위에서 자생하는 것을 직접 채취할 수 있다.

만드는 방법

- 약효는 잎과 줄기에 있다. 여름이나 잎이 마르기 전 가을에 잎과 줄기를 함께 채취하여 씻은 다음 약간 말려 썰어서 사용한다.

- 말린 잎과 줄기 150g을 소주 3.6L에 넣고 밀봉한다.

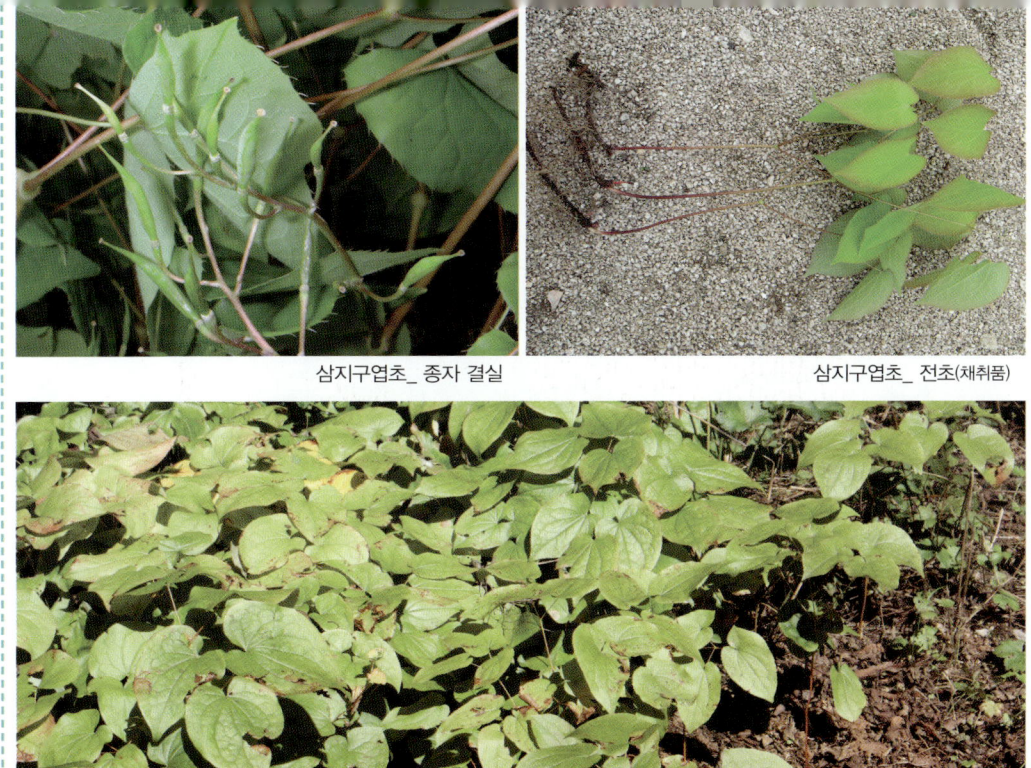

삼지구엽초_ 종자 결실   삼지구엽초_ 전초(채취품)

삼지구엽초_ 무리

- 3~4개월간 숙성시켜 음용하며, 15개월 정도 숙성시킨 후에는 찌꺼기를 걸러내고 보관한다.

맛 맛은 맵고 달다. 꿀을 150g 넣고 15일 정도 숙성시키면 더욱 효과적이다.

주의사항
- 음기 허약자는 본 약술의 음용을 금한다.
- 장복해도 무방하다.

삽주 酒

- 식물명 : 삽주
- 과명 : 국화과
- 생약명 : 백출(白朮)

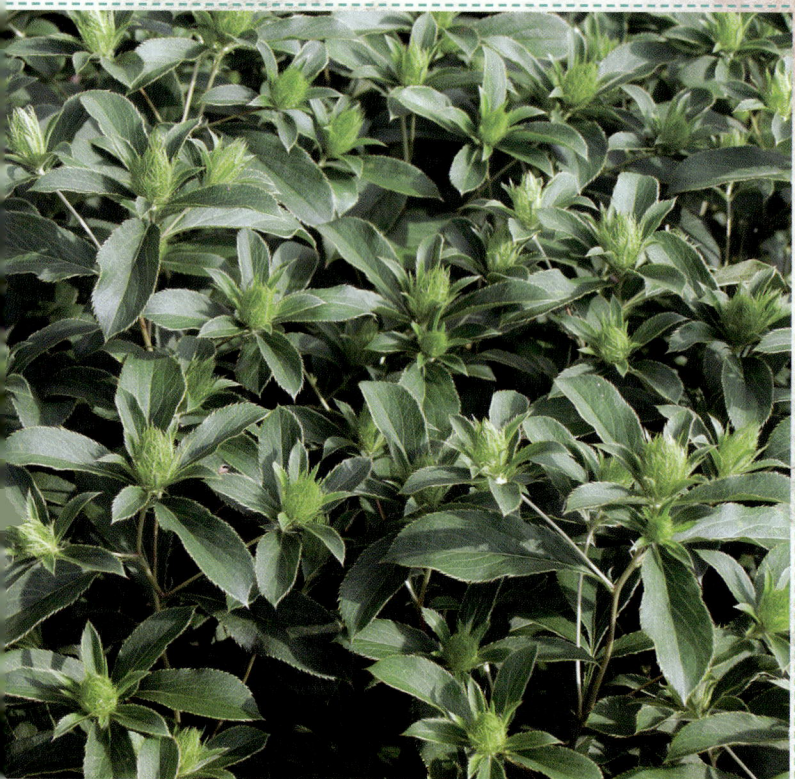

삽주_ 지상부

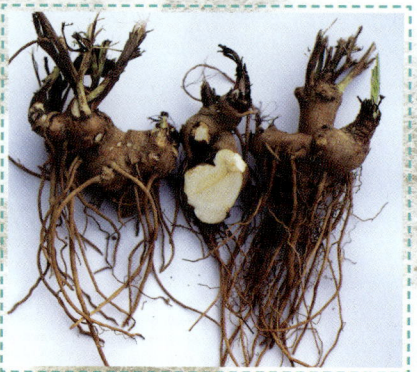

삽주_ 뿌리(약재)

삽주_ 뿌리(채취품)

잎 근생엽은 꽃이 필 때 없어지고, 긴 타원형의 줄기잎이 어긋난다. 줄기 밑부분의 잎은 3~5갈래 깃 꼴로 깊게 갈라지며, 윗부분의 잎은 갈라지지 않고 잎자루가 거의 없다. 표면에 윤기가 있고 뒷면은 흰빛이 돌며 가장자리에 가시 같은 톱니가 있다.

꽃 암수딴그루이며, 7~10월에 흰색 또는 연한 자주색 두상화가 원줄기 끝에 1개씩 달린다.

열매 타원형의 수과가 맺혀 9~10월에 익으며, 은백색 털이 빽빽이 나 있고 갈색 갓털이 있다.

특징 및 사용방법 뿌리줄기는 굵고 길며 마디가 있고 향기가 있다. 줄기는 곧게 자라고 윗부분에서 가지가 갈라진다. 오래된 뿌리를 창출(蒼朮), 어린뿌리를 백출(白朮)이라 하며 약용한다. 약으로 쓸 때는 탕으로 하거나 환제로 만들거나 술을 담가 사용한다.

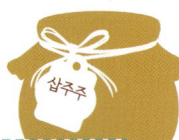

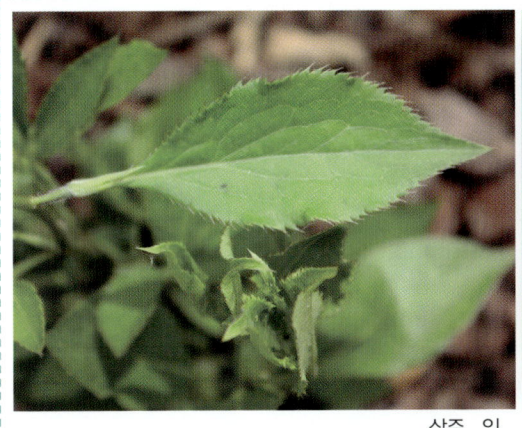
삽주_잎

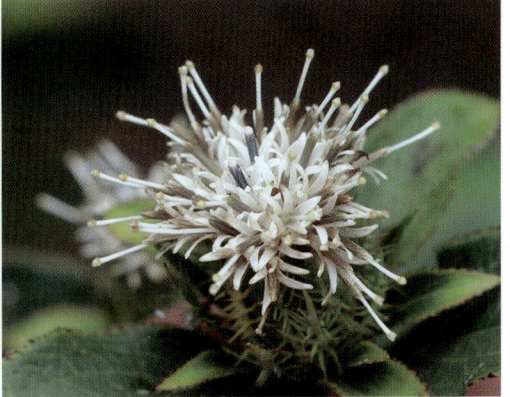
삽주_꽃

적용 병증

- **냉병冷病** : 냉감을 느끼지 않을 만한 온도에서 신체의 특정 부위만 차가움을 느끼는 증상으로, 주로 여성에게 많이 발생한다. 소주잔 1잔을 1회분으로 1일 1~2회씩, 10~20일 동안 음용한다.

- **당뇨糖尿** : 소변에 당분이 많이 섞여 나오는 병증으로, 소변량과 소변보는 횟수가 늘어나고, 갈증이 나서 물을 많이 마시게 된다. 소주잔 1잔을 1회분으로 1일 1~2회씩, 20~30일 동안 음용한다.

- **발한發汗** : 취한(取汗)이라고도 한다. 감기나 기타의 질병을 낫게 하려고 인위적으로 땀을 내고자 할 때의 처방이다. 소주잔 1잔을 1회분으로 1일 1~3회 정도 음용한다.

- **기타 적응증** : 건비위, 복통, 소화불량, 신장병, 위내정수(胃內停水), 위팽만증, 음위증

채취 및 구입 약재상에서 많이 취급한다. 산지에서 직접 채취할 수도 있다. 백출(1년 묵은 뿌리)과 창출(여러 해 묵은 뿌리)을 같이 넣고 써도 된다.

만드는 방법
- 약효는 방향성(芳香性)이 있는 뿌리에 있다. 11월에 채취하여 깨끗이 씻고 잘게 썰어 햇볕에 말린 다음 사용한다.
- 말린 뿌리 175g을 소주 3.6L에 넣고 밀봉한다.

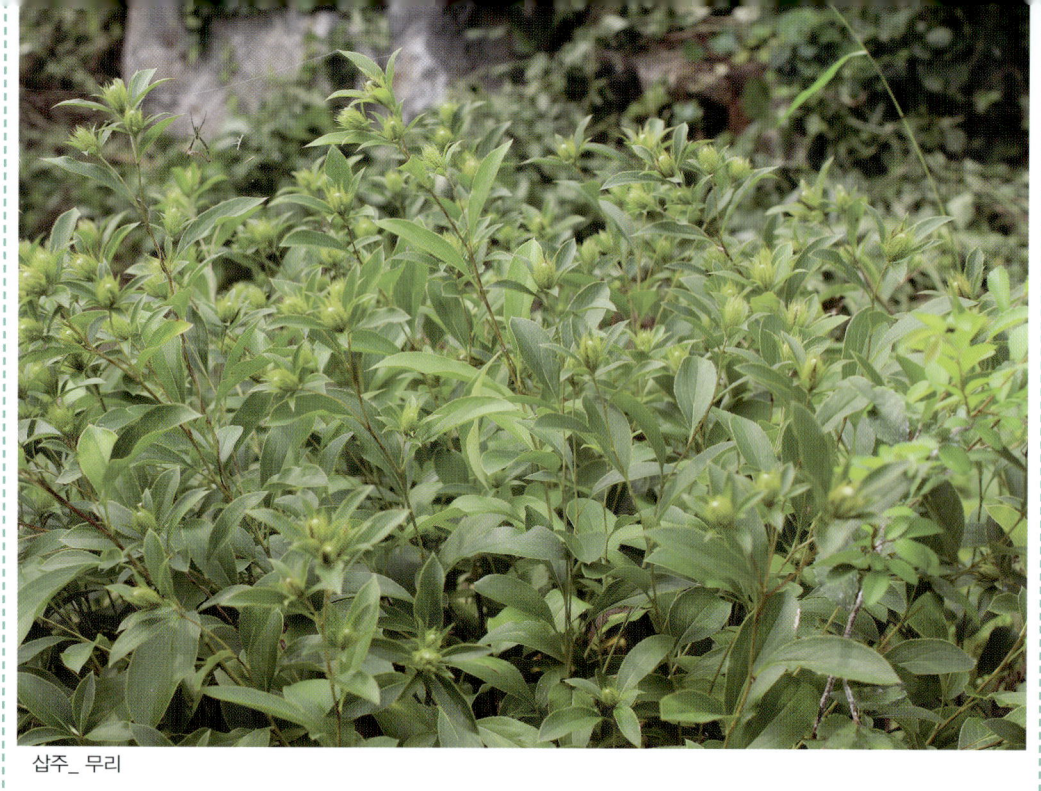

삽주_ 무리

- 6~8개월간 숙성시켜 음용하며, 2년 정도 숙성시킨 후에는 찌꺼기를 걸러내고 보관한다.

맛 맛은 쓰고 약간 맵다. 황설탕 100g을 가미할 수 있다.

주의사항
- 본 약술을 음용하는 중에는 고등어, 복숭아, 오얏, 참새고기의 섭취를 금한다.
- 땀을 많이 흘리는 사람은 음용을 금한다.
- 장복해도 무방하지만, 3일에 1일 정도는 쉬어가며 복용한다.

생지황 酒

- 식물명 : 지황
- 과명 : 현삼과
- 생약명 : 지황(地黃)

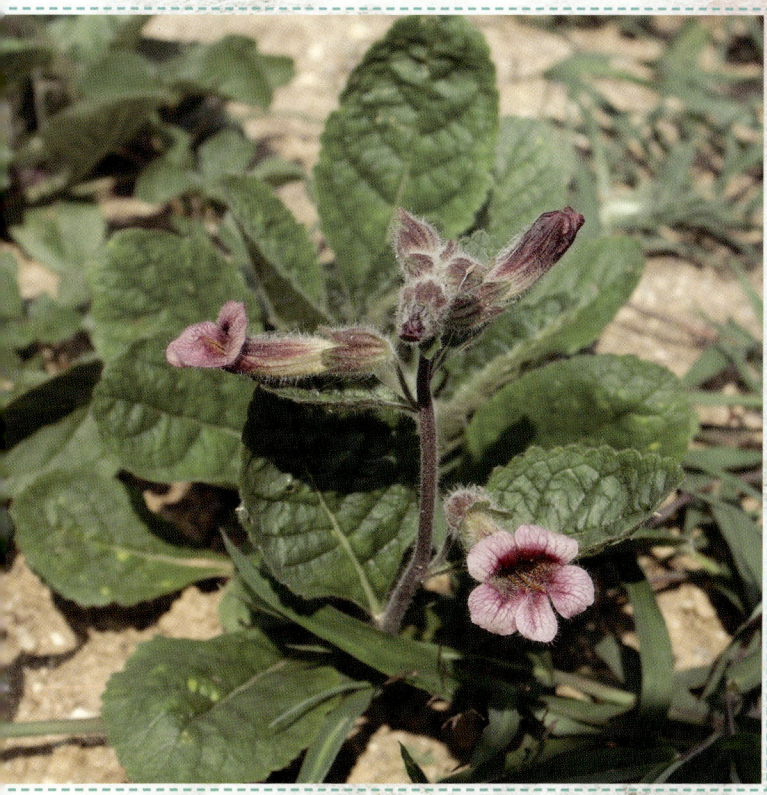

지황_ 지상부

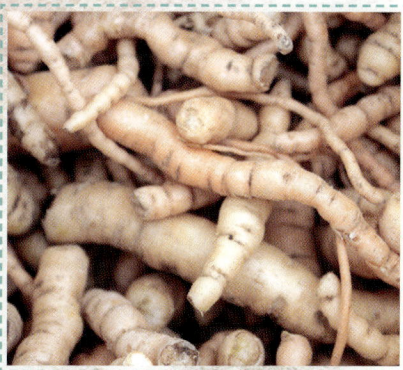

지황_ 뿌리(생지황, 약재)

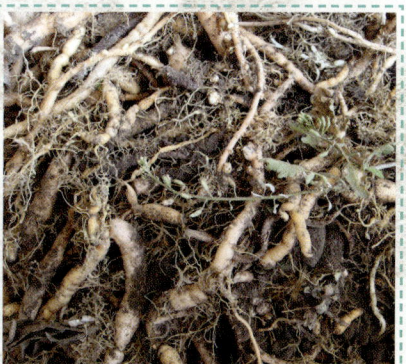

지황_ 뿌리(채취품)

잎 근생엽은 뭉쳐나며, 긴 타원형으로 끝이 둔하고 밑부분이 뾰족하며 가장자리에 물결 모양의 톱니가 있다. 뒷면의 잎맥이 튀어나와 그물처럼 된다. 줄기잎은 어긋나고 잎자루와 톱니가 있다.

꽃 6~7월에 홍자색으로 피는데, 줄기 끝에 4~13개가 총상꽃차례를 이루며 달린다. 꽃부리는 통 모양이고 끝이 퍼져 5개로 갈라지며, 꽃받침은 종 모양이고 5개로 갈라진다.

열매 타원형의 삭과가 맺혀 10월에 익으면 껍질이 벌어진다.

특징 및 사용방법 뿌리는 굵고 육질이며 적갈색을 띤다. 줄기는 곧게 서고 전체에 짧은 털이 있다. 생뿌리를 생지황(生地黃), 말린 뿌리를 건지황(乾地黃), 구증구포(九蒸九曝: 찌고 말리기를 아홉 번씩 하는 일)한 것을 숙지황(熟地黃)이라고 한다. 약으로 쓸 때는 탕으로 하거나 쪄서 말려 쓰고 생으로는 술을 담근다.

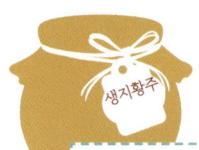

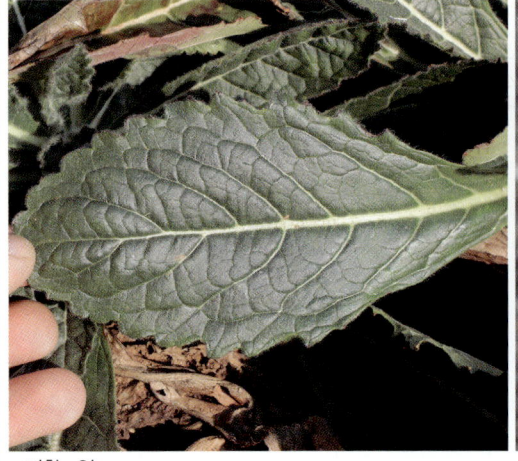
지황_ 잎

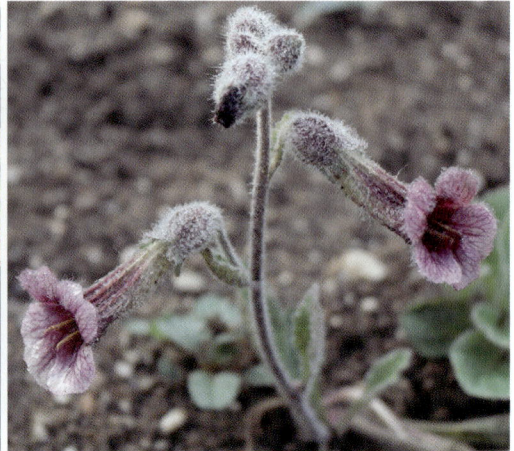
지황_ 꽃

적용병증
- **빈혈貧血** : 혈액 속에 적혈구나 헤모글로빈이 부족하여 어지럼증을 일으키는 증세이다. 소주잔 1잔을 1회분으로 1일 1~2회씩, 7~15일 동안 음용한다.

- **조갈증燥渴症** : 목이 몹시 말라 물을 자꾸 마시는 증상이다. 당뇨에서는 목이 마르고 배가 몹시 고프며 배뇨량이 늘어난다. 소주잔 1잔을 1회분으로 1일 1~2회씩, 15~30일 동안 음용한다.

- **기타 적응증** : 강심, 보혈, 혈액순환 개선, 정력증진, 당뇨병, 음위증

채취 및 구입 생지황, 건지황을 약재상에서 구입할 수 있다. 또한 생지황은 재배 농가에서 직접 구입할 수 있다.

- 약효는 뿌리에 있다. 10~11월에 뿌리를 캐서 씻어 말려두고 사용한다.
- 생뿌리 200g을 소주 3.6L에 넣고 밀봉한다.
- 6~8개월간 숙성시켜 음용하며, 2년 정도 숙성시킨 후에는 찌꺼기를 걸러내고 보관한다.

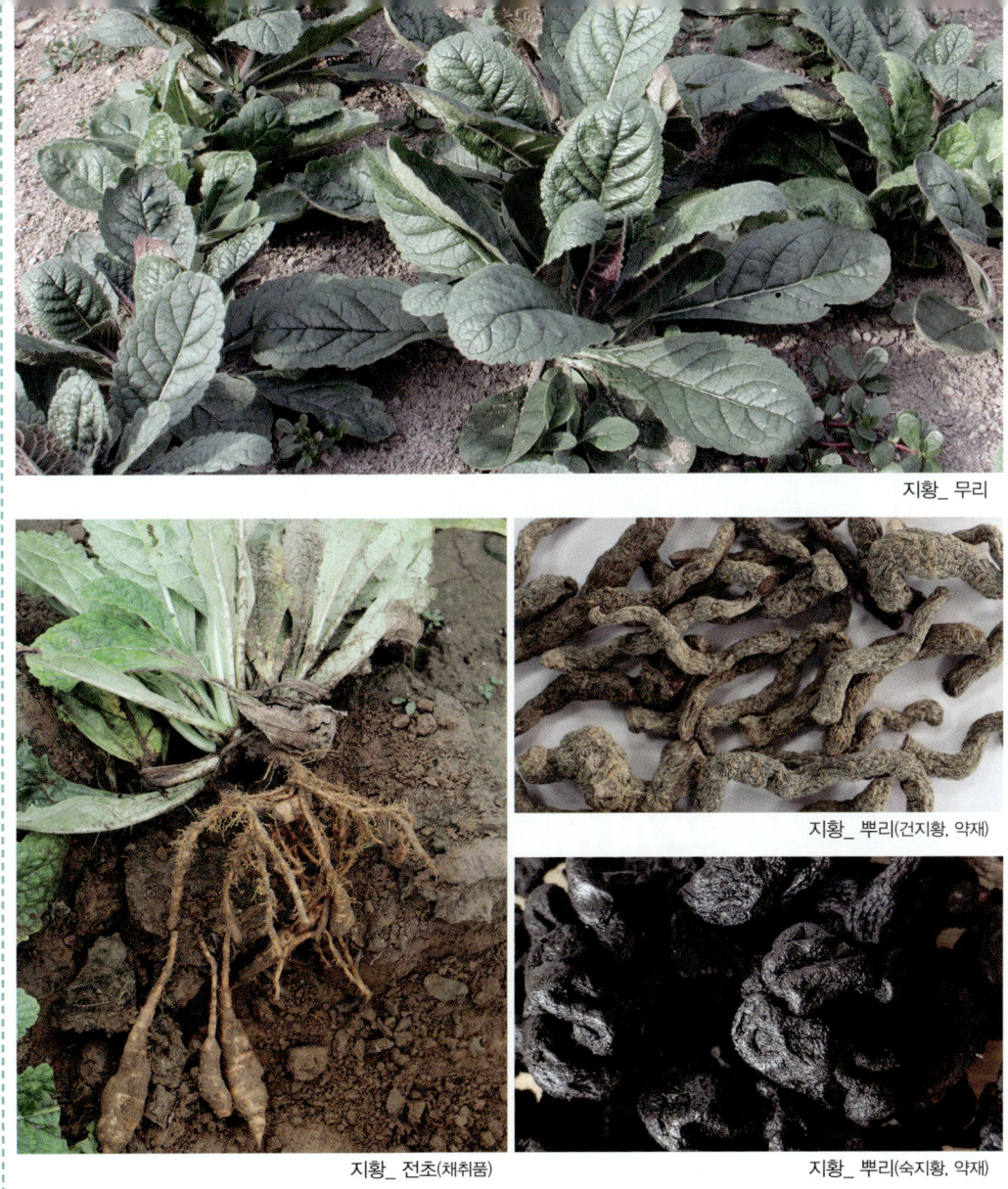

지황_ 무리

지황_ 뿌리(건지황, 약재)

지황_ 전초(채취품)

지황_ 뿌리(숙지황, 약재)

맛 맛은 달다. 특별히 당류를 가미하지 않는다.

주의사항
- 본 약술을 음용하는 중에는 녹두, 삭힌 음식, 무, 연근, 용담의 섭취와 구리, 철의 접촉을 금한다.
- 장복해도 해롭지는 않으나 치유되는 대로 음용을 중단한다.

생지황주 · 151

석류 酒

- 식물명 : 석류나무
- 과명 : 석류나무과
- 생약명 : 석류(石榴)

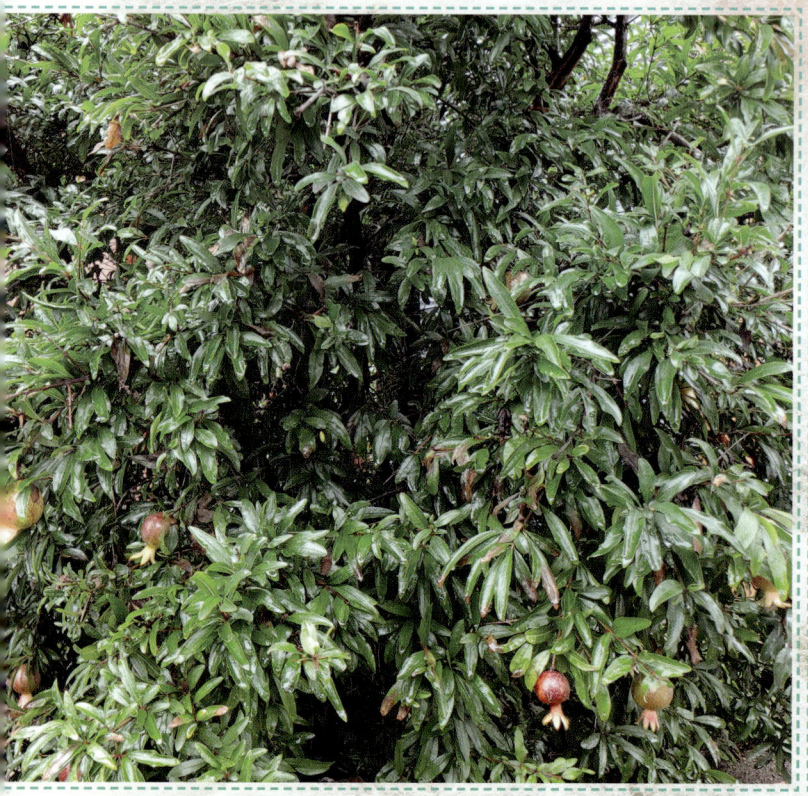

석류나무_ 나무모양

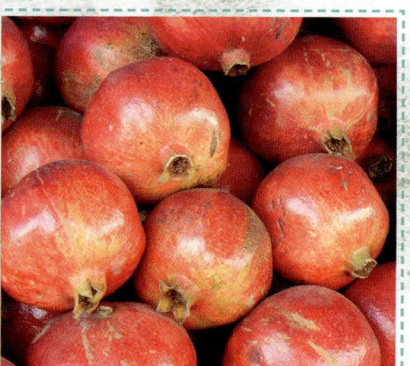

석류나무_ 열매껍질(약재)

석류나무_ 열매(채취품)

잎 긴 타원형 또는 긴 거꿀달걀 모양의 잎이 마주난다. 양끝이 좁고 가장자리가 밋밋하며, 표면에 윤기가 나고 양면에 털이 없으며 잎자루가 짧다.

꽃 5~6월에 짙은 붉은색 꽃이 가지 끝에 1~5개씩 달려 차례로 핀다. 꽃잎은 6개이고 기왓장처럼 포개지며, 꽃받침은 통 모양이고 6개로 갈라진다.

열매 끝에 꽃받침조각이 달린 공 모양의 열매가 맺혀 9~10월에 노란색 또는 황홍색으로 익는다. 육질이며 흔히 겉껍질이 불규칙하게 터져 투명한 붉은색의 종자가 드러난다.

특징 및 사용방법 나무껍질은 뒤틀리고 어린가지는 네모지며 짧은 가지 끝이 가시로 변한다. 뿌리는 쌀뜨물에 담갔다가 햇볕에 건조시키고, 열매는 벌어지기 전에 햇볕에 건조시킨다. 꽃은 채취하여 즉시 생으로 사용한다. 약으로 쓸 때는 탕으로 하거나 산제로 만들어 사용하며 술을 담그기도 한다.

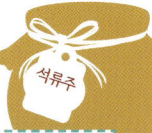

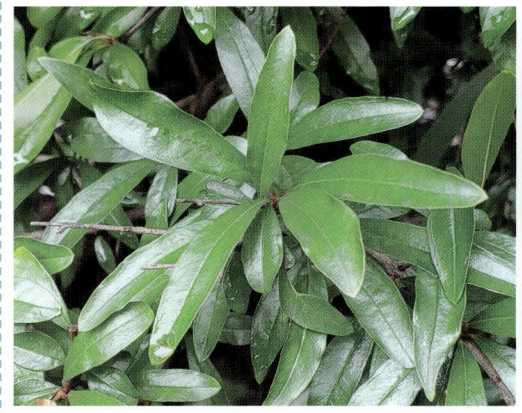
석류나무_잎

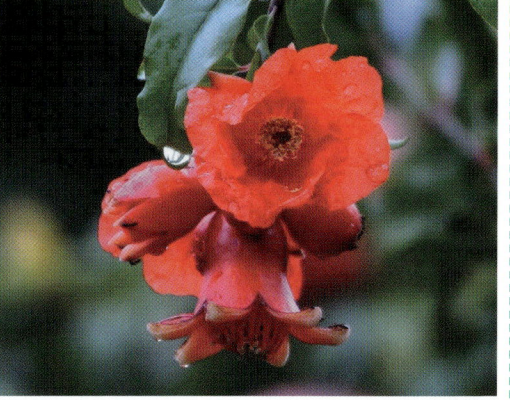
석류나무_꽃

- **적용병증**
  - **천식**喘息 : 발작적으로 호흡곤란이 일어나는 병증으로, 기관지성, 신경성, 심장성, 요독성, 자궁성 등으로 구분된다. 심한 기침으로 인하여 고통스럽고 숨을 쉴 때에 힘이 든다. 1개월 이상 증세가 지속되기도 한다. 소주잔 1잔을 1회분으로 1일 1~2회씩, 7~15일 동안 음용한다.
- **치통**齒痛 : 충치, 풍치 등의 원인으로 이가 쑤시거나 몹시 아픈 증상이다. 소주잔 1잔을 1회분으로 1일 1~2회씩, 10~15일 동안 음용한다.
- **편도염**扁桃炎 : 편도에 염증이 생기는 병증으로, 감기에 걸리거나 환절기가 되었을 때에, 과로 등의 원인으로 발병한다. 편도가 벌겋게 붓고 음식물을 넘기기 힘들게 된다. 소주잔 1잔을 1회분으로 1일 1~2회씩, 5~10일 동안 음용한다.
- **기타 적응증** : 복통, 곽란, 숙취, 인후통증, 혈변, 장출혈, 탈항

채취 및 구입 약재상에서 구입하거나 재배지에서 직접 구입한다.

만드는 방법
- 뿌리나 열매껍질은 달여서 사용하고, 꽃이나 과육은 주침한다. 방향성(芳香性)이 있다. 열매를 9~10월에 구입하여 4쪽으로 쪼개서 말린다.
- 꽃이나 열매살 160g을 소주 3.6L에 넣고 밀봉한다.

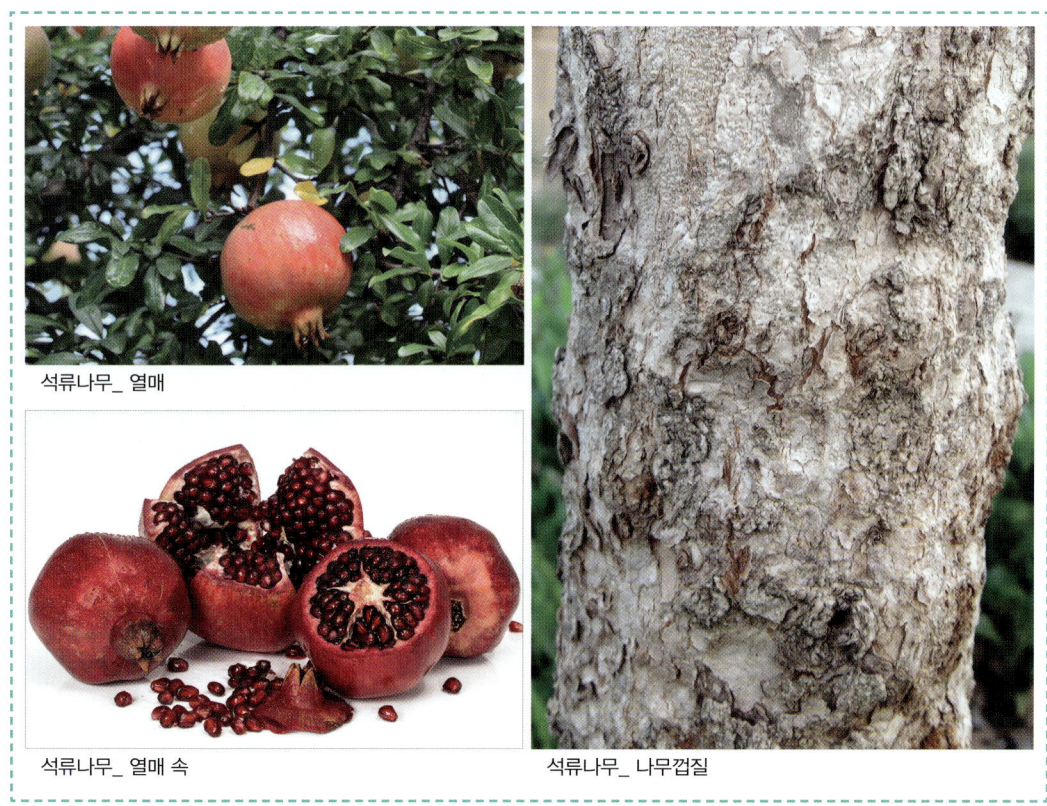

석류나무_ 열매

석류나무_ 열매 속

석류나무_ 나무껍질

- 4~5개월간 숙성시켜 음용하며, 15개월 정도 숙성시킨 후에는 찌꺼기를 걸러내고 보관한다.

맛 맛은 매우 시고 떫다. 황설탕 100g을 가미하여 사용할 수 있다.

주의사항
- 본 약술을 음용하는 중에 가려야 하는 음식은 없다.
- 20일 이상 장복을 금한다.

석창포 酒

- 식물명 : 석창포
- 과명 : 천남성과
- 생약명 : 석창포(石菖蒲)

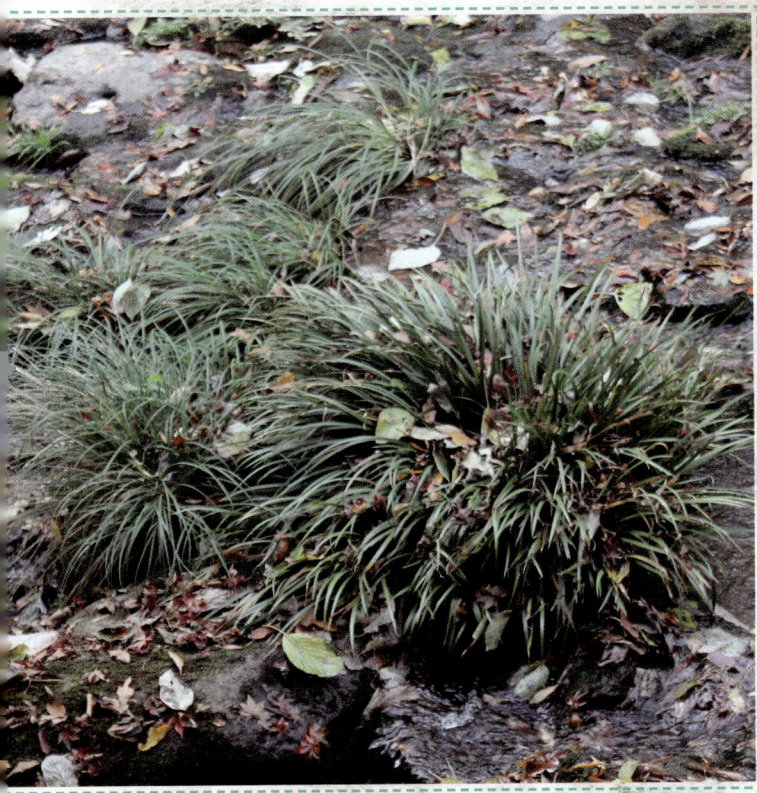
석창포_ 지상부

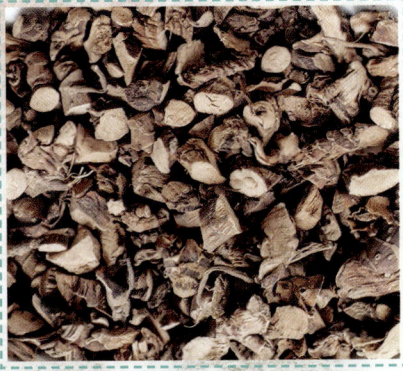
석창포_ 뿌리줄기(약재)

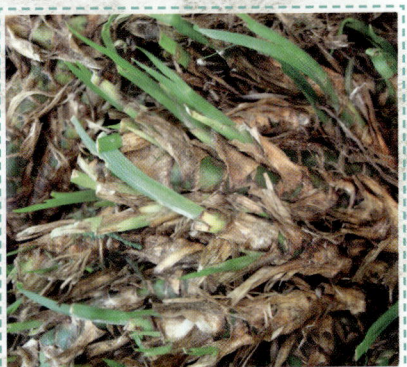
석창포_ 뿌리줄기(채취품)

잎 줄 모양의 잎이 뿌리줄기 끝에서 뭉쳐난다. 잎맥이 없고 밋밋하며 끝이 뾰족하다. 바깥쪽 잎의 밑부분이 안쪽 잎의 밑부분을 싸고 있고 엇갈려서 2줄로 배열한다.

꽃 6~7월에 노란색으로 피며, 잎처럼 생긴 길이 10~30cm 꽃줄기에 이삭꽃차례를 이루며 많은 수가 빽빽이 달린다.

열매 달걀 모양의 삭과가 맺혀 8~9월에 녹색으로 익는다. 밑부분에 꽃덮이조각이 남아 있다. 종자는 긴 타원형이고 밑부분에 털이 많다.

특징 및 사용방법 뿌리줄기는 옆으로 뻗고 마디가 많으며 밑부분에서 수염뿌리가 난다. 뿌리줄기를 석창포라 하며 약용한다. 약으로 쓸 때는 탕으로 하거나 산제, 환제로 만들어 사용한다. 소화기능에 효험이 있으며 피부병을 치료한다.

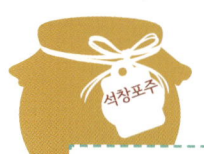

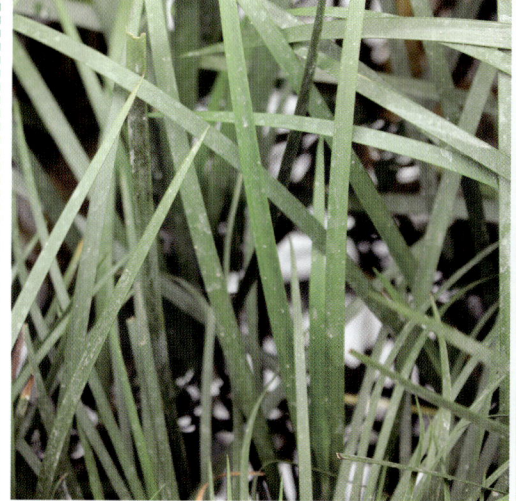
석창포_ 잎

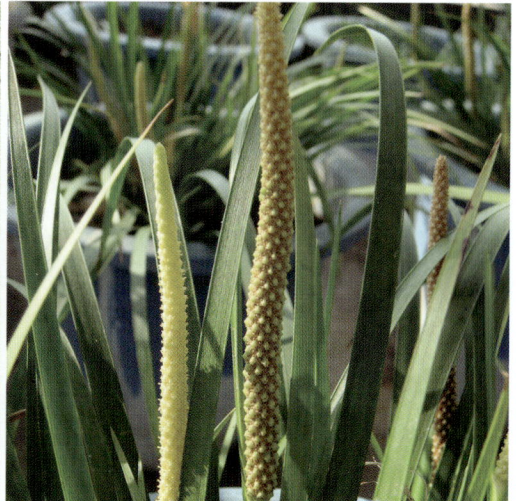
석창포_ 꽃

- **적용병증**
  - **번열**煩熱 : 몸에 열이 몹시 나고 가슴이 답답하며 괴로운 증세로, 팔다리가 병적으로 달아오른다. 소주잔 1잔을 1회분으로 1일 2~3회씩, 3~4일 동안 음용한다.
  - **진정**鎭靜 : 들뜬 신경을 가라앉히는 처방이다. 소주잔 1잔을 1회분으로 1일 2~3회씩, 7~10일 동안 음용한다.
  - **건망증**健忘症 : 기억력에 장애가 생겨 어느 시기 동안 경험한 일을 전혀 떠올리지 못하는 증상이다. 소주잔 1잔을 1회분으로 1일 2~3회씩, 15~20일 동안 음용한다.
  - **기타 적응증** : 진통, 신경안정, 혈액순환 개선, 복통, 관절통, 두풍, 타박상, 풍비

- **채취 및 구입** 전국 약령시장에서 구입할 수 있다. 또는 제주도, 경상남도 통영, 거문도 등지의 골짜기 냇가에서 자생하는 것을 채취한다.

- **만드는 방법**
  - 약효는 뿌리줄기에 있다.
  - 구입한 뿌리줄기를 물에 깨끗이 씻어 말린 다음 사용한다.

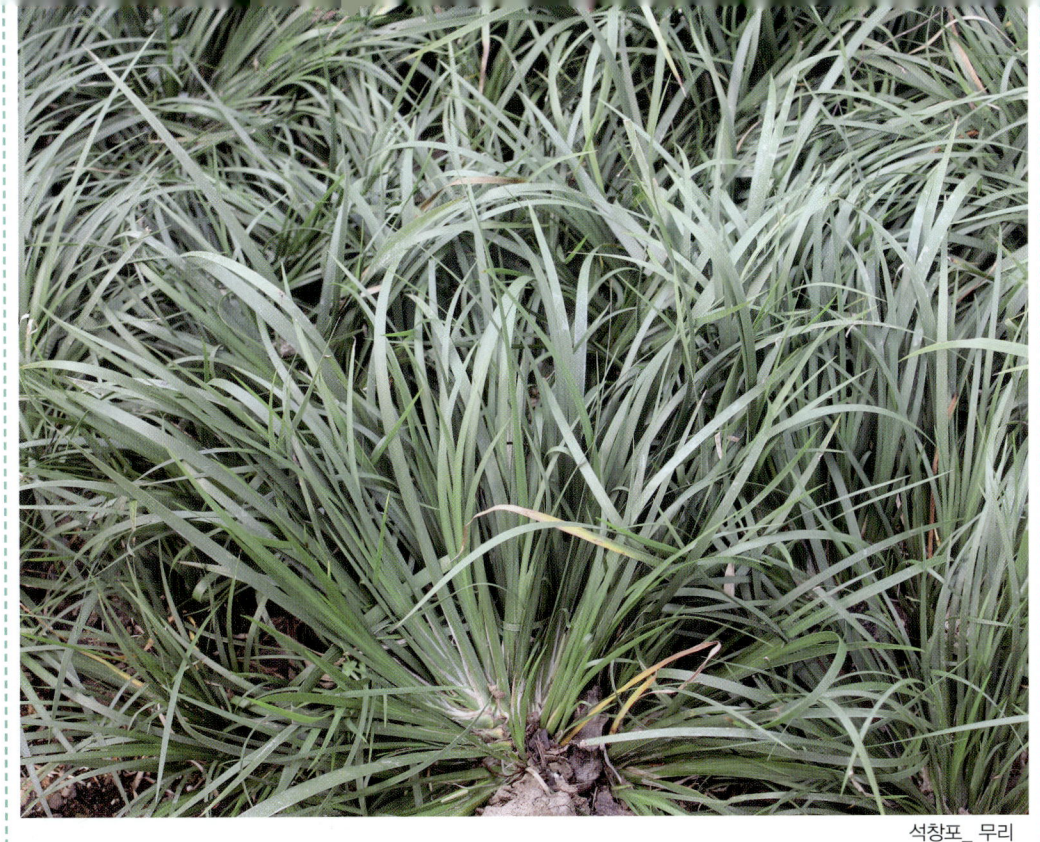

석창포_ 무리

- 말린 뿌리줄기 150g을 소주 3.6L에 넣고 밀봉한다.
- 10개월 이상 숙성시켜 음용하며 18개월 정도 숙성시킨 후에는 찌꺼기를 걸러내고 보관한다.

맛 맛은 맵다. 황설탕 100g을 가미하여 사용할 수 있다.

주의사항
- 본 약술을 음용하는 중에 가려야 하는 음식은 없다.
- 장복해도 해롭지는 않으나 치유되는 대로 음용을 중단한다.

소나무 酒

- 식물명 : 소나무
- 과명 : 소나무과
- 생약명 : 송엽(松葉)

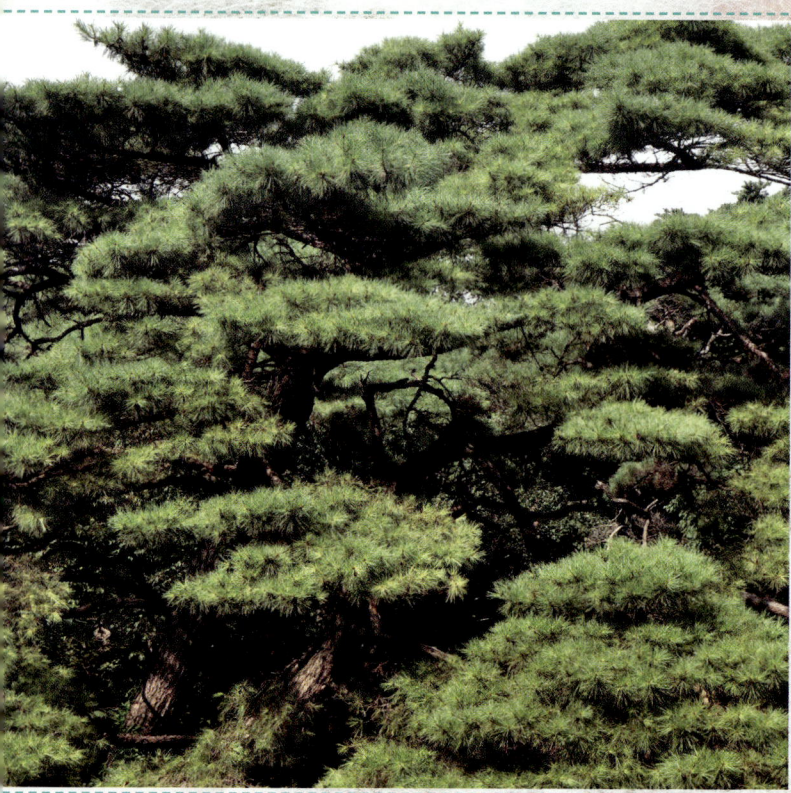

소나무_ 나무모양

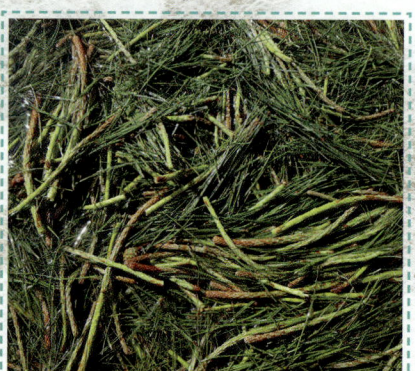

소나무_ 햇순(채취품)

소나무_ 잎(채취품)

잎 바늘잎이 짧은 가지 위에 2개씩 뭉쳐나며, 가장자리에 날카로운 톱니가 발달한다. 밑부분은 잎집에 싸여 있다가 이듬해 가을에 잎집과 함께 떨어진다.

꽃 암수한그루로 5월에 피는데, 타원형의 수꽃은 노란색으로 새가지 끝에 달리고, 달걀 모양의 암꽃은 연한 자주색으로 수꽃차례 위에 1~4개 달린다.

열매 원추형의 구과(毬果)가 맺히고 열매 조각은 70~100개이며 이듬해 9~11월에 연한 황갈색으로 익는다. 종자는 타원형이며 윗부분에 종자보다 3배 가까이 큰 날개가 있다.

특징 및 사용방법 솔, 솔나무, 소오리나무라고도 한다. 나무껍질은 적갈색이고, 노목은 흑갈색이며, 비늘조각 모양으로 벗겨진다. 약으로 쓸 때는 탕으로 하거나 산제로 만들어 사용한다. 햇순, 솔잎, 솔방울 등은 술을 담가 마셔도 좋다.

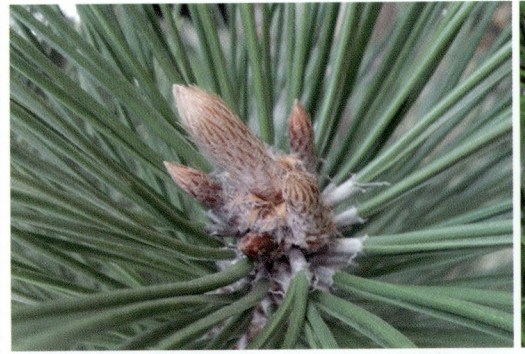
소나무_ 수꽃

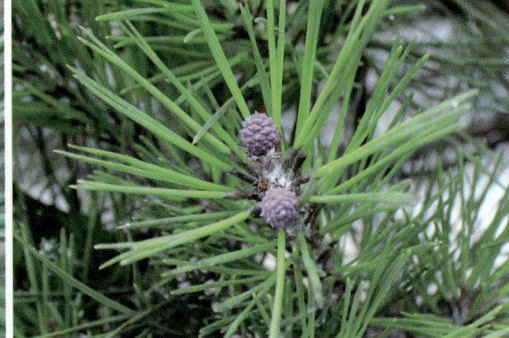
소나무_ 암꽃

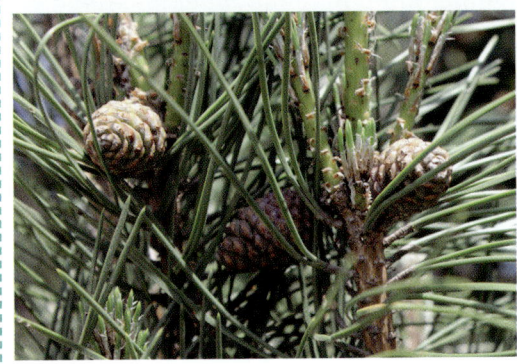
소나무_ 열매

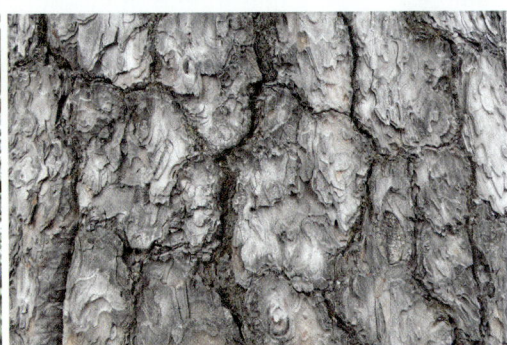
소나무_ 나무껍질

 적용 병증

- **부종**浮腫 : 심장병이나 신장병 또는 몸의 어느 한 부분의 혈액순환 장애로 인하여 몸이 붓는 증상이다. 소주잔 1잔을 1회분으로 1일 1~2회씩, 7~10일 동안 음용한다.

- **동맥경화**動脈硬化 : 동맥 벽이 두꺼워지고 굳어져서 탄력을 잃는 질환으로 고혈압, 비만, 당뇨병 등이 주요 원인이며 혈류 장애, 심근경색, 혈전, 뇌중풍 등의 원인이 된다. 소주잔 1잔을 1회분으로 1일 1~2회씩, 3~5일 동안 음용한다.

- **뇌내출혈**腦內出血 : 뇌동맥이 터져 뇌 속에서 출혈을 일으키는 병으로, 몸이 마비되거나 심하면 죽게 된다. 고혈압 환자에게 많이 발병한다. 소주잔 1잔을 1회분으로 1일 1~2회씩, 3~5일 동안 음용한다.

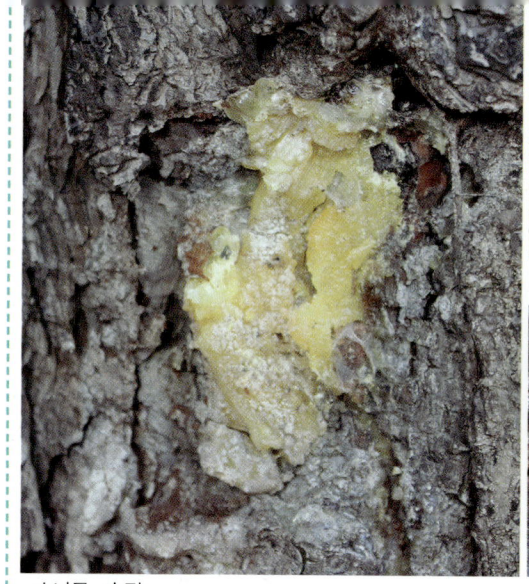
소나무_ 송진

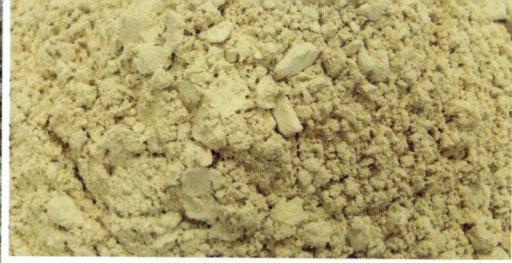
소나무_ 송홧가루(채취품)

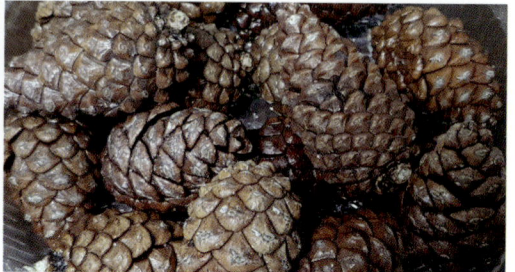
소나무_ 열매(채취품)

- **기타 적응증** : 두통, 불면증, 뼈마디가 쑤시거나 아픈 데, 관절염, 구안와사, 복수증, 척추질환

산지에서 채취하여 사용한다. 시장이나 약령시장에서 소량을 구입할 수 있다.

- 잎이 두 개씩 달려 있는 재래종이 좋다. 햇순, 생잎, 솔방울을 흐르는 깨끗한 물에 하루 동안 침수시켜 놓았다가 꺼내어 햇볕에 물기만 말려서 사용한다.
- 햇순 250g, 생잎 230g, 솔방울 200g을 소주 3.6L에 넣고 밀봉한다.
- 6~8개월간 숙성시켜 음용하며, 2년 정도 숙성시킨 후에는 찌꺼기를 걸러내고 보관한다.

맛 맛은 솔향이 나면서 떫고 약간 쓰다. 당류를 가미하지 않는다.

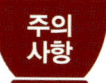
- 본 약술을 음용하는 중에 가려야 하는 음식은 없다.
- 오래 복용할수록 이로운 술이다.

속단 酒

- 식물명 : 속단
- 과명 : 꿀풀과
- 생약명 : 속단(續斷)

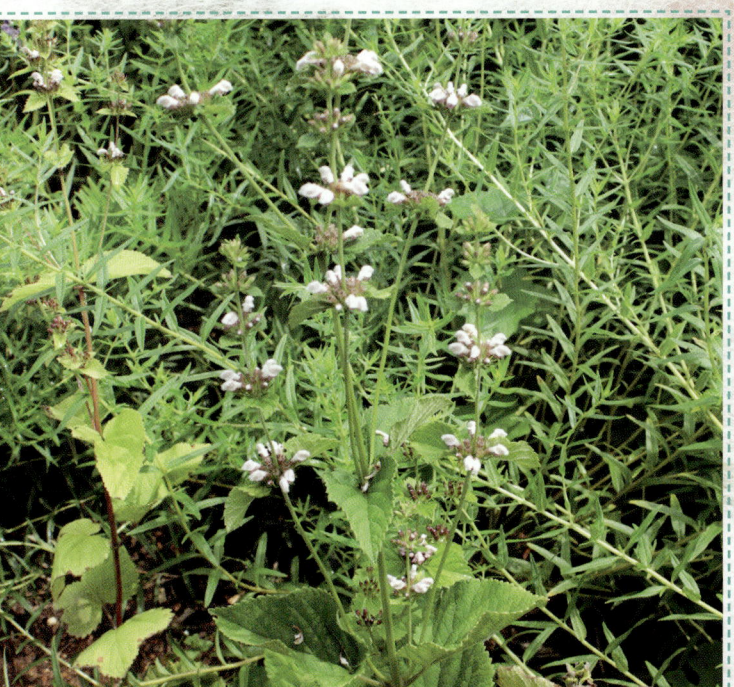
속단_ 지상부

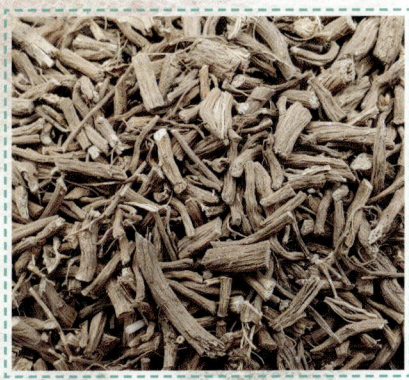
속단_ 뿌리(약재)

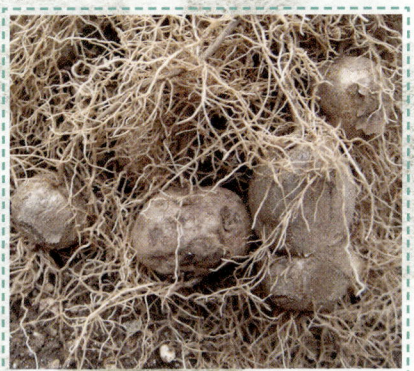
속단_ 뿌리(채취품)

잎 심장상 달걀 모양의 잎이 마주나고 잎자루가 길다. 잎끝이 뾰족하며 가장자리에 둔하고 규칙적인 톱니가 있다. 위로 갈수록 작아지며 뒷면에 잔털이 있다.

꽃 7월에 연한 자주색 또는 붉은색으로 피는데, 원줄기 윗부분이나 잎겨드랑이에서 자란 가지에 4~5개씩 층층으로 달려 전체가 원추꽃차례를 이룬다.

열매 넓은 달걀 모양의 수과가 맺히는데 사분과이며 꽃받침으로 싸여 있다. 9~10월에 익는다.

특징 및 사용방법 줄기는 네모지고 곧게 서며 전체에 잔털이 있다. 뿌리에 방추상의 굵은 덩이뿌리가 5개 정도 달린다. 뿌리를 속단(續斷)이라 하며 약용한다. 약으로 쓸 때는 탕으로 하거나 환제, 산제로 만들어 사용한다. 전국에 자생하나 최근에는 희귀종이 되어 약재를 대개 수입에 의존한다. 부인과, 운동계, 비뇨기 질환 등을 치료한다.

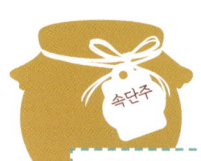

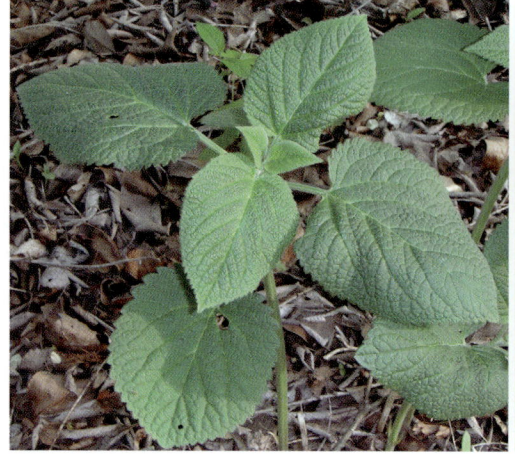
속단_ 잎

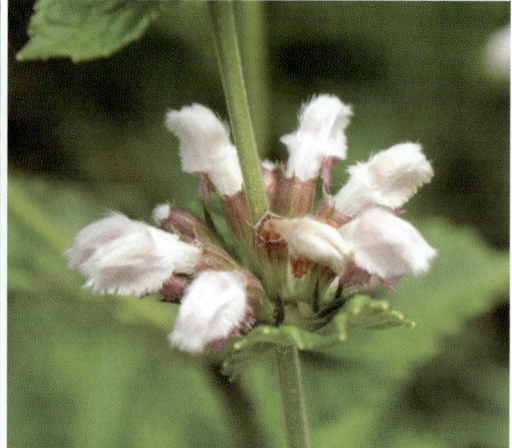
속단_ 꽃

적용병증
- **골절증**骨絶症 : 신기(腎氣)가 다 없어져 생기는 병증으로, 대개 이가 누런 빛으로 변하여 빠지고 열흘 안에 죽는 경우가 많다. 소주잔 1잔을 1회분으로 1일 2~3회씩, 15~20일 동안 음용한다.

- **근골위약**筋骨痿弱 : 근육이 약해지고 뼈가 말라서 힘을 잘 쓰지 못하는 증세이다. 소주잔 1잔을 1회분으로 1일 2~3회씩, 7~10일 동안 음용한다.

- **속근골**速筋骨 : 약재를 써서 빠른 시일 안에 뼈와 살을 튼튼하게 하기 위한 처방이다. 소주잔 1잔을 1회분으로 1일 2~3회씩, 12~15일 동안 음용한다.

- **기타 적응증** : 강장보호, 보간, 타박상, 동통, 요슬산통, 냉병, 유정

채취 및 구입 약령시장에서 구입할 수 있으나, 산지(産地)에서 채취하여 사용하는 것이 좋다. 전국에 분포하며 산지의 습지나 숲속에서 자생한다.

만드는 방법
- 약효는 뿌리나 줄기에 있다. 물로 깨끗이 씻어 말린 다음 적당한 크기로 썰어서 사용한다.
- 말린 뿌리나 줄기 180g을 소주 3.6L에 넣고 밀봉한다.

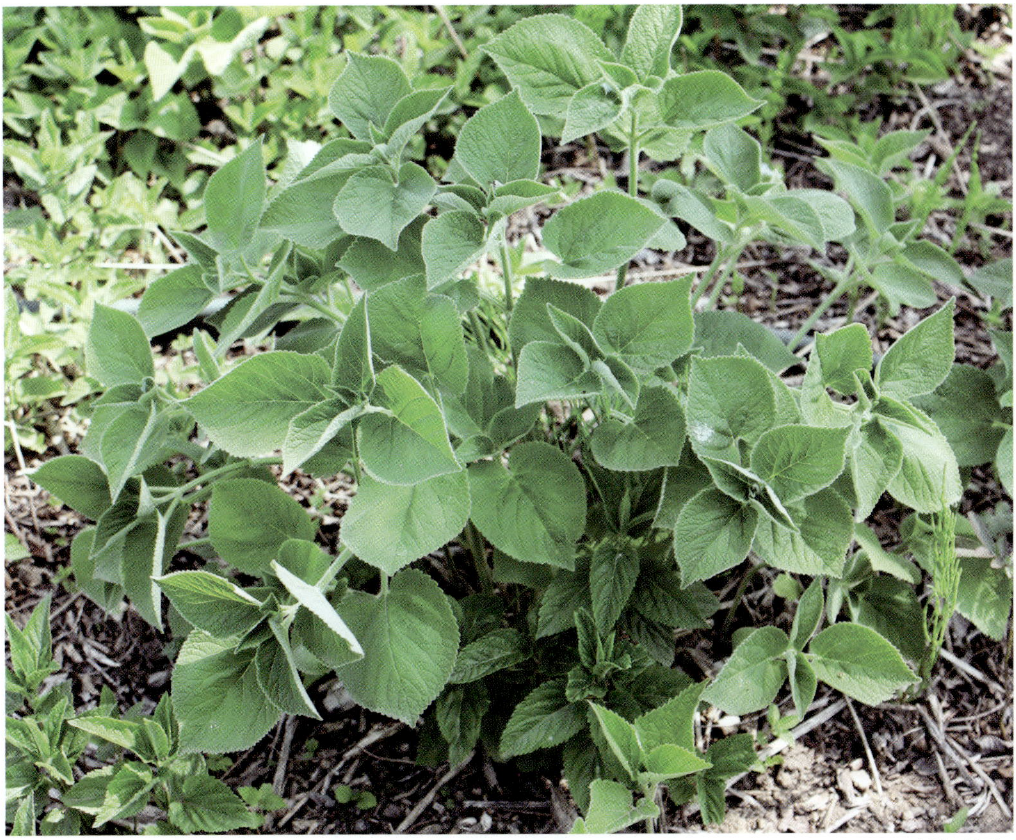

속단_ 무리

- 뿌리와 줄기 모두 18개월 정도 숙성시킨 후에 찌꺼기를 걸러내고 보관, 사용한다.

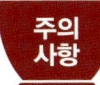 맛은 달고 떫다. 황설탕 100g을 가미할 수 있다.

주의사항
- 본 약술을 음용하는 중에 가려야 하는 음식은 없다.
- 장복해도 해롭지는 않으나 치유되는 대로 음용을 중단한다.

쇠무릎 酒

- 식물명 : 쇠무릎
- 과명 : 비름과
- 생약명 : 우슬(牛膝)

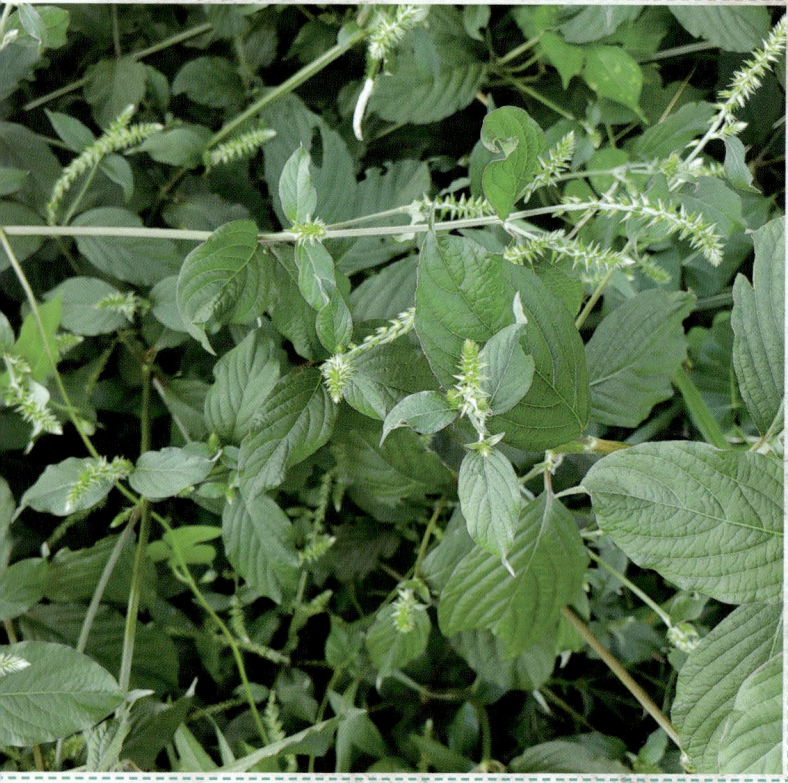
쇠무릎_ 무리

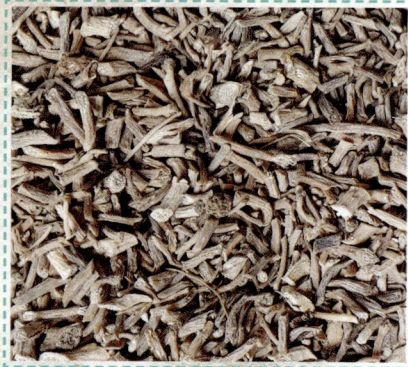
쇠무릎_ 뿌리(약재)

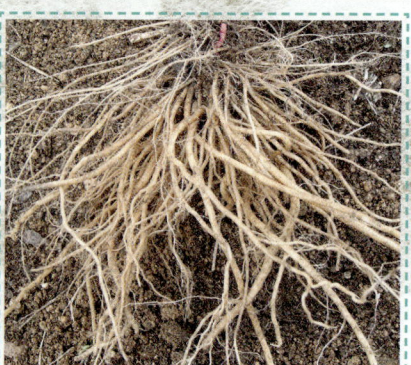
쇠무릎_ 뿌리(채취품)

잎 긴 타원형, 타원형 또는 거꿀달걀 모양의 잎이 마주난다. 양끝이 좁으며 가장자리가 밋밋하고 잎자루가 있다. 뒷면에 털이 약간 있다.

꽃 8~9월에 연한 녹색으로 피는데, 잎겨드랑이와 원줄기 끝에 이삭꽃차례로 달린다. 꽃은 밑에서부터 피어 올라가며, 꽃이 진 다음 꽃차례가 아래로 굽어서 꽃대축에 붙는다.

열매 긴 타원형의 포과(胞果)가 여러 개 모여 맺히고 9~10월에 익는다. 꽃받침으로 싸여 있고 암술대가 남아 있으며 1개의 종자가 들어 있다. 가시가 있어 옷에 잘 달라붙는다.

특징 및 사용방법 산현채(山莧菜), 대절채(對節菜), 쇠물팍, 쇠무릎지기, 은실, 백배, 마청초라고도 한다. 원줄기는 네모지고 곧게 자라며 가지가 많이 갈라진다. 마디가 소의 무릎처럼 두드러지므로 쇠무릎이라고 한다. 뿌리는 황토색이며 인삼과 비슷하게 향긋한 냄새가 난다. 진도산(産)이 유명하다. 여름에 잎을 따서 말려 차로 마신다. 약으로 쓸 때는 탕으로 하거나 환제, 산제로 만들어 사용하며, 술을 담그기도 한다.

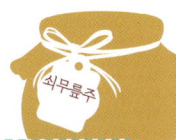

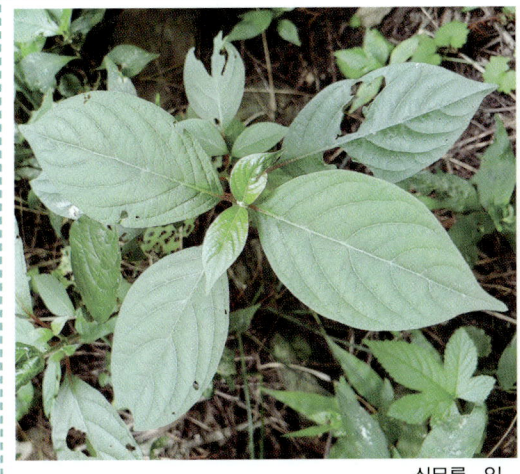
쇠무릎_ 잎

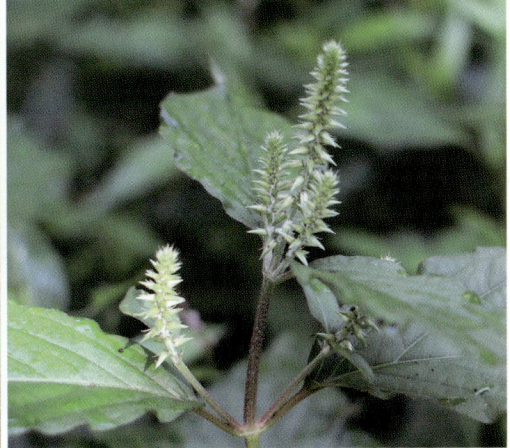
쇠무릎_ 꽃

적용 병증
- **근골통**筋骨痛 : 근육이나 뼈의 통증으로 몸을 움직이는 데 많은 장애가 따르는 경우의 처방이다. 소주잔 1잔을 1회분으로 1일 1~2회씩, 10~20일 동안 음용한다.

- **골절번통**骨節煩痛 : 뼈마디가 쑤시고 아픈 증상 가운데, 과거의 타박상으로 인한 통증에 효과적이다. 소주잔 1잔을 1회분으로 1일 1~2회씩, 7~10일 동안 음용한다.

- **신경통**神經痛 : 말초 신경이 자극을 받아 일정한 신경의 경로를 따라 발작적으로 일어나는 심한 통증이다. 소주잔 1잔을 1회분으로 1일 1~2회씩, 10~20일 동안 음용한다.

- **기타 적응증** : 혈액순환 개선, 거담, 관절염, 근염, 마비증세, 복막염, 생리통, 어혈

채취 및 구입 약재상에서 구입하거나 자생지에서 채취한다. 농촌의 들이나 산, 밭둑이나 강둑에서 많이 자생한다.

만드는 방법
- 가을에서 이듬해 봄 사이에 뿌리를 캐서 씻은 다음 말려두고 사용한다.
- 생뿌리는 250g, 말린 뿌리는 200g을 소주 3.6L에 넣고 밀봉한다.

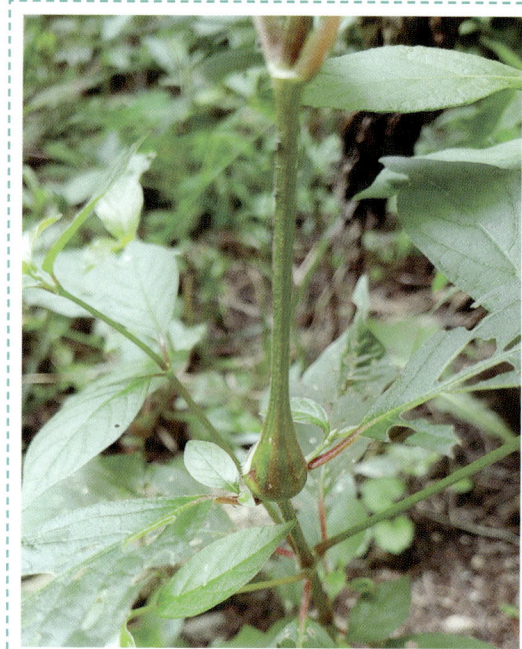
쇠무릎_ 줄기

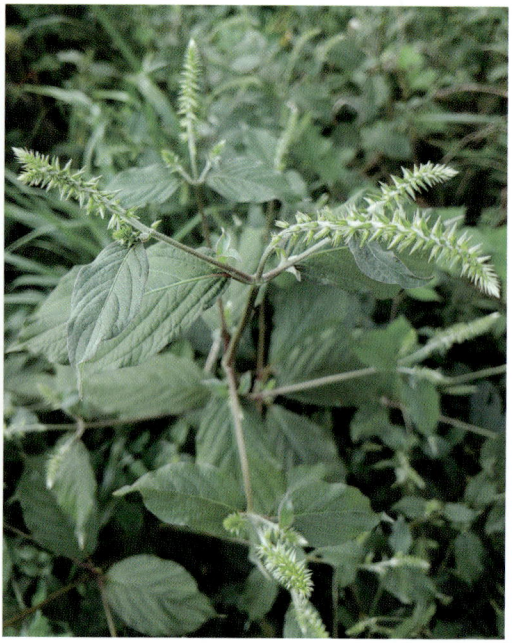
쇠무릎_ 종자 결실

- 5~6개월간 숙성시켜 음용하며, 2년 정도 숙성시킨 후에는 찌꺼기를 걸러내고 보관한다.

맛 맛은 쓰다. 인삼주와 비슷한 향이 난다. 흑설탕 100g을 가미하면 효과적이다.

주의사항
- 본 약술을 음용하는 중에 하늘타리, 깽깽이풀의 섭취를 금한다.
- 장복해도 무방하나 치유되는 대로 음용을 중단한다.

시호 酒

- 식물명 : 시호
- 과명 : 산형과
- 생약명 : 시호(柴胡)

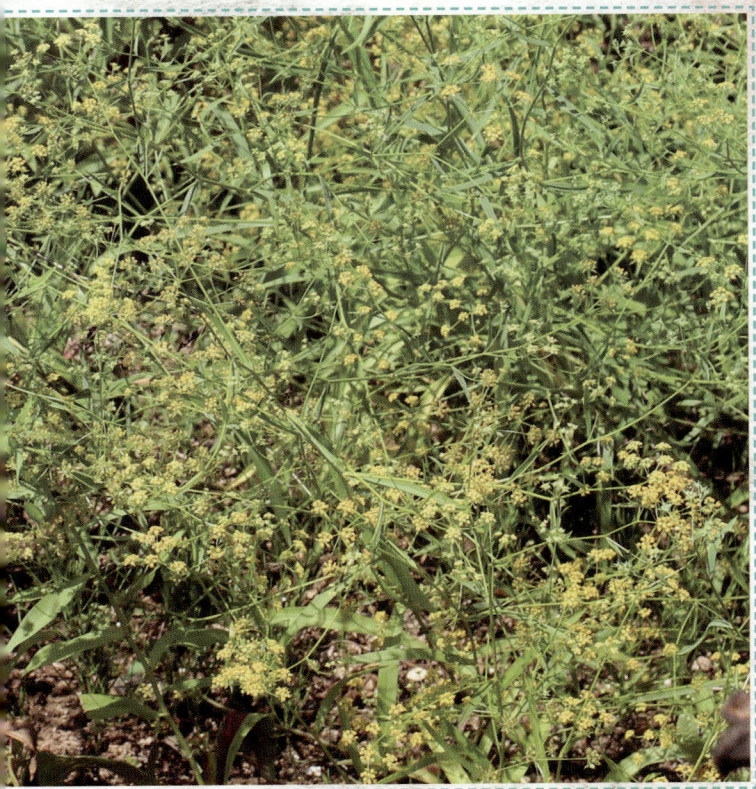
시호_ 지상부

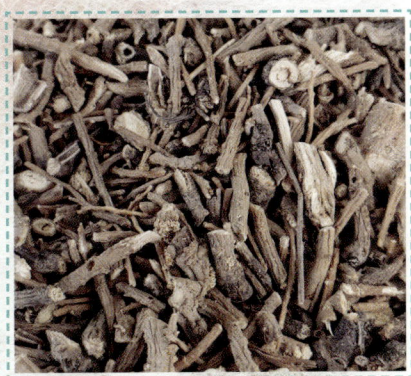
시호_ 뿌리(약재)

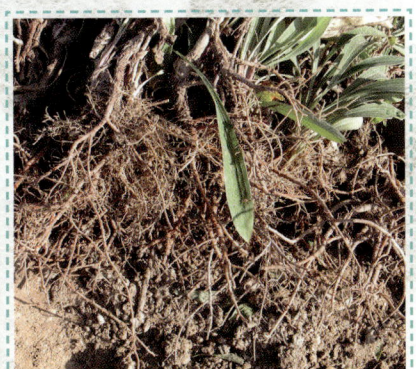
시호_ 뿌리(채취품)

잎 근생엽은 밑부분이 좁아져서 잎자루처럼 되고, 줄기잎은 넓은 줄 모양 또는 피침 모양으로 어긋난다. 연한 녹색으로 평행한 맥이 뚜렷하며, 잎끝이 뾰족하고 가장자리가 밋밋하며 털이 없다.

꽃 8~9월에 노란색으로 피는데, 원줄기 끝과 가지 끝에 겹산형꽃차례를 이루며, 2~7개의 작은꽃자루에 각각 5~10개의 작은 꽃이 달린다.

열매 좌우로 조금 납작한 타원형의 분열과가 맺혀 9~10월에 익는다.

특징 및 사용방법 북시호, 묏미나리라고도 한다. 원줄기는 가늘고 딱딱하며 털이 없고, 윗부분에서 가지가 약간 갈라진다. 뿌리줄기는 굵고 짧다. 뿌리에 사포닌과 지방유 등이 들어 있어 식용, 약용된다. 약으로 쓸 때는 주로 탕으로 하여 사용한다. 주로 운동계, 신경계, 순환계 등의 질환을 치료한다.

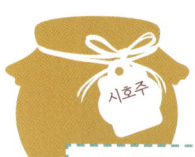

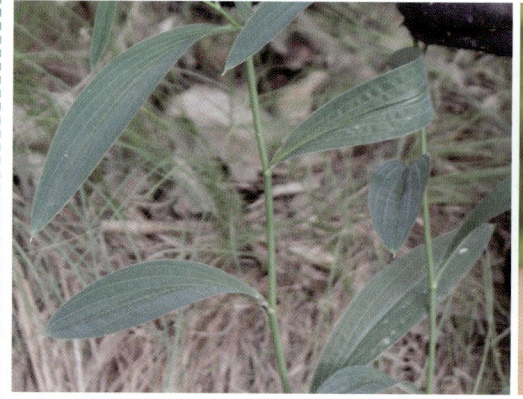
시호_잎

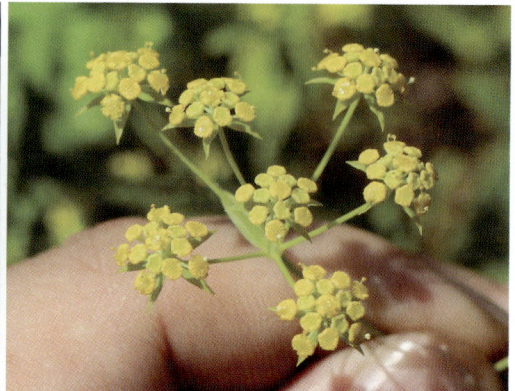
시호_꽃

적용병증
- **흉통**胸痛 : 가슴의 경맥 순환이 안되어 가슴이 아픈 증상이다. 소주잔 1잔을 1회분으로 1일 2~3회씩, 7~12일 동안 음용한다.

- **담낭염**膽囊炎 : 담관의 폐쇄에 따른 이차적인 세균 감염으로 생기는 염증성 질환으로, 담즙 배설에 장애가 일어나며 얼굴이 누런빛을 띠게 된다. 소주잔 1잔을 1회분으로 1일 2~3회씩, 10~12일 동안 음용한다.

- **흉협팽만**胸脇膨滿 : 명치에서부터 양 옆구리까지 그득하게 부풀어 오르고, 사지를 누르면 긴장감과 저항이 느껴지며 압통이 있는 병증이다. 소주잔 1잔을 1회분으로 1일 2~3회씩, 10~15일 동안 음용한다.

- **기타 적응증** : 위팽만, 골절번통, 뇌졸중, 구안와사, 신경통, 중풍, 치통

채취 및 구입 전국의 산골짜기 풀밭에서 자생하며, 재배 농가가 많다.

만드는 방법
- 약효는 뿌리에 있다. 구입한 뿌리를 물로 깨끗이 씻어 말린 후 사용한다.
- 말린 뿌리 200g 또는 생뿌리 240g을 소주 3.6L에 넣고 밀봉한다.
- 8개월 이상 숙성시켜 음용하며, 18개월 정도 숙성시킨 후에는 찌꺼기를 걸러내고 보관한다.

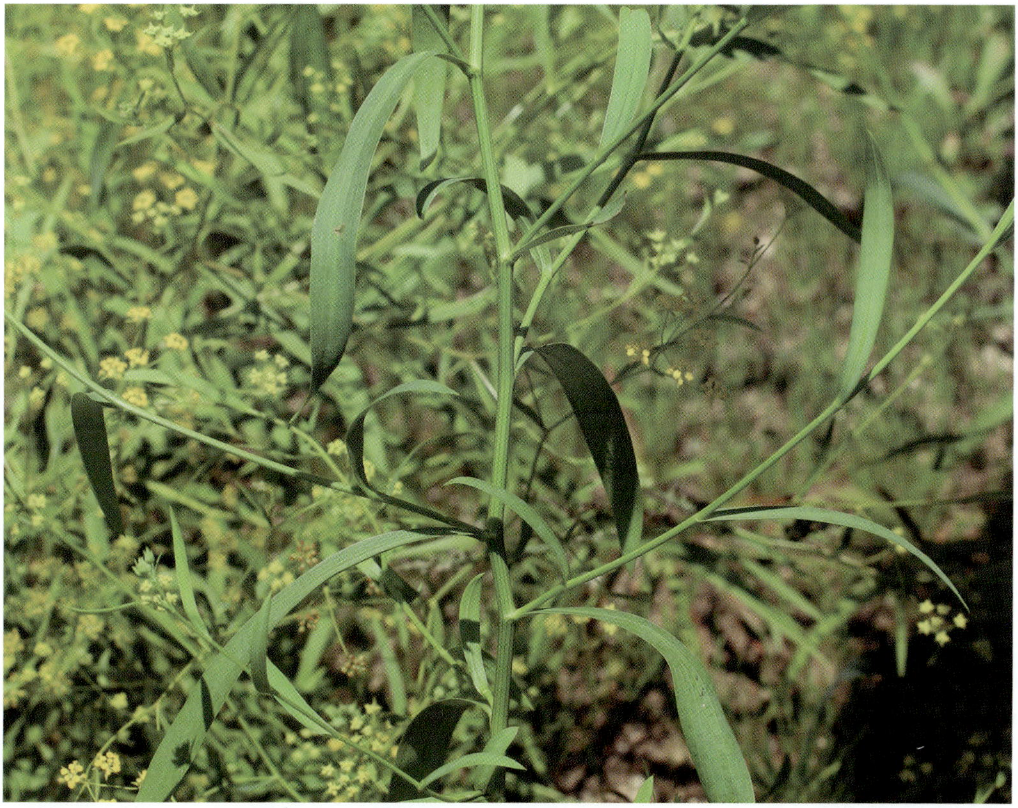

시호_ 줄기

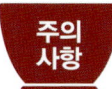 맛은 쓰다. 황설탕 100g을 가미하여 사용할 수 있다.

주의사항
- 본 약술을 음용하는 중에 신장염, 구토가 있을 시에는 음용을 금한다.
- 치유되는 대로 음용을 중단한다.

실새삼 酒

- 식물명 : 실새삼
- 과명 : 메꽃과
- 생약명 : 토사자(菟絲子)

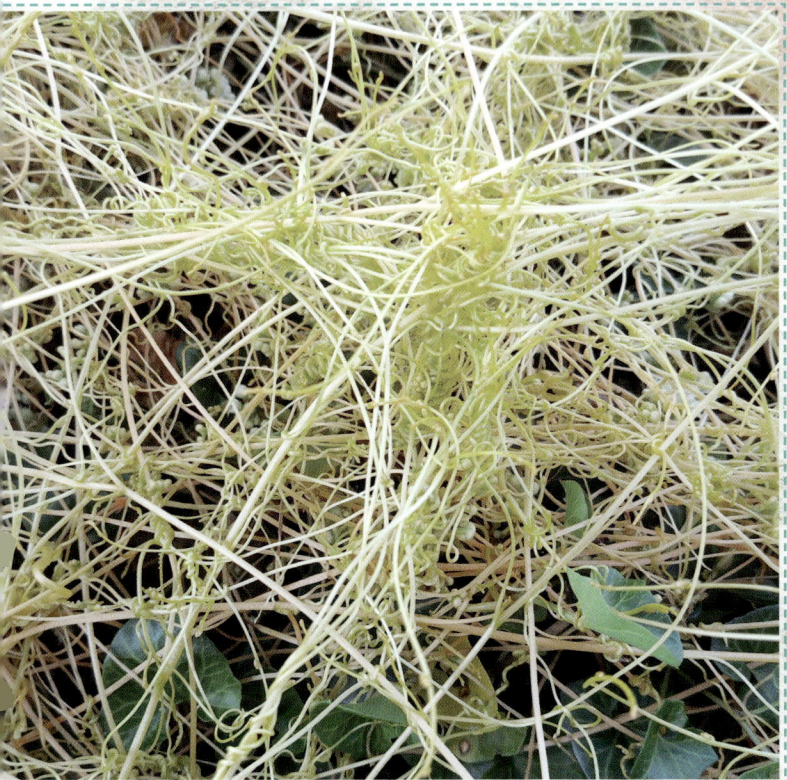

실새삼_ 지상부

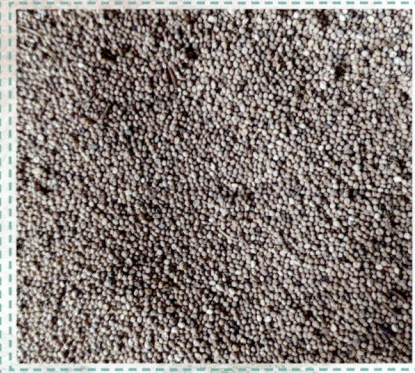

실새삼_ 종자(약재)

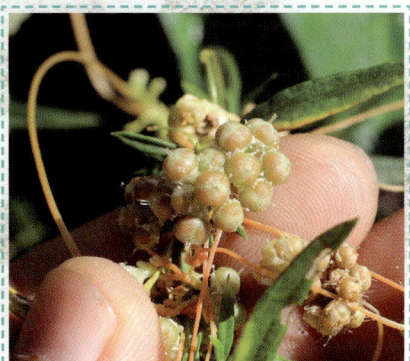

실새삼_ 열매

잎 비늘같이 생긴 노란색 잎이 드문드문 어긋난다.

꽃 7~8월에 흰색으로 피는데, 짧은 꽃자루가 있는 잔꽃이 가지의 각 부분에 취산꽃차례 또는 총상꽃차례로 빽빽이 달리며, 여러 개가 모여서 덩어리를 이룬다. 꽃부리는 종 모양이고 끝이 5개로 갈라진다.

열매 달걀 모양의 삭과는 밑부분에 꽃받침이 달려 있으며, 9~10월에 익으면 껍질이 벌어지면서 종자가 몇 개 나온다.

특징 및 사용방법 원줄기는 황적색으로 철사 같으며 주로 콩과식물에 기생한다. 기주(寄主)에 감아 올라가면 뿌리가 없어지고, 기주식물에서 양분을 흡수한다. 실 모양으로 노란색을 띠어 먼 거리에서도 알아보기 쉽다. 약으로 쓸 때는 주로 탕으로 하며 술을 담그기도 한다.

적용 병증

- **유정증**遺精症 : 자신도 모르게 정액이 몸 밖으로 흘러나오는 증세로, 주로 잠자는 동안에 정액이 유출되는 경우의 처방이다. 소주잔 1잔을 1회분으로 1일 2~3회씩, 6~7일 동안 음용한다.

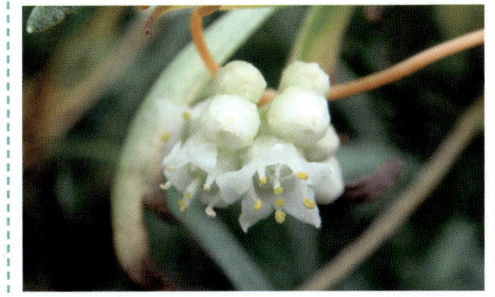

실새삼_꽃

- **요빈삭**尿頻數 : 하루의 배뇨량에는 거의 변화가 없으나, 소변보는 횟수가 많아지는 증상이다. 소주잔 1잔을 1회분으로 1일 2~3회씩, 7~10일 동안 음용한다.
- **요슬산통**腰膝酸痛 : 허리와 무릎이 쑤시고 저리며 걷거나 앉아 있을 때에도 매우 심한 통증이 일어나는 증세이다. 소주잔 1잔을 1회분으로 1일 2~3회씩, 15~20일 동안 음용한다.
- **기타 적응증** : 명목, 허약체질 개선, 당뇨병, 빈뇨, 요통, 음위

채취 및 구입 전국의 밭둑이나 풀밭에 자생하는 것을 직접 채취하여 사용한다. 새삼의 종자는 약령시장에서 많이 취급한다.

만드는 방법
- 약효는 전초나 종자(토사자)에 있다. 전초나 종자를 물로 깨끗이 씻어 말린 다음 사용한다.
- 말린 전초 210g 또는 종자 190g을 소주 3.6L에 넣고 밀봉한다.
- 8개월 이상 숙성시켜 음용하며, 18개월 정도 숙성시킨 후에는 찌꺼기를 걸러내고 보관한다.

맛 맛은 전초나 종자 모두 맵고 달다. 당류를 가미하지 않는다.

주의 사항
- 본 약술을 음용하는 중에 모란의 섭취를 금한다.
- 여러 날 장복하여도 무방하다.

앵도 酒

- 식물명 : 앵도나무
- 과명 : 장미과
- 생약명 : 앵도(櫻桃)

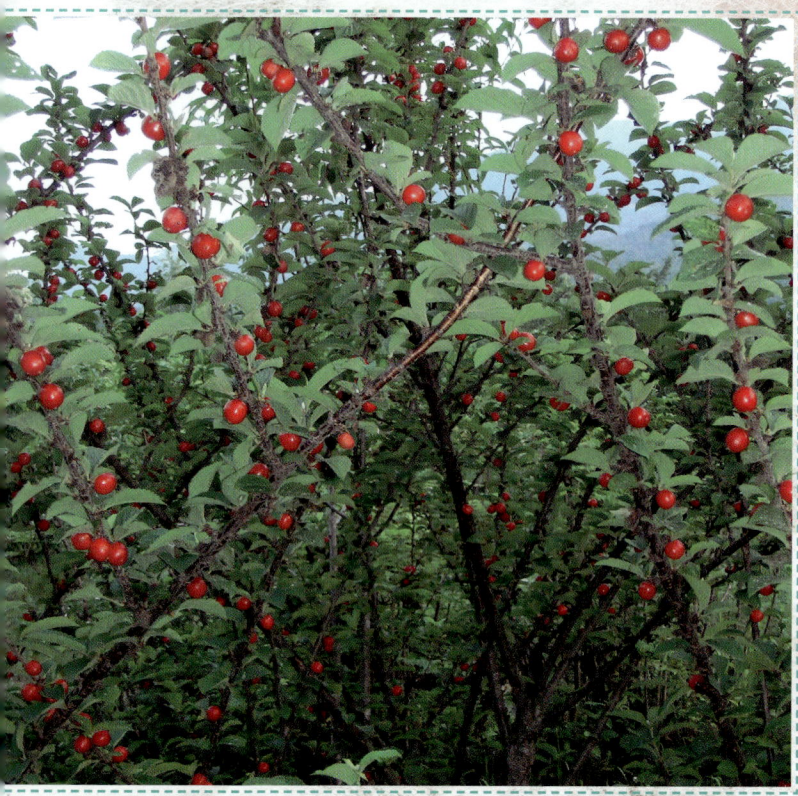

앵도나무_ 나무모양

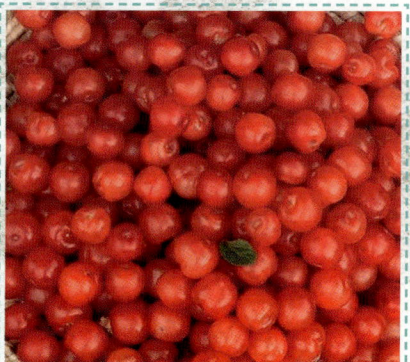

앵도나무_ 열매(약재)

앵도나무_ 열매(채취품)

잎 거꿀달걀 모양의 잎이 어긋난다. 잎끝이 뾰족하고 밑부분이 둥글며 가장자리에 잔톱니가 있다. 표면에는 잔털이 있고, 뒷면에는 흰색 융털이 빽빽이 나 있다.

꽃 4월에 흰색 또는 연홍색으로 잎보다 먼저 피거나 같이 피는데, 잎겨드랑이에 1~2개씩 달린다. 꽃잎과 꽃받침조각은 5개이고 잔톱니와 털이 있다.

열매 둥근 핵과가 맺혀 6월에 붉은색으로 익는다.

특징 및 사용방법 나무껍질은 흑갈색이고, 가지가 많이 갈라지며 어린가지에 융털이 빽빽이 나 있다. 식용, 밀원, 약용으로 이용된다. 울안에 한두 그루 심으면 뱀 종류가 범접을 못한다. 불에 탄 가지의 재를 술에 타서 마시면 복통과 전신통에 효과가 있다. 약으로 쓸 때는 종자를 깨서 그 속의 하얀 알맹이를 탕으로 하거나 산제로 만들어 사용한다.

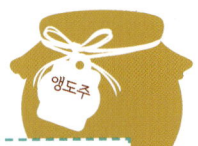

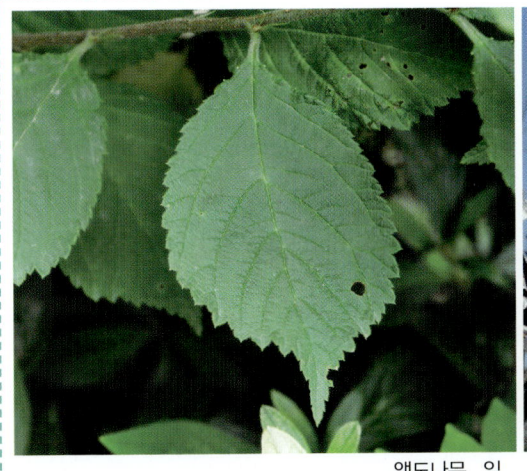
앵도나무_ 잎

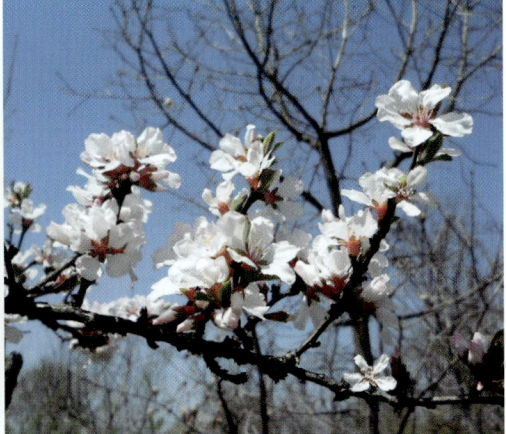
앵도나무_ 꽃

적용병증
- **조갈증**燥渴症 : 목이 몹시 말라 물을 자꾸 마시는 증상이다. 소주잔 1잔을 1회분으로 1일 1~2회씩, 7~10일 동안 음용한다.

- **대변불통**大便不通 : 대변을 2일 이상 보지 못하는 경우의 처방이다. 소주잔 1잔을 1회분으로 1일 2~3회씩, 4~5일 동안 음용한다.

- **변비**便祕 : 대변 횟수가 줄어들고 대변이 딱딱한 경우의 처방이다. 소주잔 1잔을 1회분으로 1일 1~2회씩, 4~5일 동안 음용한다.

- **기타 적응증** : 이뇨, 유정, 황달, 월경불순, 사독

채취 및 구입 시장이나 농가에서 구입한다.

만드는 방법
- 약효는 열매에 있다. 6~7월에 열매를 구입하거나 채취하여 물로 씻고 물기를 완전히 없앤 다음 생으로 사용한다.
- 생열매 250~300g을 소주 3.6L에 넣고 밀봉한다.
- 3~4개월간 숙성시켜 음용하며, 12개월 정도 숙성시킨 후에는 찌꺼기를 걸러내고 보관한다.

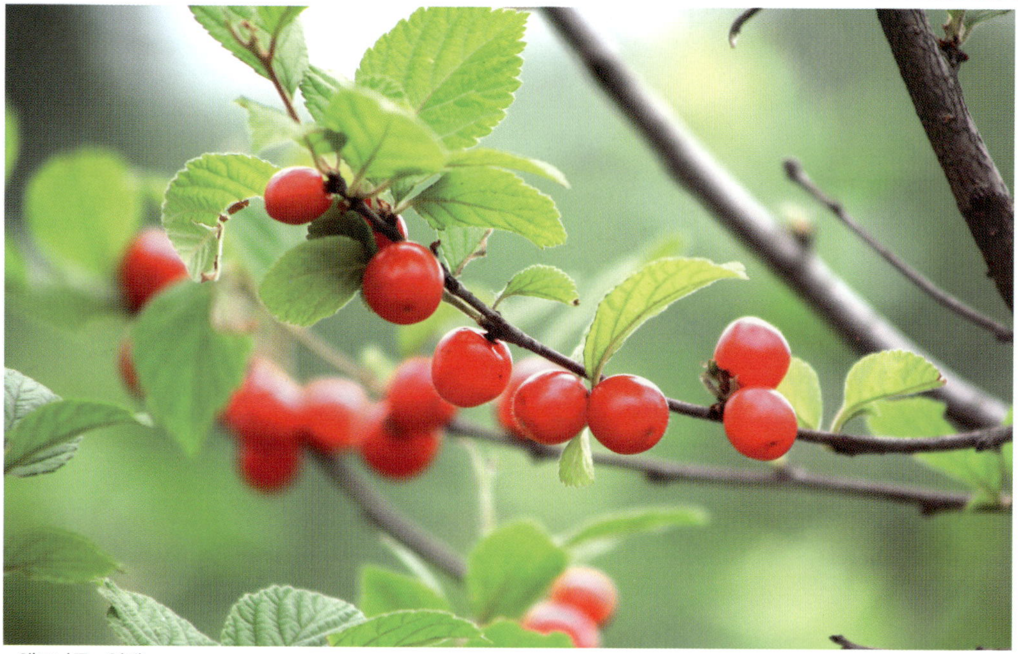

앵도나무_ 열매

맛 맛은 달고 약간 시고 맵다. 설탕을 100g 정도 가미할 수 있다.

주의사항
- 본 약술을 음용하는 중에 가려야 하는 음식은 없다.
- 많은 양을 장복하는 것은 금한다.

엉겅퀴 酒

- 식물명 : 엉겅퀴
- 과명 : 국화과
- 생약명 : 대계(大薊)

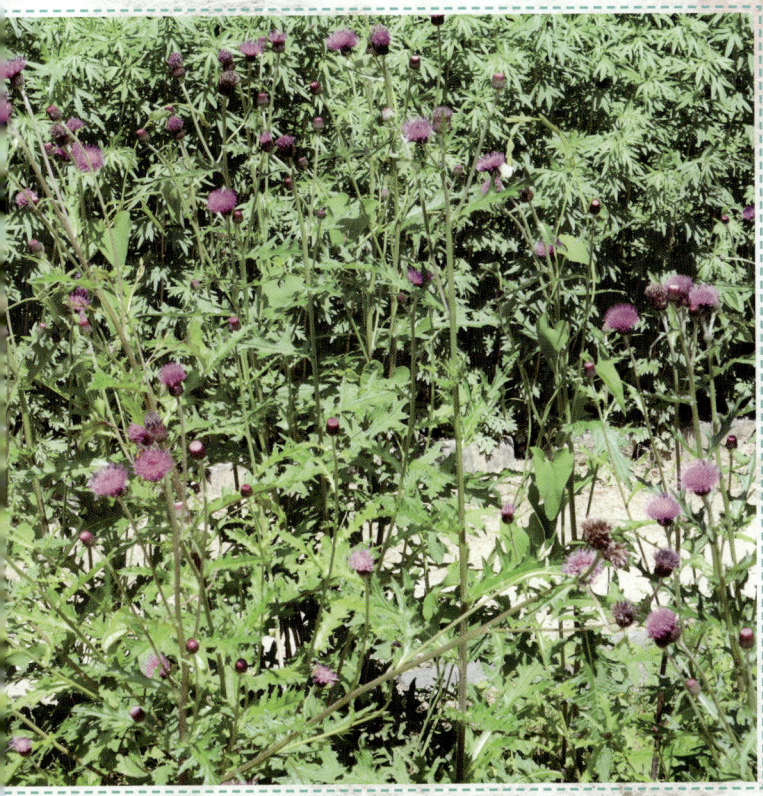
엉겅퀴_ 지상부

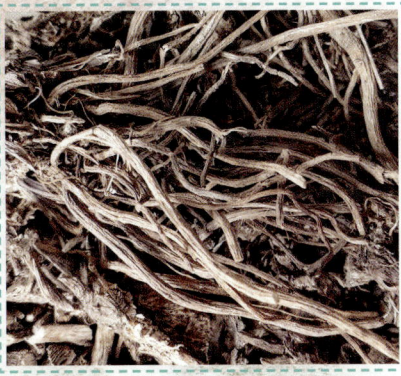
엉겅퀴_ 뿌리(약재)

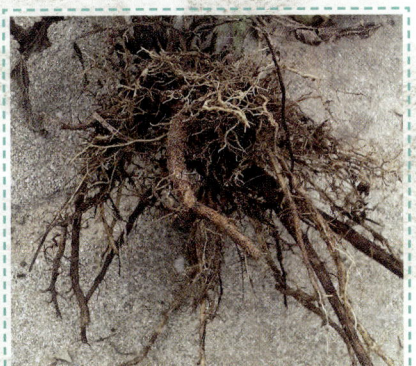
엉겅퀴_ 뿌리(채취품)

잎 근생엽은 꽃이 필 때까지 남아 있고 줄기잎보다 크다. 타원형 또는 피침상 타원형의 줄기잎은 깃꼴로 갈라진 후 가장자리가 다시 갈라지며, 밑부분은 원줄기를 감싼다. 양면에 털이 있고 가장자리에 깊이 패어 들어간 톱니와 가시가 있다.

꽃 6~8월에 자주색 또는 붉은색 두상화가 원줄기와 가지 끝에 1개씩 달린다. 꽃은 모두 대롱꽃이다.

열매 수과가 맺혀 9~10월에 익으며, 흰색의 갓털이 있다.

특징 및 사용방법 가시나물이라고도 한다. 줄기는 곧게 서고 전체에 흰색 털과 거미줄 같은 털이 나 있다. 관상용, 식용, 약용으로 이용된다. 어린순을 나물로 먹고 뿌리는 찌개를 끓이거나 기름에 튀겨 먹는다. 약으로 쓸 때는 탕으로 하거나 산제로 만들어 사용하며 뿌리로는 술을 담근다.

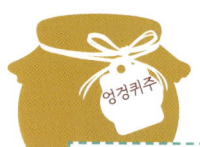

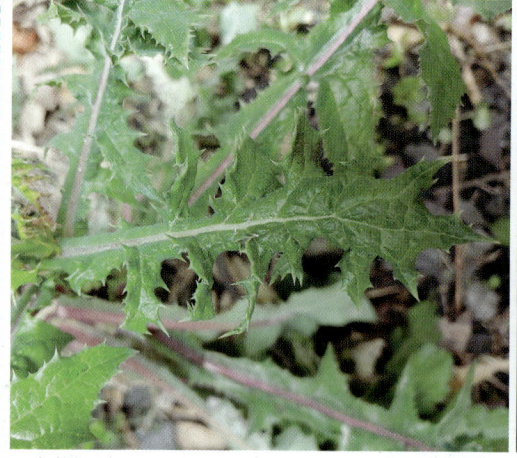
엉경퀴_ 잎

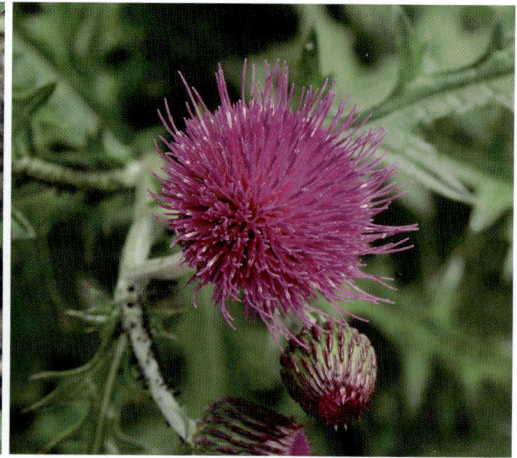
엉경퀴_ 꽃

적용병증
- **보양**補陽 : 남성의 양기(陽氣: 정기, 정신력과 기력, 생명의 원천이 되는 원기)를 돋우는 처방이다. 소주잔 1잔을 1회분으로 1일 1~2회씩, 20~25일 동안 음용한다.

- **보혈**補血 : 혈액을 보하여 기를 더하기 위한 처방이다. 소주잔 1잔을 1회분으로 1일 1~2회씩, 10~20일 동안 음용한다.

- **위염**胃炎 : 위의 점막에 생기는 염증성 질환으로, 위가 쓰리고 아프며 소화기능에 장애가 온다. 소주잔 1잔을 1회분으로 1일 1~2회씩, 8~12일 동안 음용한다.

- **기타 적응증** : 혈액순환 개선, 관절염, 대하, 부종, 사혈, 신경통, 심근경색

채취 및 구입 약재상에서 구입한다. 산이나 들에서 직접 채취할 수도 있다.

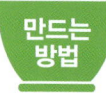 **만드는 방법**
- 약효는 전초와 뿌리에 있다. 잎은 개화기에, 뿌리는 가을에서 이듬해 봄 사이에 채취하여 물로 씻은 다음 물기를 말려 사용하거나 햇볕에 말려 썰어서 사용한다.

- 생뿌리는 180g, 말린 뿌리는 130g을 소주 3.6L에 넣고 밀봉한다.

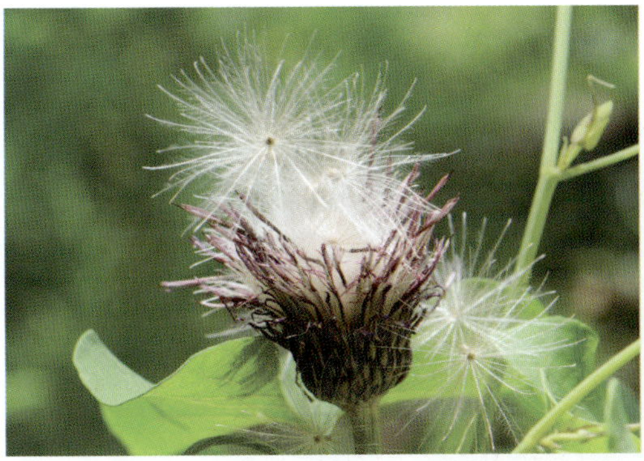

엉겅퀴_ 종자 결실

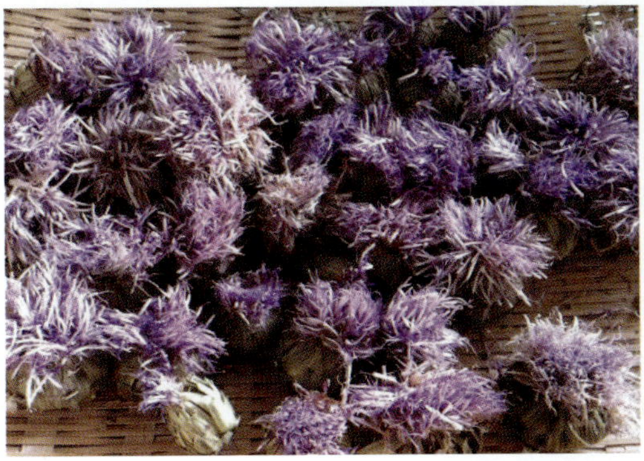

엉겅퀴_ 꽃(채취품)

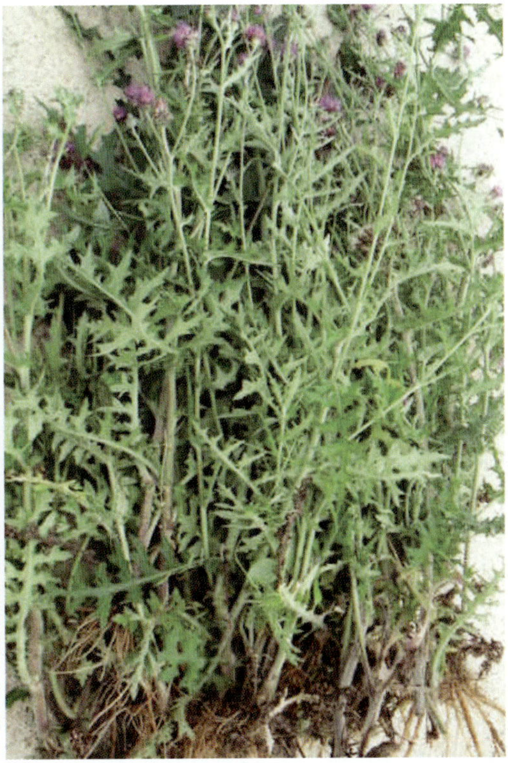

엉겅퀴_ 전초(채취품)

• 5~6개월 이상 숙성시켜 음용하며, 2년 정도 숙성시킨 후에는 찌꺼기를 걸러내고 보관한다.

맛 맛은 쓰고 약간 달다. 당류를 가미하지 않는다.

주의사항

• 본 약술을 음용하는 중에 가려야 하는 음식은 없다.

• 장복해도 해롭지는 않으나 치유되는 대로 음용을 중단한다.

연자 酒

- 식물명 : 연꽃
- 과명 : 수련과
- 생약명 : 연자육(蓮子肉)

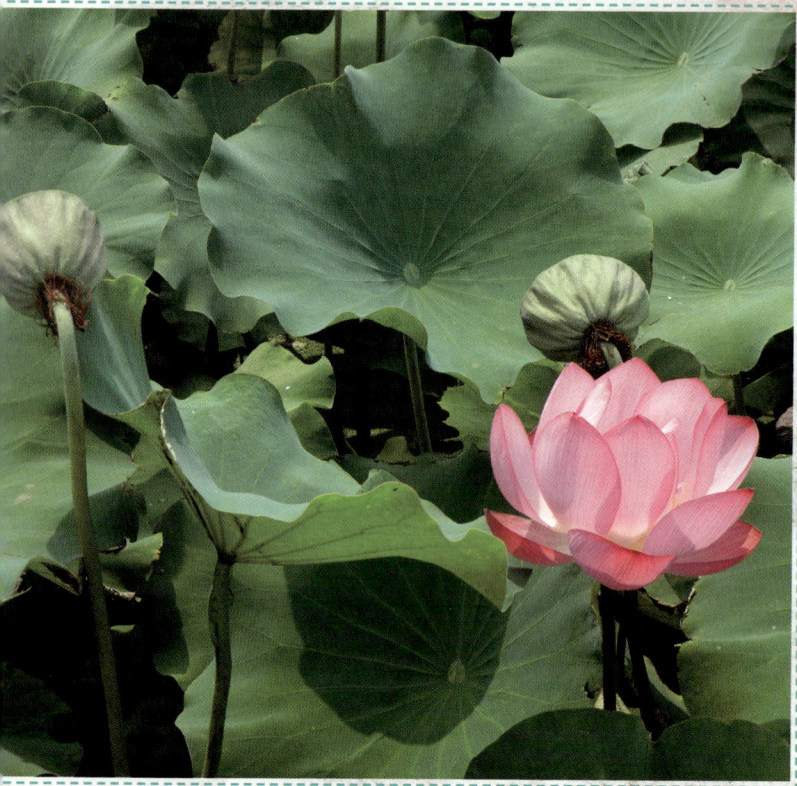

연꽃_ 지상부

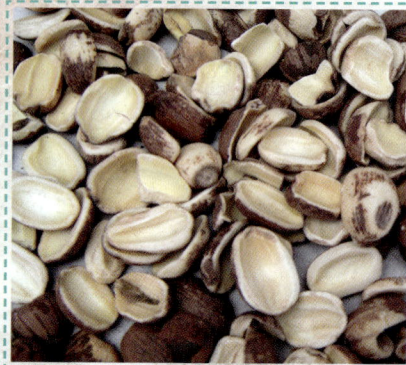

연꽃_ 종자(약재)

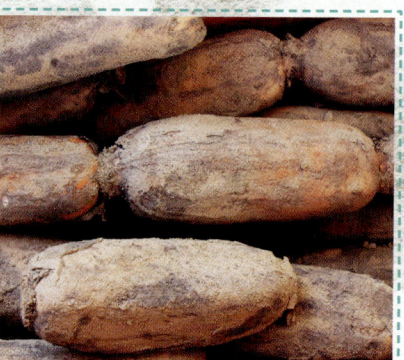

연꽃_ 뿌리줄기(채취품)

잎 둥근 방패 모양의 큰 잎이 뿌리줄기에서 나와 수면 위로 솟는다. 물에 젖지 않으며 잎맥이 사방으로 퍼지고 가장자리가 밋밋하다. 잎자루는 길고 겉에 짧고 뾰족한 가시가 있으며 안에 있는 구멍은 땅속줄기의 구멍과 통한다.

꽃 7~8월에 흰색 또는 연한 홍색의 큰 꽃이 꽃줄기 끝에 1송이씩 달리며, 꽃줄기에 가시가 있다. 한낮에는 오므라든다.

열매 타원형의 견과가 9~10월에 검게 익는다. 종자가 꽃받침의 구멍에 들어 있다.

특징 및 사용방법 굵은 뿌리줄기가 옆으로 뻗어가며 마디가 많고, 가을에는 특히 끝부분이 굵어진다. 종자의 수명이 길어, 2천 년 묵은 종자가 발아한 예가 있다. 뿌리를 연근(蓮根), 열매를 연밥이라고 하며 종자와 함께 식용한다. 약으로 쓸 때는 탕으로 하거나 환제, 산제로 만들거나 쪄서 사용한다. 종자의 껍질을 벗긴 알맹이는 주로 신경계와 순환계 질환을, 연근은 순환계와 이비인후과 질환을 치료한다.

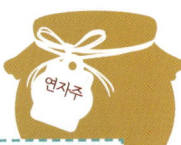

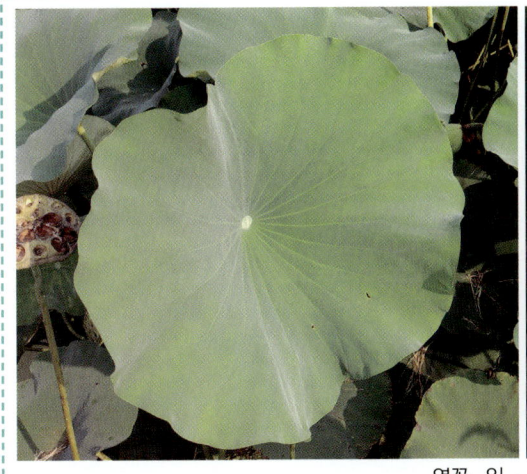
연꽃_ 잎

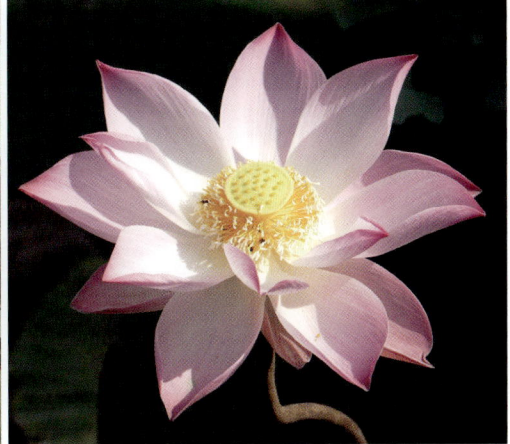
연꽃_ 꽃

- **적용병증**
  - **흉통**胸痛 : 심장과 비장 사이에 밤알만 하게 혈액이 뭉쳐 다니며 통증이 오는 경우의 처방이다. 소주잔 1잔을 1회분으로 1일 3~4회씩, 7~12일 동안 음용한다.

- **다몽**多夢 : 꿈을 지나치게 많이 꾸어, 수면 부족이나 피로감 등이 생기는 경우의 처방이다. 소주잔 1잔을 1회분으로 1일 2~3회씩, 7~10일 동안 음용한다.

- **노화방지**老化防止 : 특히 피부가 늘어지는 것을 방지하는 처방이다. 소주잔 1잔을 1회분으로 1일 2~3회씩, 20~30일 동안 음용한다.

- **기타 적응증** : 건망증, 불면증, 신경쇠약, 비염, 부종, 근골위약, 대하

채취 및 구입 채소가게에서 말리지 않은 것을 구입할 수 있다. 산지(産地)에서 9월부터 이듬해 4월까지 채취한 것을 구입하여 사용한다.

만드는 방법
- 약효는 뿌리나 종자에 있다. 뿌리나 종자를 구입하여 물로 깨끗이 씻은 다음 뿌리는 생으로, 종자는 말려두고 사용한다.
- 생뿌리는 250g, 종자(연자육)는 200g을 소주 3.6L에 넣고 밀봉한다.

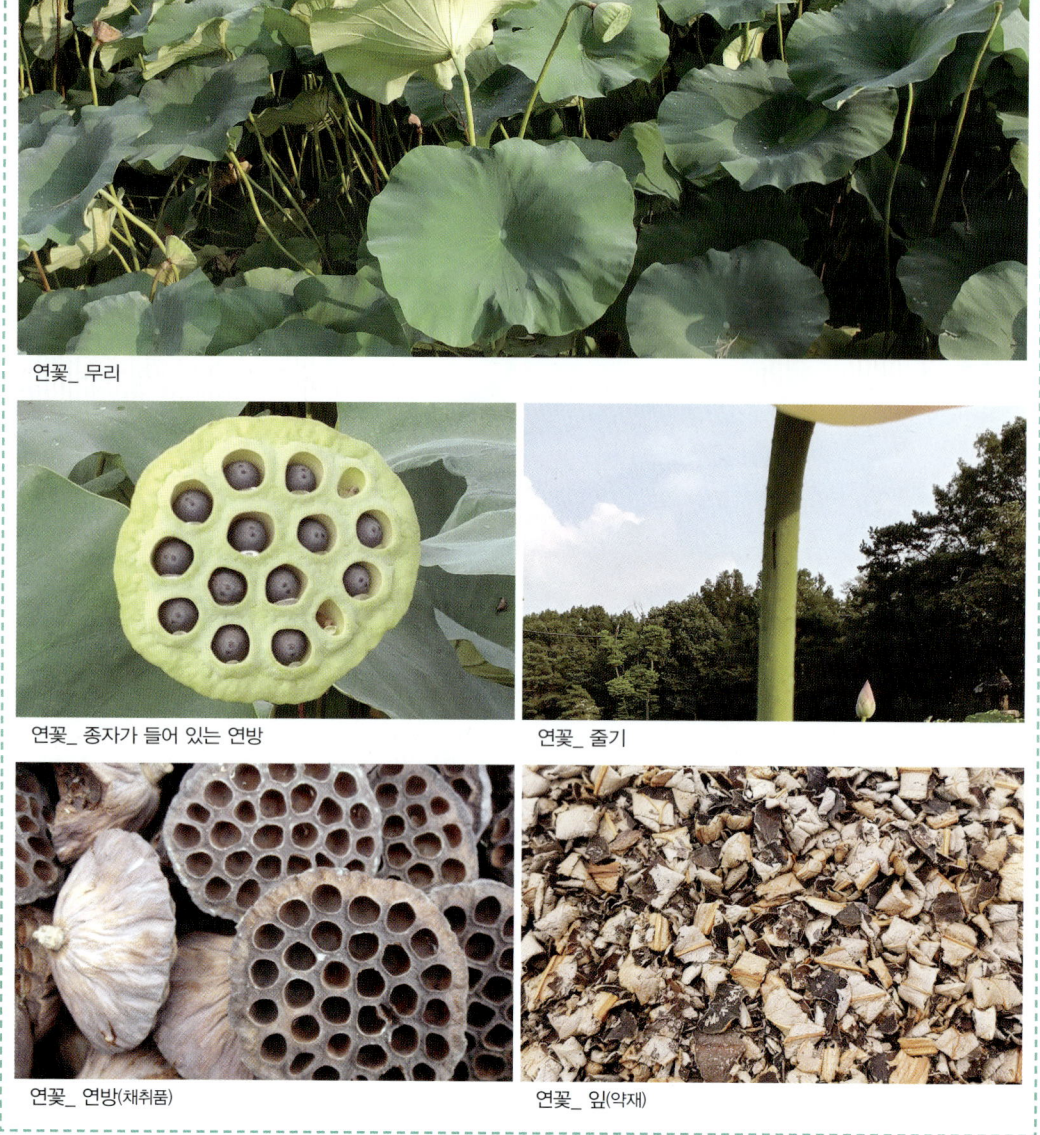

연꽃_ 무리

연꽃_ 종자가 들어 있는 연방

연꽃_ 줄기

연꽃_ 연방(채취품)

연꽃_ 잎(약재)

- 12개월 이상 숙성시켜 음용하며, 그대로 보관, 사용해도 된다.

맛 맛은 달고 떫다. 백설탕을 100g 정도 가미할 수 있다.

주의사항
- 본 약술을 음용하는 중에 지황(생지황, 건지황, 숙지황)의 섭취와 쇠붙이의 접촉을 금한다.
- 여러 날(20일 이상) 장복하여도 무방하다.

오미자 酒

- 식물명 : 오미자
- 과명 : 오미자과
- 생약명 : 오미자(五味子)

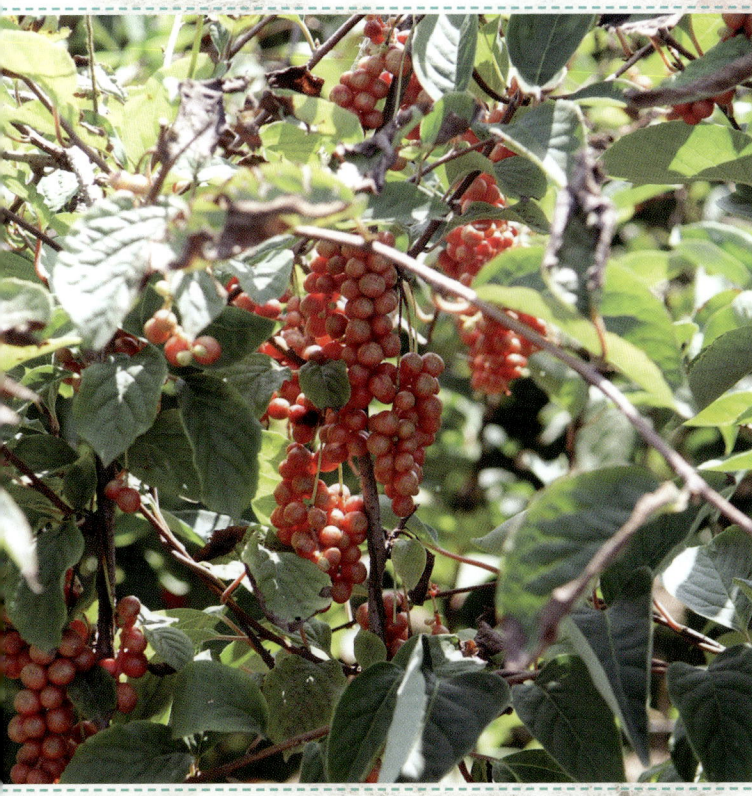
오미자_ 열매와 잎

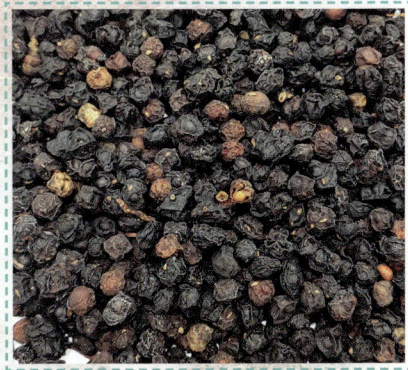
오미자_ 열매(약재)

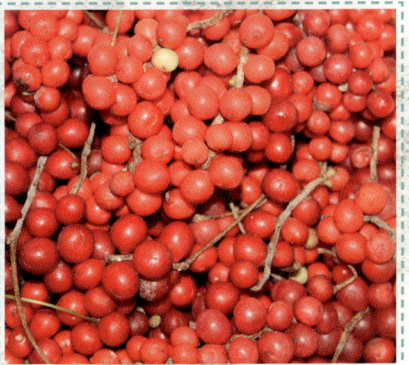
오미자_ 열매(채취품)

잎 넓은 타원형, 긴 타원형 또는 달걀 모양의 잎이 어긋나고 짧은 가지에서는 모여난다. 잎끝이 뾰족하고 가장자리에 치아 모양의 톱니가 있으며, 뒷면의 맥 위에 털이 있다.

꽃 암수딴그루이며, 6~7월에 약간 붉은빛을 띠는 황백색의 꽃이 짧은 가지의 잎겨드랑이에 3~5송이씩 핀다. 꽃자루가 길고 향기가 좋다.

열매 꽃이 핀 다음 꽃받침이 자라서 둥근 장과 여러 개가 이삭 모양으로 달려 아래로 늘어진다. 8~9월에 붉은색으로 익는데, 속에 1~2개의 종자가 들어 있다.

특징 및 사용방법 줄기는 나무를 기어오르는 성질이 있다. 열매에 신맛, 단맛, 쓴맛, 짠맛, 매운맛의 다섯 가지 맛이 섞여 있어 오미자라 한다. 서리가 내린 뒤에 완전히 익은 열매를 따서 햇볕에 말린 다음 사용한다. 어린순은 나물로 먹는다. 약으로 쓸 때는 탕으로 하거나 환제, 산제로 만들어 사용하며 술을 담그기도 한다.

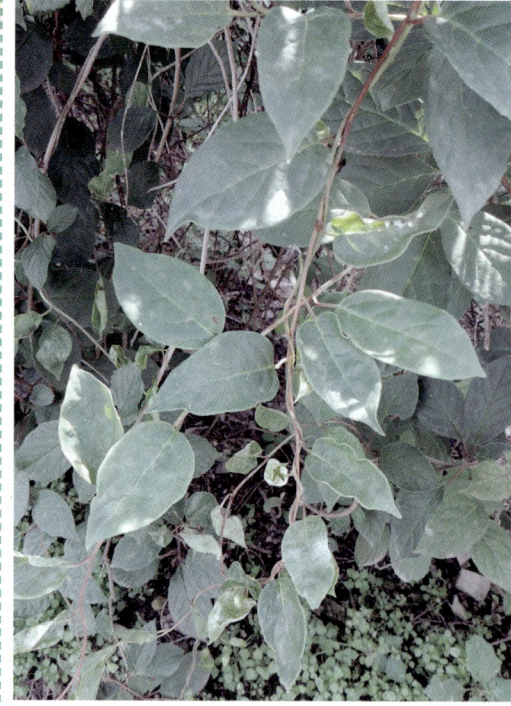
오미자_ 잎과 덩굴줄기

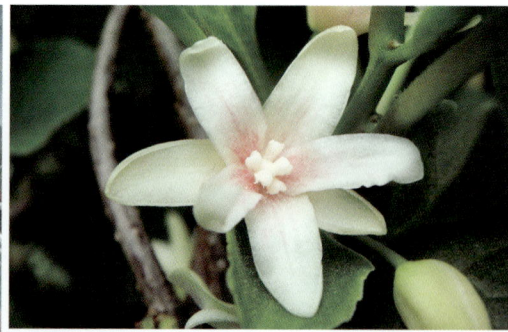
오미자_ 수꽃

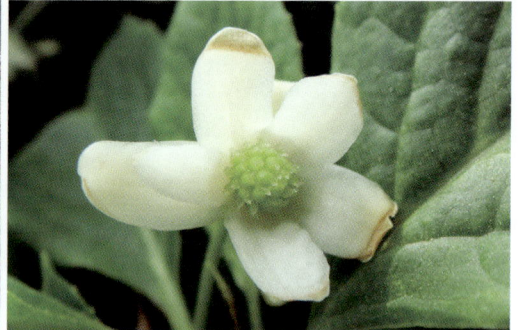
오미자_ 암꽃

적용 병증
- **피로회복**疲勞回復 : 피로는 신체적 이상의 징후이다. 주로 환절기나 이른 봄에 온몸이 나른하고 권태로우며 특정한 곳 없이 온몸이 아픈 경우의 처방이다. 소주잔 1잔을 1회분으로 1일 1~2회씩, 15~20일 동안 음용한다.

- **주독**酒毒 : 술에 중독이 되어 얼굴에 붉은 반점이 나타나는 경우의 처방이다. 위장장애나 빈혈 등의 원인이 된다. 소주잔 1잔을 1회분으로 1일 1~2회씩, 10~15일 동안 음용한다.

- **기타 적응증** : 폐기보호, 동맥경화, 간장병, 뇌기능 장애, 심장마비, 유정

채취 및 구입 약재상에서 취급하며, 깊은 산 자생지에서 직접 채취할 수 있다.

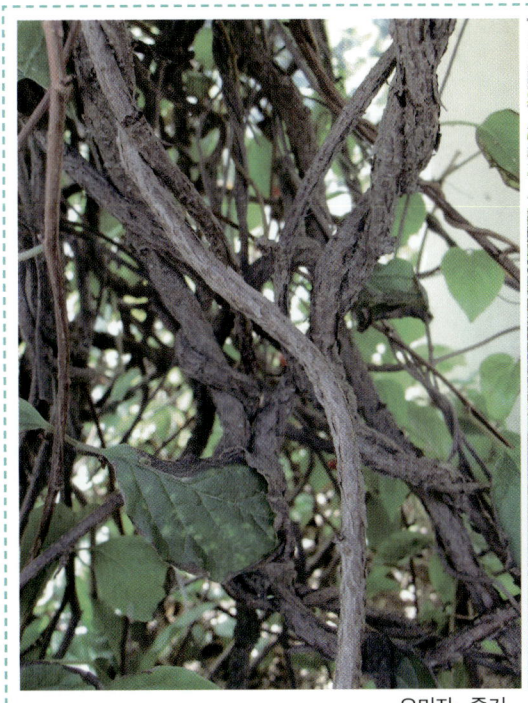
오미자_ 줄기

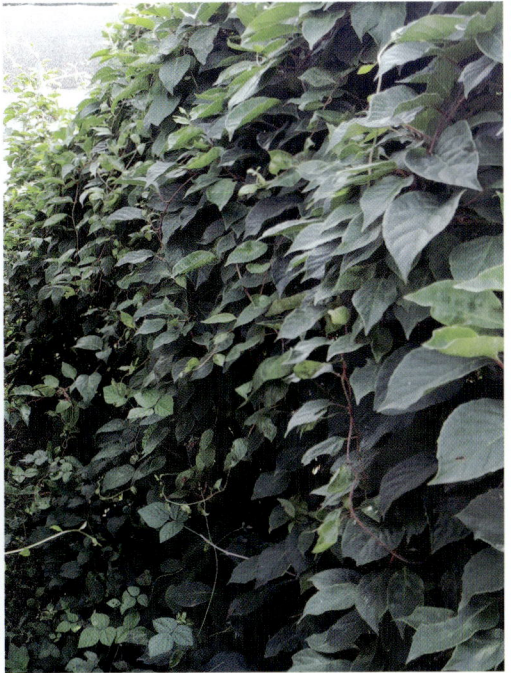
오미자_ 나무모양

만드는 방법
- 약효는 열매에 있다. 방향성(芳香性)이 있다. 10~11월 서리가 내릴 무렵 익은 열매만을 채취하여 햇볕에 말리거나 화로에 건조시킨다.
- 말린 열매 180g을 소주 3.6L에 넣고 밀봉한다.
- 6~8개월간 숙성시켜 음용하며, 2년 정도 숙성시킨 후에는 찌꺼기를 걸러내고 보관한다.

맛
맛은 향이 짙으면서 약간 시고, 떫고, 맵고, 쓰고, 달다. 꿀을 100g 정도 가미해도 무방하다.

주의사항
- 본 약술을 음용하는 중에 폐가 약할 경우, 철의 접촉을 금한다.
- 여러 날 장복해도 이로운 술이다.

오이풀 酒

- 식물명 : 오이풀
- 과명 : 장미과
- 생약명 : 지유(地楡)

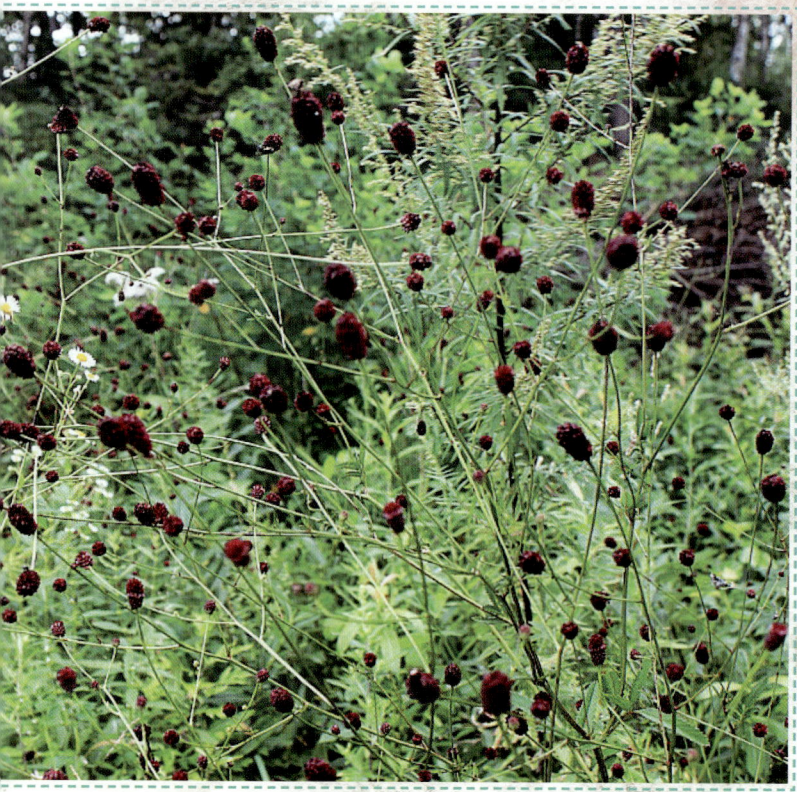
오이풀_ 무리

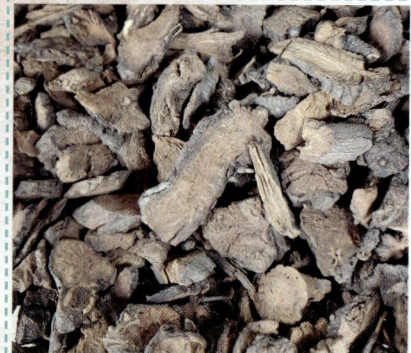
오이풀_ 뿌리(약재)

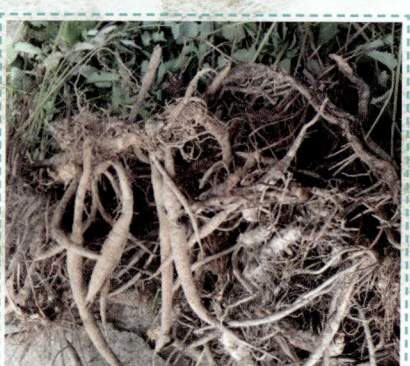
오이풀_ 뿌리(채취품)

잎 근생엽은 작은잎 5~11개로 이루어진 깃꼴겹잎이며, 작은잎은 긴 타원형으로 가장자리에 톱니가 있다. 줄기잎은 작고, 짧은 잎자루가 있거나 없는 경우도 있다.

꽃 7~9월에 홍자색 또는 검붉은색 꽃이 줄기나 가지 끝에 이삭꽃차례로 달린다. 꽃이삭은 타원형 또는 거꿀달걀상 타원형이며 위에서부터 꽃이 피기 시작한다.

열매 네모진 수과가 맺히고 꽃받침에 싸여 있으며 9~10월에 익는다.

특징 및 사용방법 원줄기는 곧게 자라고 윗부분에서 가지가 갈라지며 전체에 털이 없다. 뿌리줄기는 옆으로 비스듬히 방추형으로 자라고 잔뿌리가 내린다. 잎을 따서 비비면 오이 냄새가 난다. 뿌리를 지유(地楡)라 하며 약용하고, 어린잎을 물에 우려 식용한다. 약으로 쓸 때는 탕으로 하거나 환제, 산제로 만들어 사용한다. 주로 부인과, 치과, 피부과 질환 등을 치료한다.

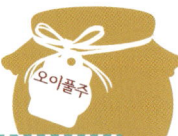

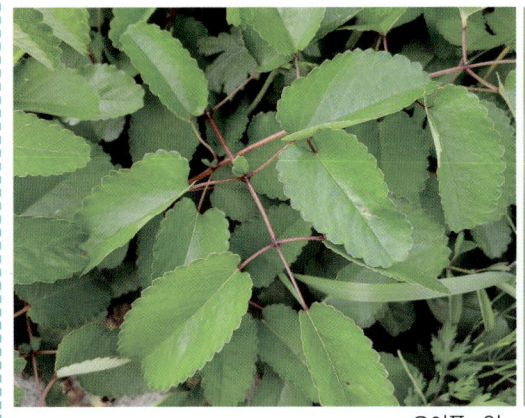
오이풀_ 잎

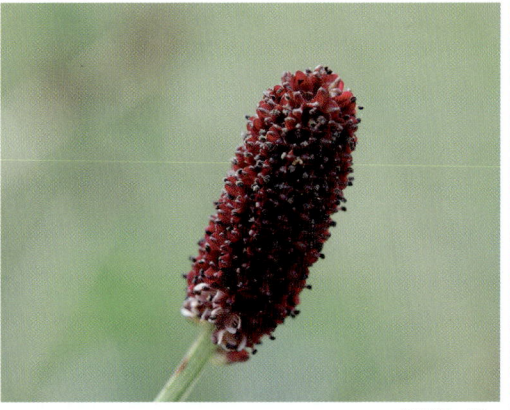
오이풀_ 꽃

적용병증
- **대장염**大腸炎 : 대장에 염증이 생기는 병증으로, 아랫배가 아프며 설사가 잦고 대변에 혈액이 섞인다. 소주잔 1잔을 1회분으로 1일 2~3회씩, 8~10일 동안 음용한다.

- **자궁근종**子宮筋腫 : 자궁의 평활근에서 생기는 양성 종양으로, 자궁 출혈, 동통, 인접 장기의 압박감 등의 증상이 나타난다. 소주잔 1잔을 1회분으로 1일 2~3회씩, 15~25일 동안 음용한다.

- **타박상**打撲傷 : 맞거나 부딪혀서 생기는 상처로, 중요한 부분을 다치면 생명이 위독해진다. 소주잔 1잔을 1회분으로 1일 2~3회씩, 7~10일 동안 음용한다.

- **기타 적응증** : 각혈, 담, 혈담, 복통, 십이지장궤양, 장출혈, 치출혈, 대하

채취 및 구입 일반 시장 또는 약령시장에서 구입할 수 있다. 전국에 분포하며 산이나 들에서 자생하므로 직접 채취할 수 있다.

만드는 방법
- 약효는 뿌리에 있으며 어린 싹도 쓸 수 있다. 뿌리를 구입하여 물로 깨끗이 씻은 다음 사용한다.
- 말린 뿌리 또는 생뿌리 150g, 말린 싹 190g을 소주 3.6L에 넣고 밀봉한다.

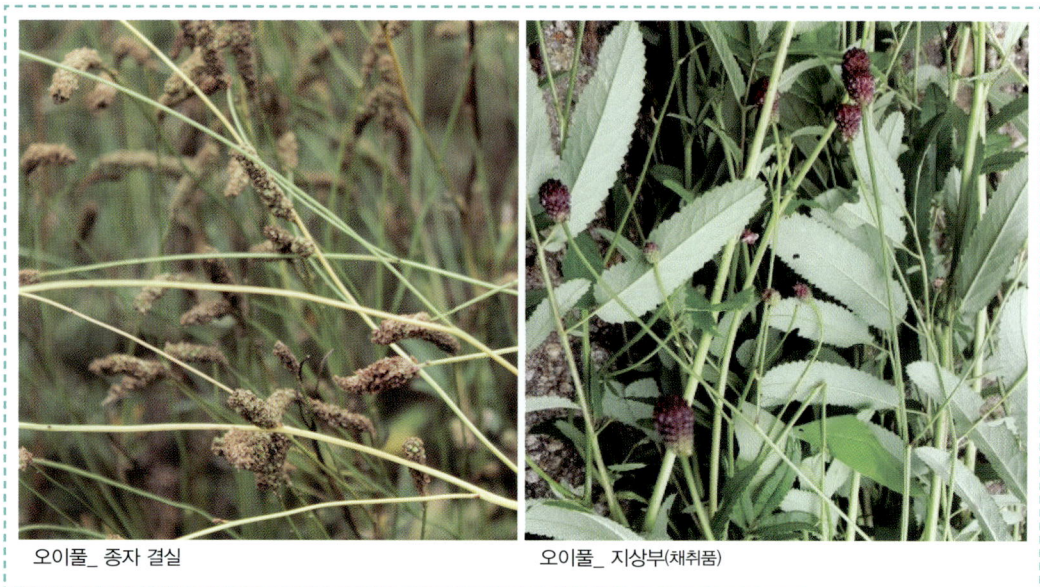

오이풀_ 종자 결실   오이풀_ 지상부(채취품)

- 10개월 이상 숙성시켜 음용하며, 2년 정도 숙성시킨 후에는 찌꺼기를 걸러내고 보관한다.

맛 맛은 쓰고 시다. 당류를 가미하지 않는다.

주의사항
- 본 약술을 음용하는 중에 겨우살이, 맥문동, 복령의 섭취를 금한다.
- 장복해도 해롭지는 않으나 치유되는 대로 음용을 중단한다.

옥수수수염 酒

- 식물명 : 옥수수
- 과명 : 벼과
- 생약명 : 옥촉서예(玉蜀黍蘂)

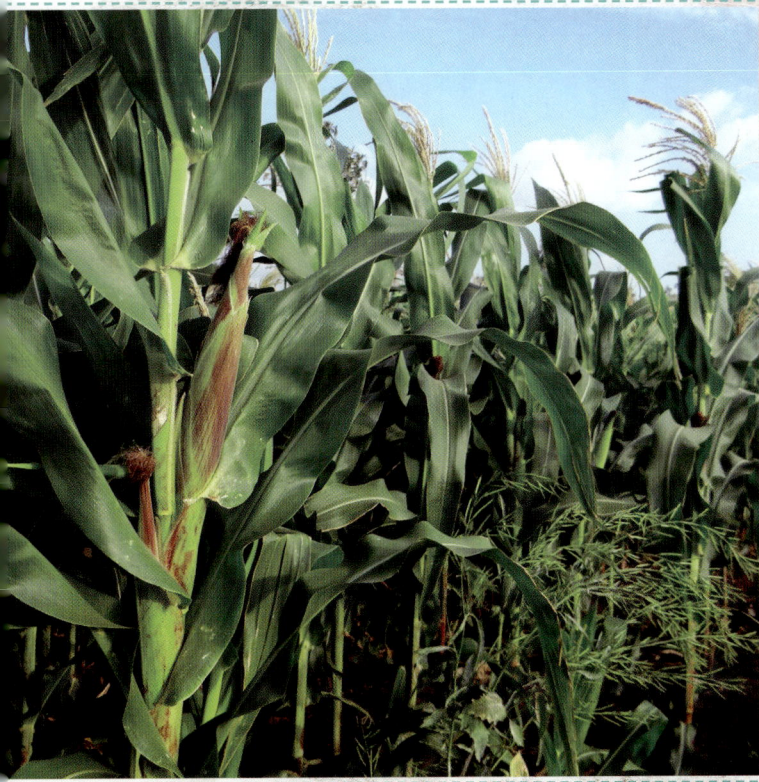

옥수수_ 재배밭

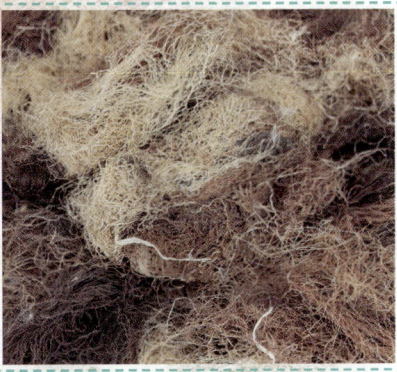

옥수수_ 수염(약재)

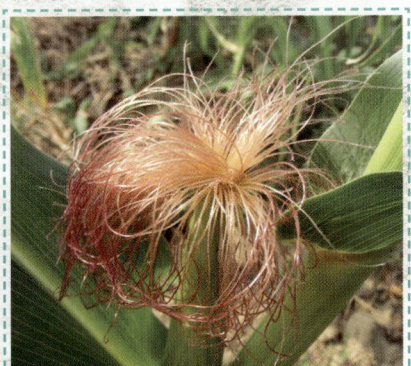

옥수수_ 수염

잎 수숫잎같이 길고 넓은 피침 모양의 잎이 어긋나며, 끝부분이 뒤로 젖혀져서 처지고 밑부분은 잎집으로 되어 원줄기를 감싼다. 끝으로 갈수록 좁아지며 가장자리에 뾰족하고 가는 톱니가 있다.

꽃 단성화로 6~8월에 피는데, 수꽃이삭은 줄기 끝에 달리고 암꽃이삭은 줄기 중앙의 잎겨드랑이에 달린다. 씨방에 긴 비단실 모양의 암술대가 있으며, 꽃이 필 때 포 끝에 다발 모양으로 나와서 꽃가루받이한다. 같은 그루에서 수꽃이 암꽃보다 2일 정도 빨리 핀다.

열매 원기둥 모양의 영과가 달려 7~9월에 익는다. 여러 겹의 잎으로 싸여 있으며 종자가 8~16줄로 박혀 있다.

특징 및 사용방법 줄기는 곧게 서며 일반적으로 가지를 치지 않는다. 종자에는 녹말이 풍부하여 엿이나 묵을 만드는 데 쓰고, 가루는 과자, 빵, 만두, 죽 등의 재료가 된다. 옥수수수염(암술대와 암술머리)은 종자 성숙기의 것을 채취하여 쓴다. 약으로 쓸 때는 주로 탕으로 하여 사용한다. 주로 비뇨기, 순환계 질환 등을 치료한다.

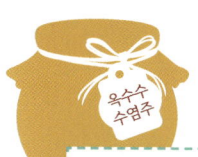

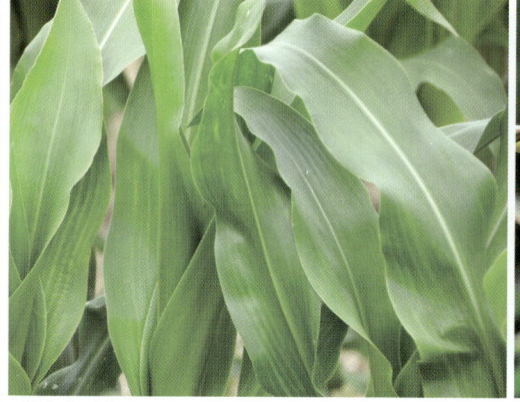
옥수수_잎

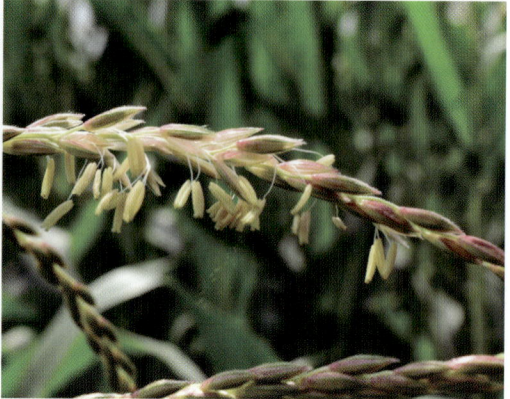
옥수수_꽃

적용 병증
- **담석증膽石症** : 담낭에 결석이 생겨 심한 통증이 일어나며, 구토, 오한, 변비와 경련, 허탈 증세가 나타난다. 소주잔 1잔을 1회분으로 1일 3~4회씩, 20~25일 동안 음용한다.

- **요독증尿毒症** : 신장의 기능 장애로 몸 안의 노폐물이 소변으로 빠져나오지 못하고 혈액 속에 들어가 중독을 일으키는 병증이다. 소주잔 1잔을 1회분으로 1일 3~4회씩, 12~15일 동안 음용한다.

- **전립선비대前立腺肥大** : 전립샘이 병적으로 비대한 상태로, 빈뇨, 배뇨 곤란, 식욕부진 등의 증상이 나타나며 진행하여 요독증, 요성 패혈증에 이르게 된다. 소주잔 1잔을 1회분으로 1일 3~4회씩, 15~25일 동안 음용한다.

- **기타 적응증** : 방광염, 담낭염, 당뇨병, 복수, 부종, 신장결석, 자궁암, 황달

채취 및 구입 일반 시장이나 건재약상에서도 가을에 구입할 수 있다. 전국의 농가에서 직접 채취하거나 구입해서 사용한다.

만드는 방법
- 약효는 옥수수수염에 있다. 말린 수염을 구입하여 그대로 사용한다.
- 말린 옥수수수염 200g을 소주 3.6L에 넣고 밀봉한다.

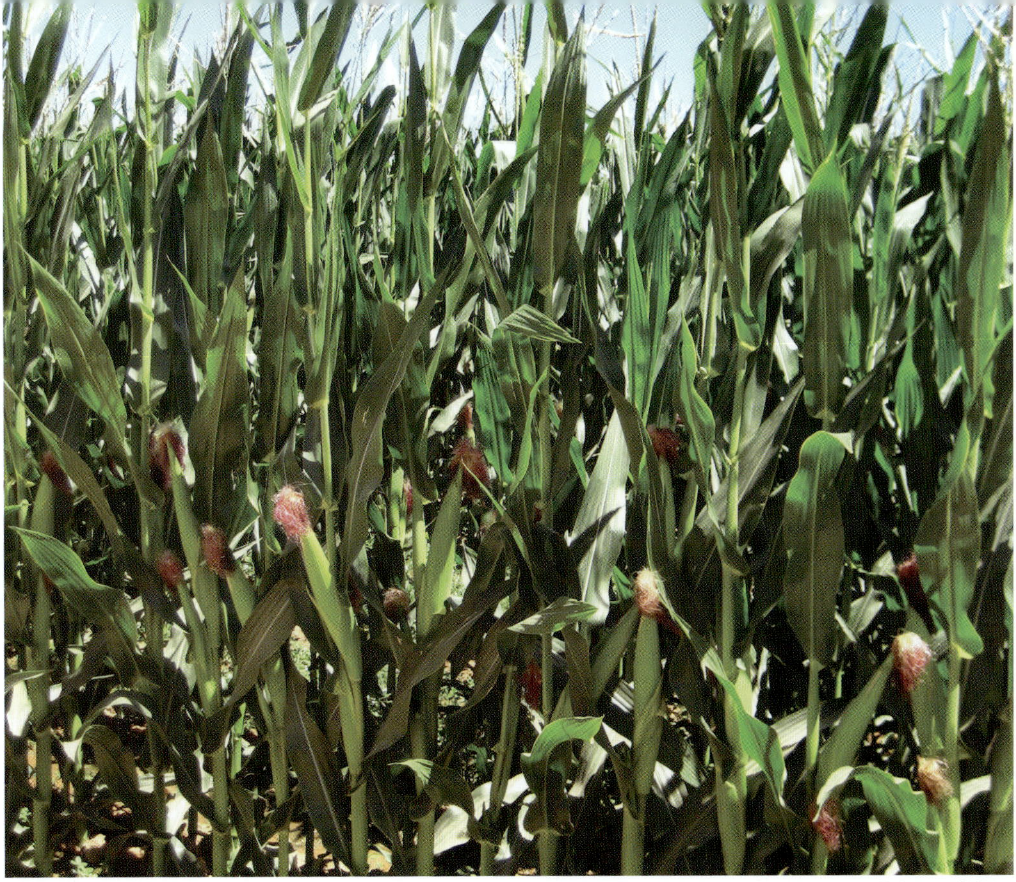

옥수수_ 지상부

- 3개월 이상 숙성시켜 음용하며, 15개월 정도 숙성시킨 후에는 찌꺼기를 걸러내고 보관한다.

맛 맛은 달다. 황설탕 100g을 가미하여 사용할 수 있다.

주의사항
- 본 약술을 음용하는 중에 가려야 하는 음식은 없다.
- 장복해도 해롭지는 않으나 치유되는 대로 음용을 중단한다.

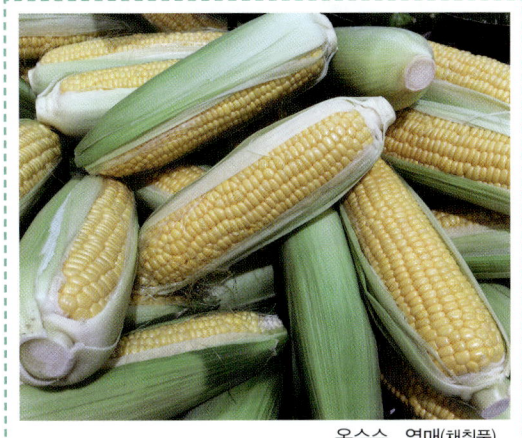

옥수수_ 열매(채취품)

옥수수수염주 · 189

용담 酒

- 식물명 : 용담
- 과명 : 용담과
- 생약명 : 용담(龍膽)

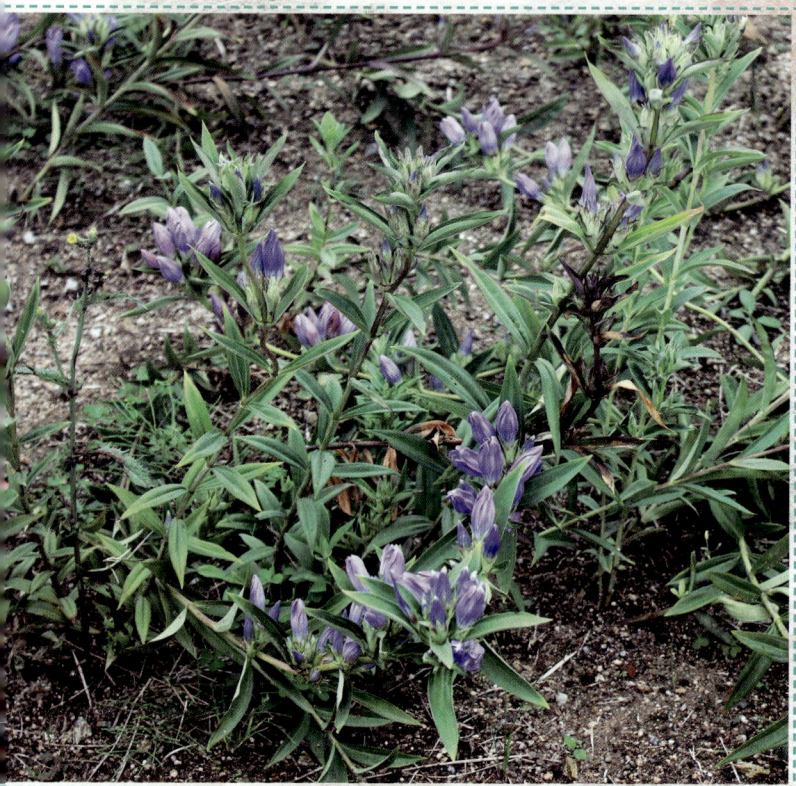
용담_ 무리

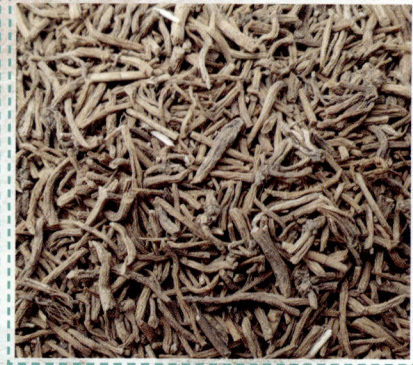
용담_ 뿌리(약재)

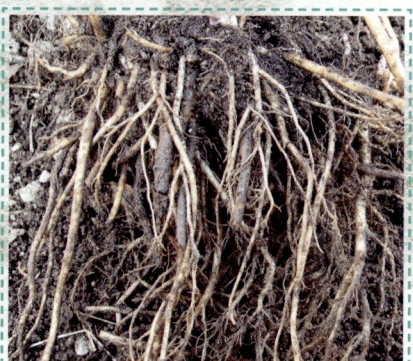
용담_ 뿌리(채취품)

잎 피침 모양의 잎이 마주난다. 잎자루가 없고 3개의 뚜렷한 맥이 있으며, 가장자리는 밋밋하지만 물결 모양으로 된다. 표면은 녹색이고 뒷면은 회백색을 띤 연한 녹색이다.

꽃 8~10월에 짙은 보라색 또는 청자색 꽃이 줄기 끝이나 윗부분의 잎겨드랑이에서 4~5개씩 위를 향하여 달린다. 꽃부리는 종 모양이며 가장자리가 5개로 갈라진다.

열매 시든 꽃부리와 꽃받침이 달린 삭과가 맺혀 10~11월에 익는다. 종자는 넓은 피침 모양으로 양끝에 날개가 있다.

특징 및 사용방법 원줄기는 4개의 가는 줄이 있으며, 곧게 자라지만 개화기에는 옆으로 눕는다. 뿌리줄기는 짧고, 굵은 수염뿌리가 성글게 난다. 뿌리줄기와 뿌리를 말린 것을 용담(龍膽)이라 하며 약용한다. 약으로 쓸 때는 탕으로 하거나 환제, 산제로 만들어 사용한다. 주로 소화기, 비뇨기 질환 등을 치료한다.

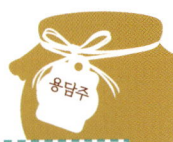

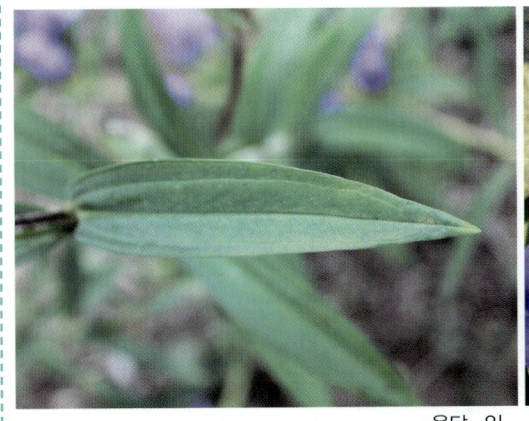
용담_잎

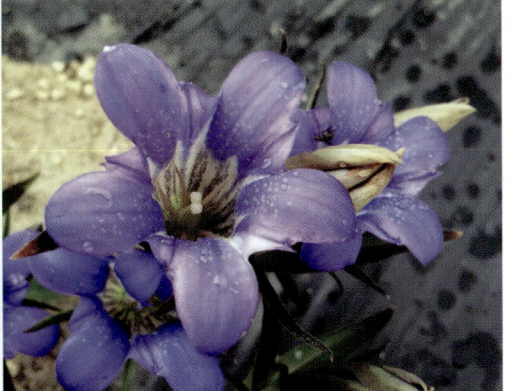
용담_꽃

- **적용 병증**
  - **위산과다**(胃酸過多) : 위액의 산도가 비정상적으로 높거나 위에서 분비되는 염산의 양이 많아 염증을 일으키는 상태로, 가슴이 쓰리고 위통이 있거나 구역질이 나기도 한다. 소주잔 1잔을 1회분으로 1일 1~2회씩, 7~10일 동안 음용한다.
  - **식욕부진**(食慾不振) : 식욕이 줄어들거나 없는 상태를 말한다. 소주잔 1잔을 1회분으로 1일 1~2회씩, 3~4일 동안 음용한다.
  - **요도염**(尿道炎) : 임균, 포도상 구균, 대장균 등의 감염으로 인하여 요도에 염증이 생기는 병증이다. 요도에 가려움증과 통증이 느껴지고 심하면 요도에서 고름이나 점액이 나온다. 소주잔 1잔을 1회분으로 1일 2~3회씩, 10~12일 동안 음용한다.
  - **기타 적응증** : 보간, 간염, 황달, 담낭염, 방광염, 오한, 하초습열

- **채취 및 구입** 약령시장에서 구입하거나 산지(産地)에서 채취하여 사용한다. 전국에 분포하며 산과 들에서 자생한다.

- 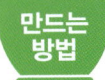 **만드는 방법**
  - 약효는 뿌리에 있다. 뿌리를 구입하여 물에 씻어 말린 다음 사용한다.
  - 말린 뿌리 130g을 소주 3.6L에 넣고 밀봉한다.

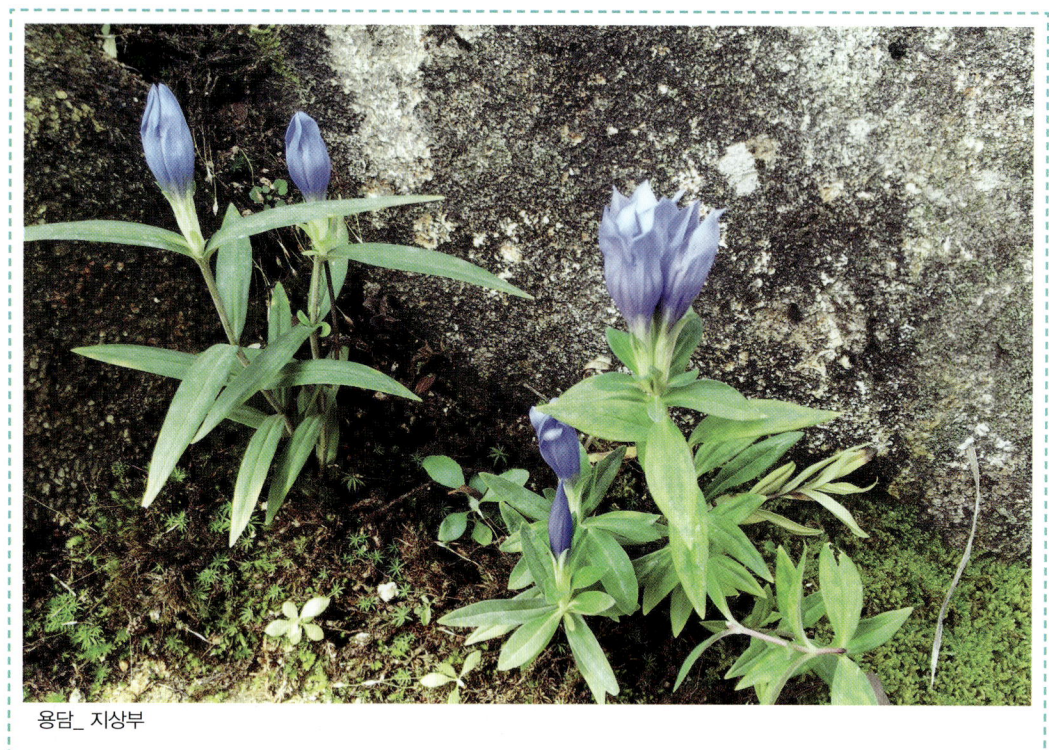

용담_ 지상부

- 6개월 이상 숙성시켜 음용하며, 2년 정도 숙성시킨 후에는 찌꺼기를 걸러내고 보관한다.

맛 맛은 몹시 쓰다. 황설탕 150g을 가미할 수 있다.

주의사항
- 본 약술을 음용하는 중에 지황, 쇠붙이를 멀리하고, 임신부는 더운 음식을 금한다.
- 치유되는 대로 음용을 중단한다.

으름덩굴 酒

- 식물명 : 으름덩굴
- 과명 : 으름덩굴과
- 생약명 : 목통(木通)

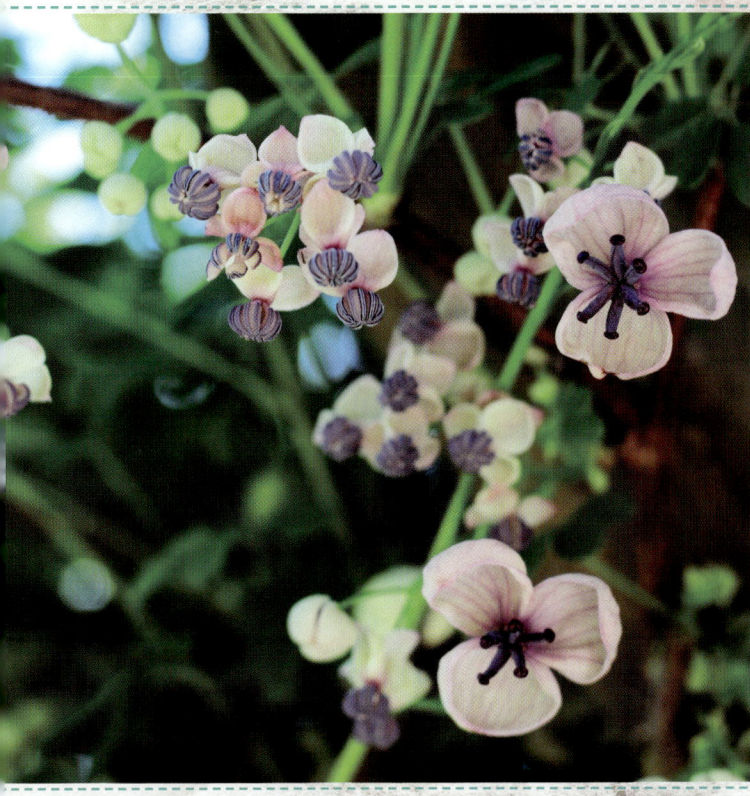
으름덩굴_ 꽃과 줄기

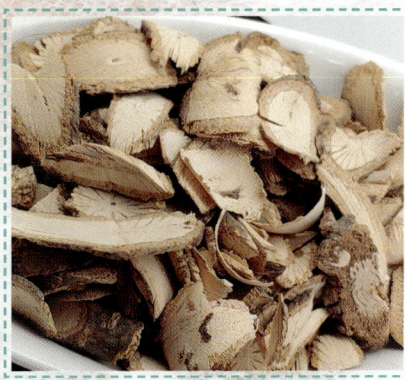
으름덩굴_ 덩굴줄기(약재)

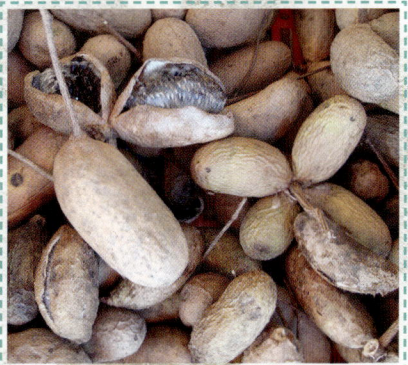
으름덩굴_ 열매(약재)

잎 손꼴겹잎이 새 가지에서는 어긋나고 오래된 가지에서 모여난다. 넓은 달걀 모양 또는 타원형의 작은잎은 5(간혹 6)개이며, 잎끝이 약간 오목하고 가장자리가 밋밋하다. 양면에 털이 없다.

꽃 암수한그루이며, 4~5월에 연한 자주색 꽃이 잎과 더불어 짧은 가지의 잎 사이에서 나오는 짧은 총상꽃차례에 달린다. 암꽃, 수꽃 모두 꽃잎이 없고, 꽃받침조각이 꽃잎같이 보인다.

열매 긴 타원형의 장과가 맺혀 9~10월에 짙은 자색 또는 갈자색으로 익으면 복봉선으로 터지며 종자가 나온다.

특징 및 사용방법 덩굴줄기는 길이가 5m에 달하고 갈색이며 전체에 털이 없다. 열매를 구월찰(九月札), 종자를 예지자(預知子)라 하며 약용한다. 잎을 따서 말려 차로 달여 마시고 열매는 식용한다. 약으로 쓸 때는 탕으로 하거나 환제, 산제로 만들어 사용한다. 주로 부인과, 신경계 질환 등을 치료한다.

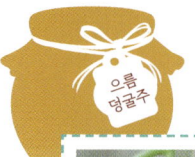

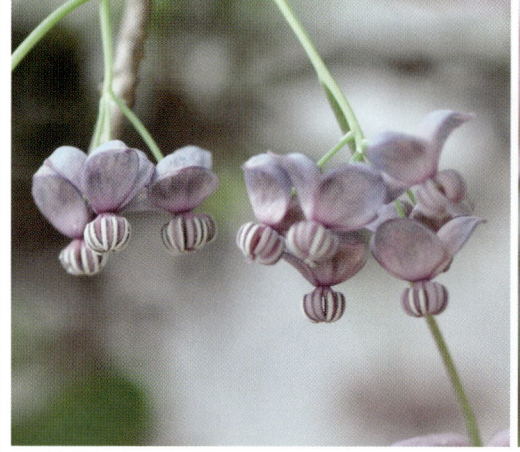
으름덩굴_ 수꽃

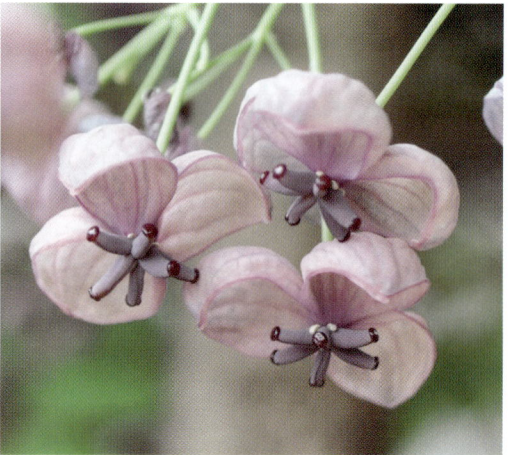
으름덩굴_ 암꽃

- **당뇨**糖尿 : 소변에 당분이 많이 섞여 나오는 병증으로, 소변량과 소변보는 횟수가 늘어나고, 갈증이 나서 물을 많이 마시게 된다. 소주잔 1잔을 1회분으로 1일 2~3회씩, 90~180일 동안 음용한다.

- **번열**煩熱 : 몸에 열이 몹시 나고 가슴이 답답하며 괴로운 증세로, 팔다리가 병적으로 달아오른다. 소주잔 1잔을 1회분으로 1일 3~4회씩, 3~4일 동안 음용한다.

- **이명증**耳鳴症 : 귓속에서 잡음이 들리는 병적인 상태로, 귓병, 알코올 의존증, 고혈압 등이 그 원인이다. 소주잔 1잔을 1회분으로 1일 2~3회씩, 15~20일 동안 음용한다.

- **기타 적응증** : 혈액순환 개선, 인후통증, 신경통, 관절염, 방광염, 부종, 통풍

채취 및 구입 특별히 취급하는 곳은 없다. 산지(産地)에서 채취하여 사용한다. 황해도 이남에 분포하며 산기슭, 들, 숲속에서 자생한다.

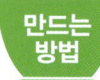
- 약효는 줄기나 익은 열매에 있다. 줄기나 열매를 채취하여 물로 깨끗이 씻고 줄기는 말린 다음, 열매는 생으로 사용한다.
- 말린 줄기는 200g, 익은 열매는 250g을 소주 3.6L에 넣고 밀봉한다.

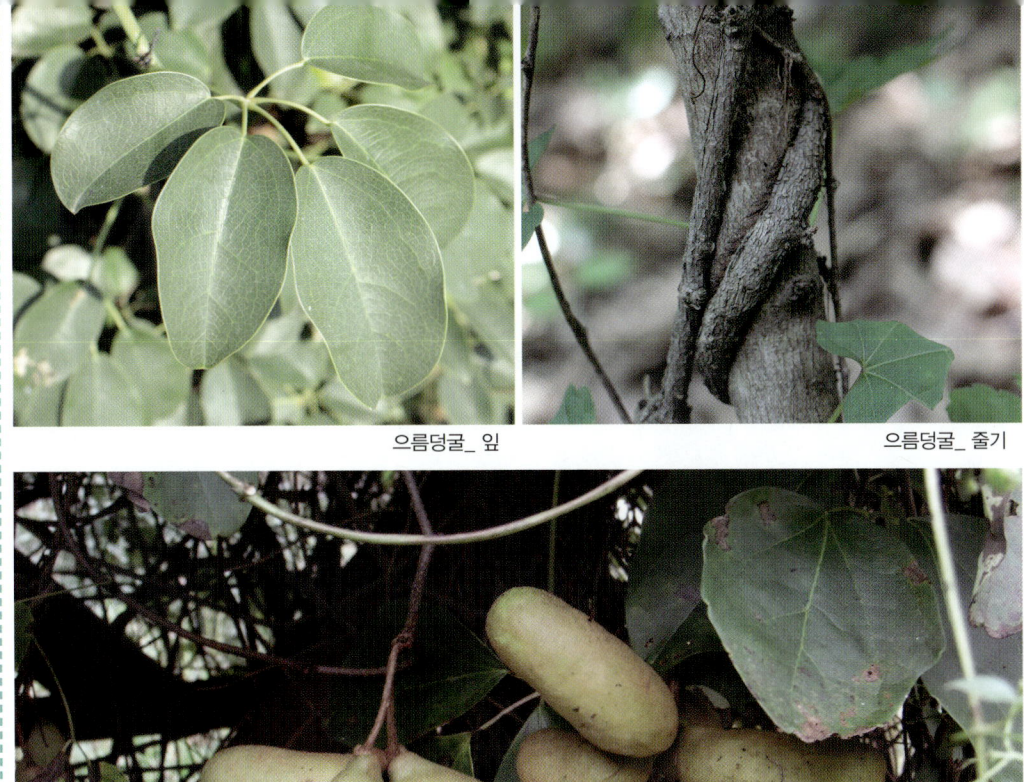

으름덩굴_ 잎 으름덩굴_ 줄기 으름덩굴_ 열매

- 줄기는 8개월, 익은 열매는 4개월 이상 숙성시켜 음용하며, 줄기는 18개월, 열매는 12개월 정도 숙성시킨 후에는 찌꺼기를 걸러내고 보관한다.

맛 줄기는 쓰고 열매는 달다. 열매에 황설탕 100g을 가미하여 사용할 수 있다.

주의사항
- 본 약술을 음용하는 중에 가려야 하는 음식은 없다.
- 임신부는 음용을 금한다. 기준량 이상을 음용하면 유산할 수도 있다.
- 장복해도 해롭지는 않으나 치유되는 대로 음용을 중단한다.

으아리 酒

- 식물명 : 으아리
- 과명 : 미나리아재비과
- 생약명 : 위령선(威靈仙)

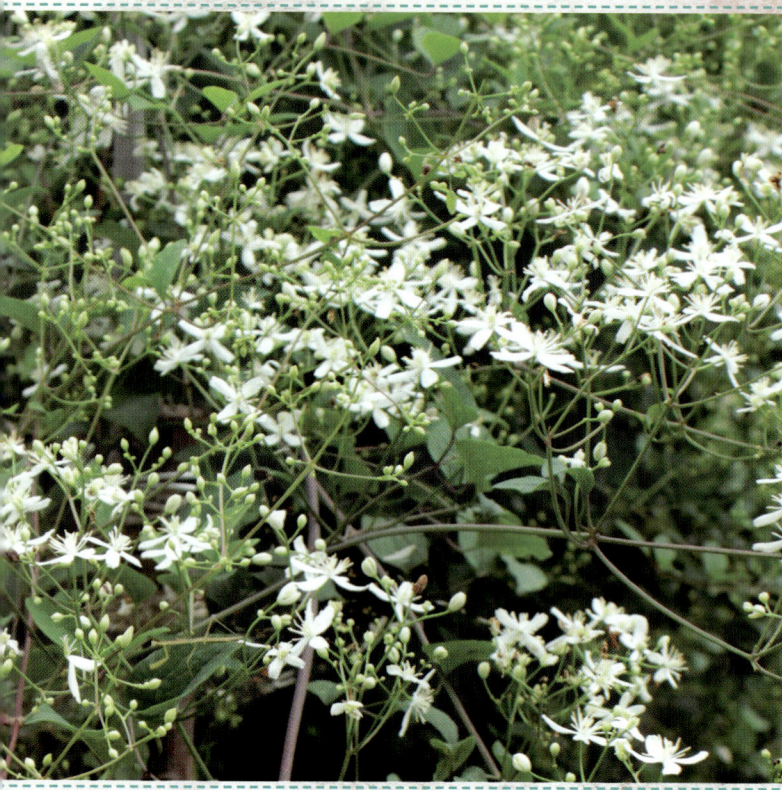

으아리_ 지상부

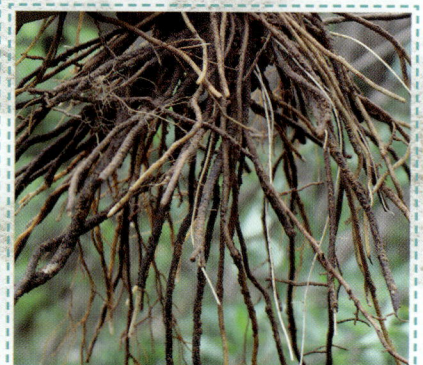

으아리_ 뿌리(약재)

으아리_ 뿌리(채취품)

잎 5~7개의 작은잎으로 이루어진 깃꼴겹잎이 마주난다. 작은잎은 달걀 모양으로 가장자리가 밋밋하고 양면에 털이 없으며 윤기가 난다. 잎자루는 구부러져서 덩굴손과 같은 구실을 한다.

꽃 6~8월에 흰색 꽃이 가지 끝과 잎겨드랑이에 취산꽃차례를 이루며 달린다.

열매 넓은 타원형의 수과가 맺혀 9월에 익는다. 흰색 털이 난 암술대가 꼬리처럼 달려 있다.

특징 및 사용방법 고추나물, 선인초(仙人草), 마음가리나물이라고도 한다. 덩굴줄기는 목질화되지 못하고 겨울에 말라 죽는다. 덩굴이 잎자루로 감아 올라간다. 독성이 있으나, 봄에 새순을 채취하여 삶아서 말려두었다가 묵나물로 먹는다. 뿌리를 위령선(威靈仙)이라 하며 약용한다. 약으로 쓸 때는 탕으로 하거나 환제, 산제로 만들어 사용하며 술을 담그기도 한다.

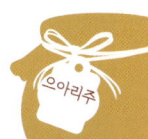

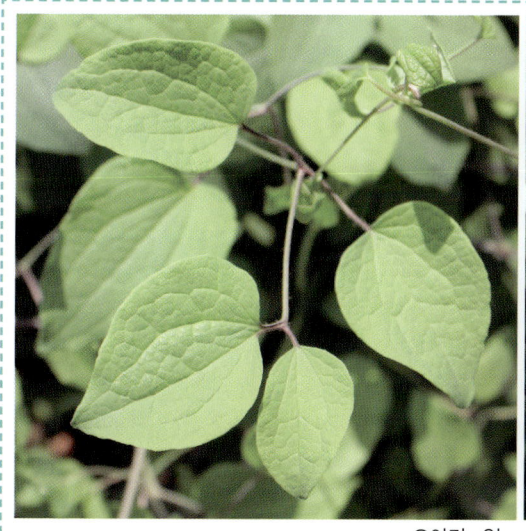
으아리_ 잎

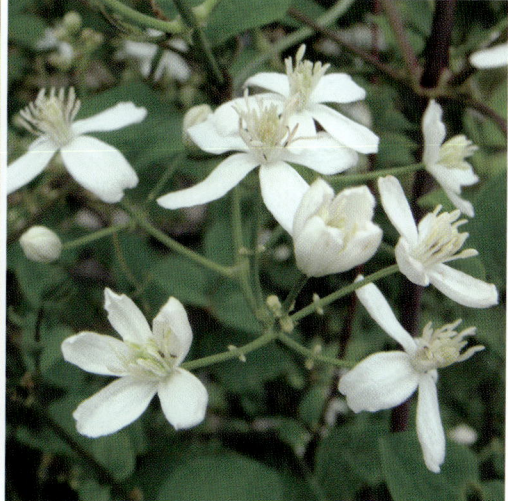
으아리_ 꽃

적용 병증

- **발한**發汗 : 감기나 기타의 질병을 낫게 하려고 인위적으로 땀을 내고자 할 때의 처방이다. 소주잔 1잔을 1회분으로 1일 2~3회 정도 음용한다.
- **근육통**筋肉痛 : 근육이 쑤시고 아픈 증상에 처방한다. 소주잔 1잔을 1회분으로 1일 1~2회씩, 10~15일 동안 음용한다.
- **마비증세**痲痺症勢 : 신경이나 근육이 형태의 변화 없이 기능을 잃어, 감각이 없어지고 힘을 제대로 쓰지 못하게 된 경우의 처방이다. 소주잔 1잔을 1회분으로 1일 1~2회씩, 7~15일 동안 음용한다.
- **기타 적응증** : 안면마비, 언어장애, 각기, 관절통, 신경통, 통풍, 풍습, 한열왕래

채취 및 구입
전국의 산기슭에 자생하는 것을 채취한다. 약재상에서는 취급하지 않는다.

만드는 방법
- 약효는 뿌리에 있다. 가을에서 이듬해 봄 사이에 채취하여 햇볕에 말린다.
- 말린 뿌리 150g을 소주 3.6L에 넣고 밀봉한다.

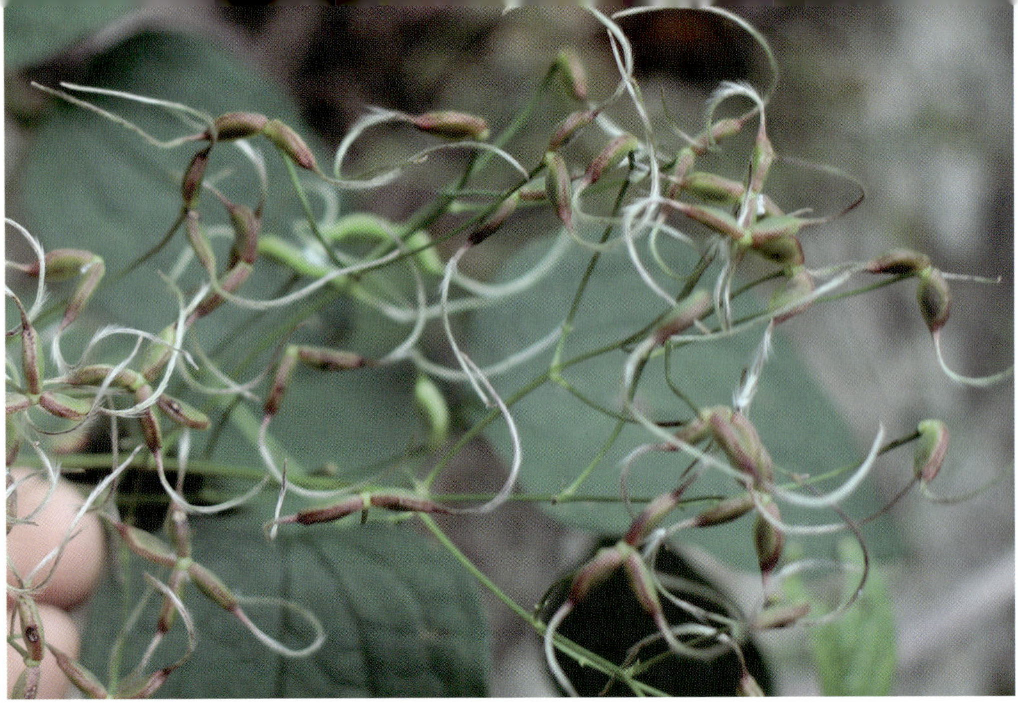

으아리_ 종자 결실

• 6~8개월간 숙성시켜 음용하며, 18개월 정도 숙성시킨 후에는 찌꺼기를 걸러내고 보관한다.

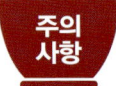

으아리_ 줄기

맛 맛은 약간 쓰다. 황설탕 100g을 가미하여 사용할 수 있다.

주의사항

• 본 약술을 음용하는 중에 가려야 하는 음식은 없다.

• 치유되는 대로 음용을 중단한다.

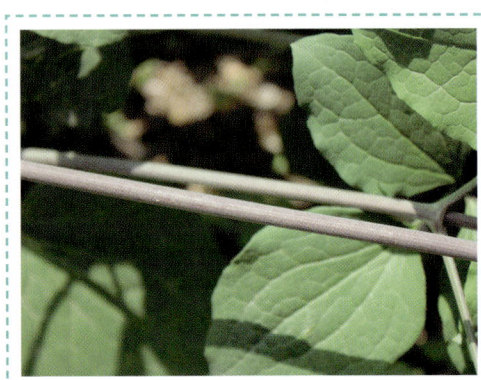

익모초 酒

- 식물명 : 익모초
- 과명 : 꿀풀과
- 생약명 : 익모초(益母草)

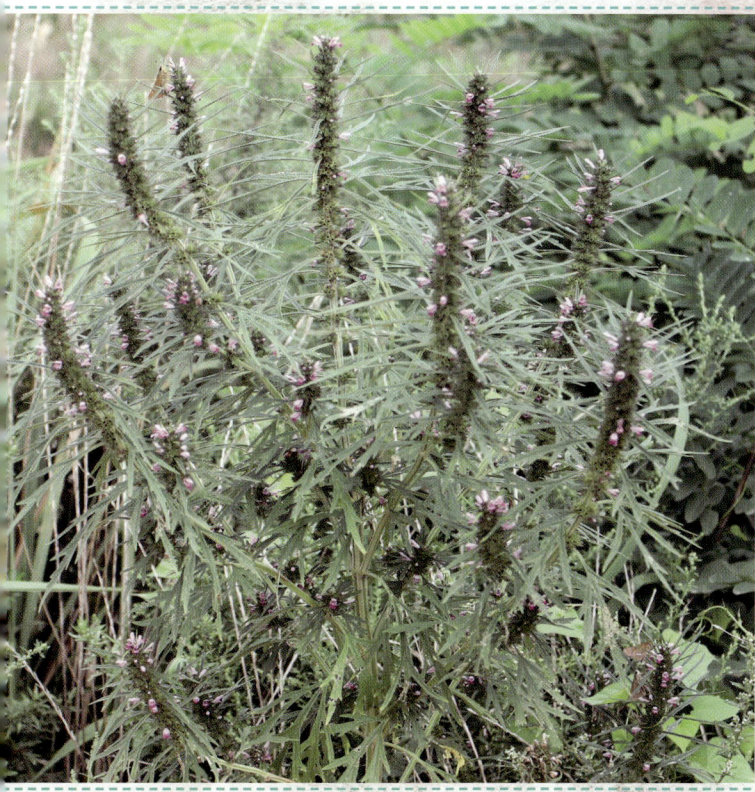
익모초_ 지상부

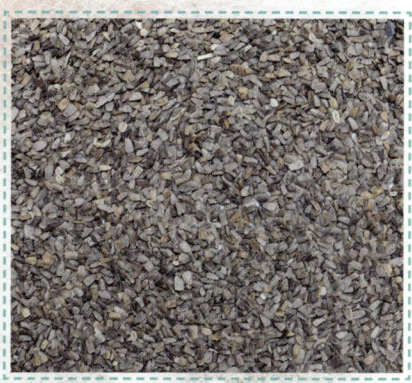
익모초_ 종자(약재)

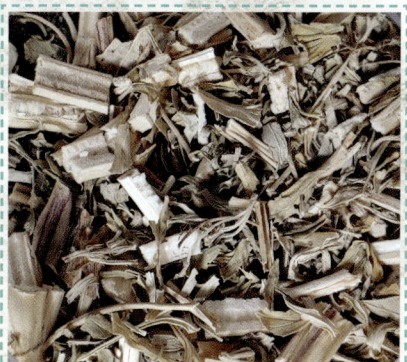
익모초_ 전초(약재)

잎 잎은 마주나고 잎자루가 길다. 근생엽은 둥근 달걀 모양으로 가장자리에 둔한 톱니가 있거나 깊게 패어 들어가며 꽃이 필 때쯤 떨어진다. 줄기잎은 3갈래로 깊게 갈라지고 갈래조각은 다시 깃꼴로 2~3개로 갈라지며 톱니가 있다.

꽃 7~8월에 연한 홍자색 또는 분홍색 꽃이 윗부분의 잎겨드랑이에 몇 개씩 층층이 달려 윤산꽃차례를 이룬다. 꽃부리는 입술 모양이고 2갈래로 갈라지며 아랫입술은 다시 3개로 갈라진다.

열매 꽃받침 속에 들어 있는 분과는 넓은 달걀 모양으로 약간 편평하고 5갈래로 갈라진다. 9~10월에 익으며, 종자는 3개의 능선이 있다.

특징 및 사용방법 육모초라고도 한다. 줄기는 네모지고 가지가 갈라지며 전체에 흰색 잔털이 나 있어 흰빛을 띤 녹색으로 보인다. 전초를 익모초(益母草), 종자를 충위자(茺蔚子)라 하며 약용한다. 약으로 쓸 때는 탕으로 하거나 생즙을 내어 사용한다. 주로 소화기, 순환계 질환 등을 치료한다.

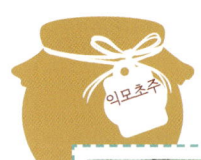

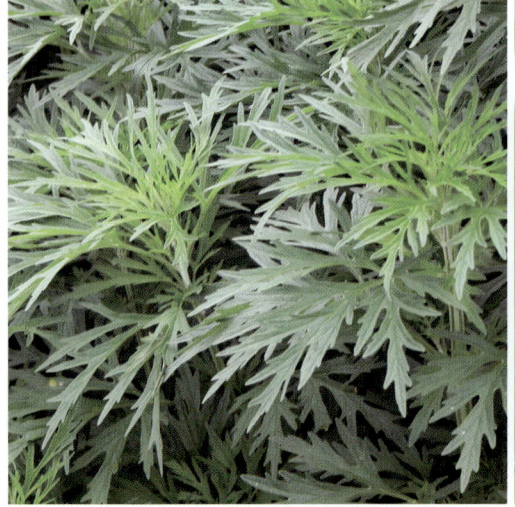
익모초_ 잎

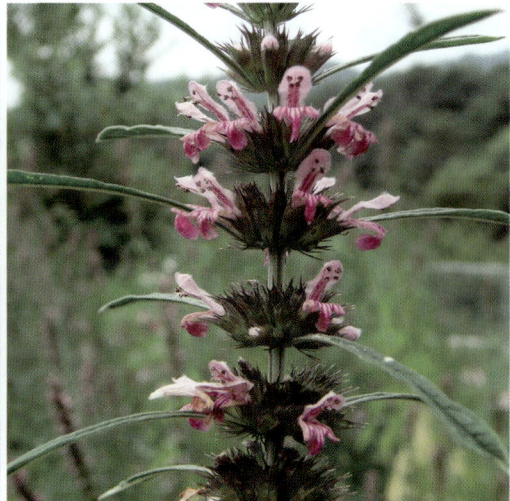
익모초_ 꽃

적용병증
- **방광허랭**膀胱虛冷 : 방광이 튼튼하지 못하고 약하며 냉한 것을 말한다. 소주잔 1잔을 1회분으로 1일 2~3회씩, 15~20일 동안 음용한다.
- **두훈**頭暈 : 머리가 아찔아찔하여 어지럽고 눈앞이 캄캄한 증상이다. 소주잔 1잔을 1회분으로 1일 2~3회씩, 4~7일 동안 음용한다.
- **추위 탈 때** : 그리 춥지 않은 날씨에 남들보다 몸이 몹시 떨리는 경우의 처방이다. 소주잔 1잔을 1회분으로 1일 2~3회씩, 4~6일 동안 음용한다.
- **기타 적응증** : 갑상선염, 구토, 맹장염, 생리통, 대하, 산후복통, (급성)신장병

채취 및 구입 일반 건재약상이나 약령시장에서 쉽게 구할 수 있다. 또는 농가에서 채취가 가능하다.

만드는 방법
- 약효는 전초나 종자에 있다. 전초나 종자를 구입하여 물로 깨끗이 씻어 물기를 없앤 다음 전초는 말려서 사용한다.
- 종자는 180g, 말린 전초는 200g을 소주 3.6L에 넣고 밀봉한다.

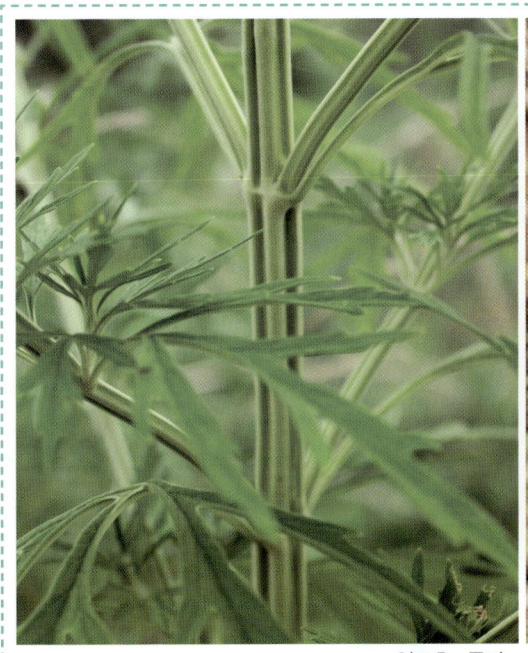
익모초_ 줄기

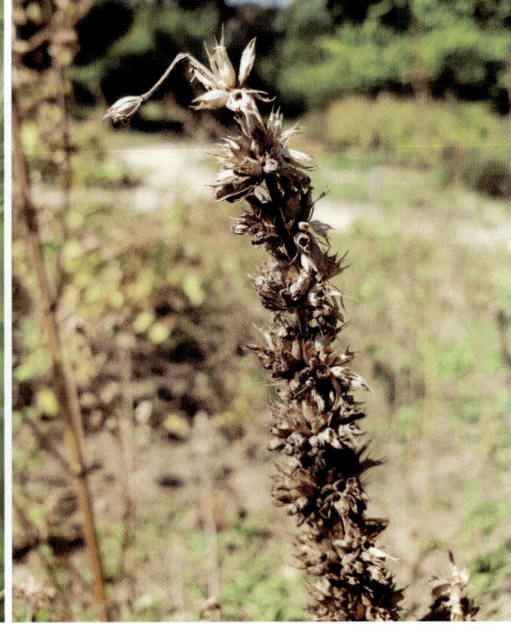
익모초_ 종자 결실

- 종자는 10개월, 말린 전초는 6개월 이상 숙성시켜 음용하며, 종자는 2년, 전초는 1년 정도 숙성시킨 후에는 찌꺼기를 걸러내고 보관한다.

맛 맛은 맵고 쓰다. 백설탕 100g을 가미하여 사용할 수 있다.

주의사항
- 취급 중에 구리나 쇠붙이(철)의 접촉을 금한다.
- 본 약술을 음용하는 중에 고삼, 복령을 멀리하고, 폐가 약하거나 폐에 열이 있을 경우는 음용을 금한다.
- 장복해도 해롭지는 않으나 치유되는 대로 음용을 중단한다.

인동 酒

- 식물명 : 인동덩굴
- 과명 : 인동과
- 생약명 : 인동(忍冬)

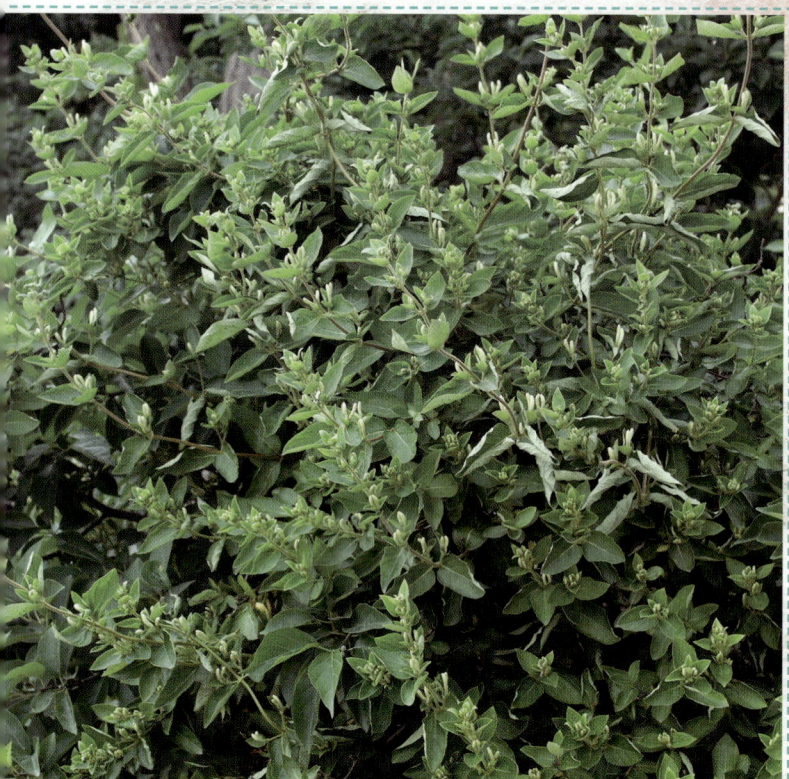
인동덩굴_ 나무모양

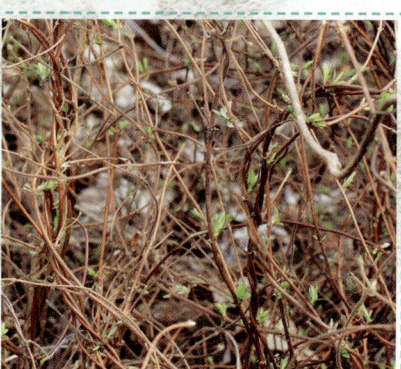
인동덩굴_ 덩굴줄기와 잎(약재)

인동덩굴_ 덩굴줄기

잎 긴 타원형 또는 넓은 피침 모양의 잎이 마주난다. 끝이 뾰족하고 가장자리가 밋밋하며 양면에 잔털이 나 있다. 어린줄기의 잎은 깃처럼 갈라진다. 일부는 월동도 한다.

꽃 5~6월에 2개씩 잎겨드랑이에 달리며, 처음 피었을 때는 연한 붉은색을 띤 흰색이지만 나중에 노란색으로 변한다. 꽃부리는 입술 모양이고 향기가 난다.

열매 둥근 장과가 맺혀 9~10월에 검은색으로 익는다.

특징 및 사용방법 겨우살이덩굴이라고도 한다. 덩굴줄기는 오른쪽으로 감아 올라가며, 속이 비어 있고 황갈색 털이 빽빽이 나 있다. 잎을 따서 차로 달여 마시고, 말린 꽃을 금은화(金銀花), 말린 줄기와 잎을 인동(忍冬)이라 하며 약용한다. 약으로 쓸 때는 탕으로 하며 술을 담그기도 한다.

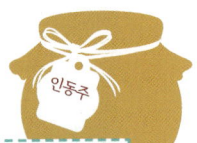

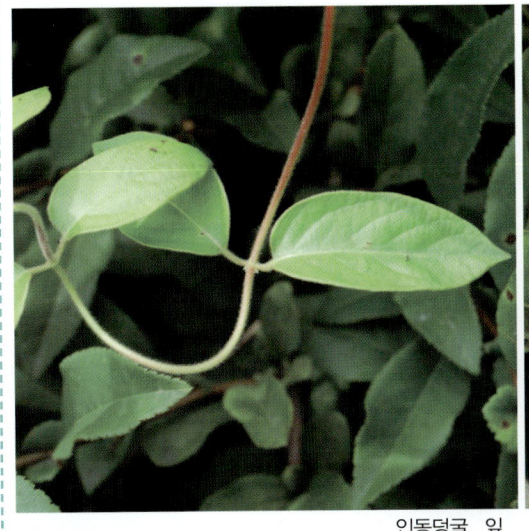
인동덩굴_ 잎

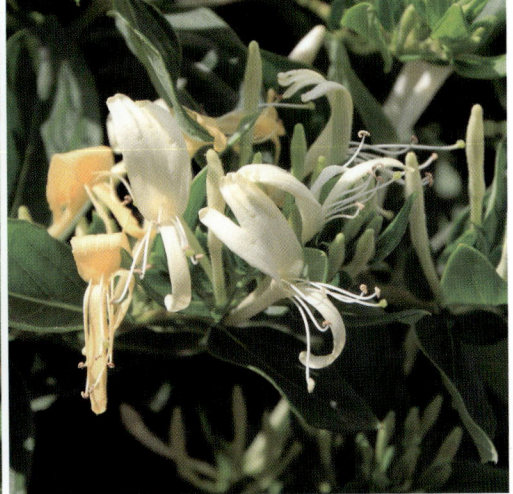
인동덩굴_ 꽃

- **적용 병증**
  - **충수염**蟲垂炎 : 맹장염과 같은 말이다. 막창자(맹장)의 아래 끝에 붙어 있는 가느다란 관 모양의 돌기에 염증이 생겨, 오른쪽 아랫배에 심한 통증이 있고, 발열, 메스꺼움, 구토 등의 증상이 나타난다. 만성의 경우에는 소주잔 1잔을 1회분으로 1일 1~2회씩, 7~10일 동안 음용한다.
  - **방광염**膀胱炎 : 방광 점막에 염증이 생기는 병증으로, 소변이 자주 마렵고 요도에 통증이 느껴진다. 소주잔 1잔을 1회분으로 1일 1~2회씩, 5~10일 동안 음용한다.
  - **혈변**血便 : 대변에 혈액이 묻어 나오는 병증으로, 소장과 대장 또는 항문 질환 등으로 발전한다. 소주잔 1잔을 1회분으로 1일 1~2회씩, 5~7일 동안 음용한다.
  - **기타 적응증** : 타박상, 관절통, 근골통, 더위로 인한 발진, 귀밑샘염, 매독, 통풍

- **채취 및 구입** 약재상에서 구입할 수 있다.

- **만드는 방법**
  - 약효는 잎과 줄기에 있다. 잎과 줄기를 깨끗이 씻어 그늘에서 말린다.
  - 말린 잎과 줄기 200g을 소주 3.6L에 넣고 밀봉한다.

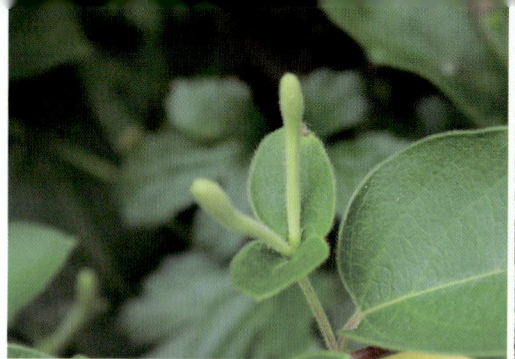
인동덩굴_ 꽃봉오리

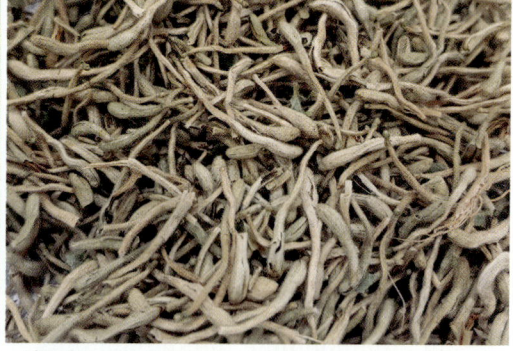
인동덩굴_ 꽃봉오리(약재)

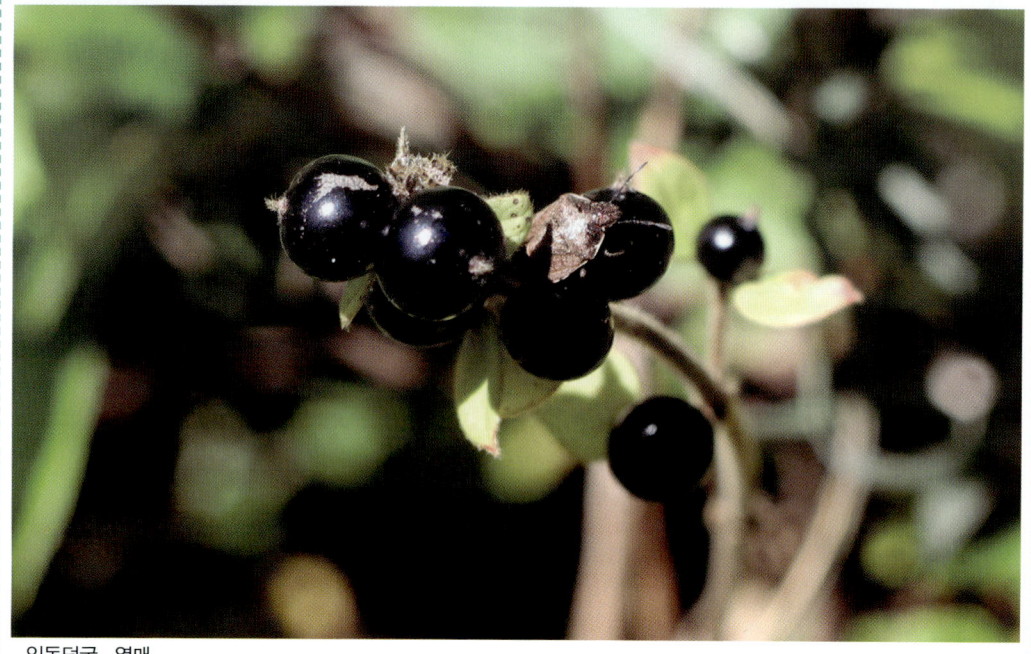
인동덩굴_ 열매

- 4~6개월간 숙성시켜 음용하며, 18개월 정도 숙성시킨 후에는 찌꺼기를 걸러내고 보관한다.

맛 맛은 쓰고 떫다. 흑설탕을 100g 정도 첨가할 수 있다.

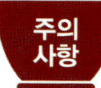
- 본 약술을 음용하는 중에 가려야 하는 음식은 없다.
- 치유되는 대로 음용을 중단한다.

인삼 酒

- 식물명 : 인삼
- 과명 : 두릅나무과
- 생약명 : 인삼(人蔘)

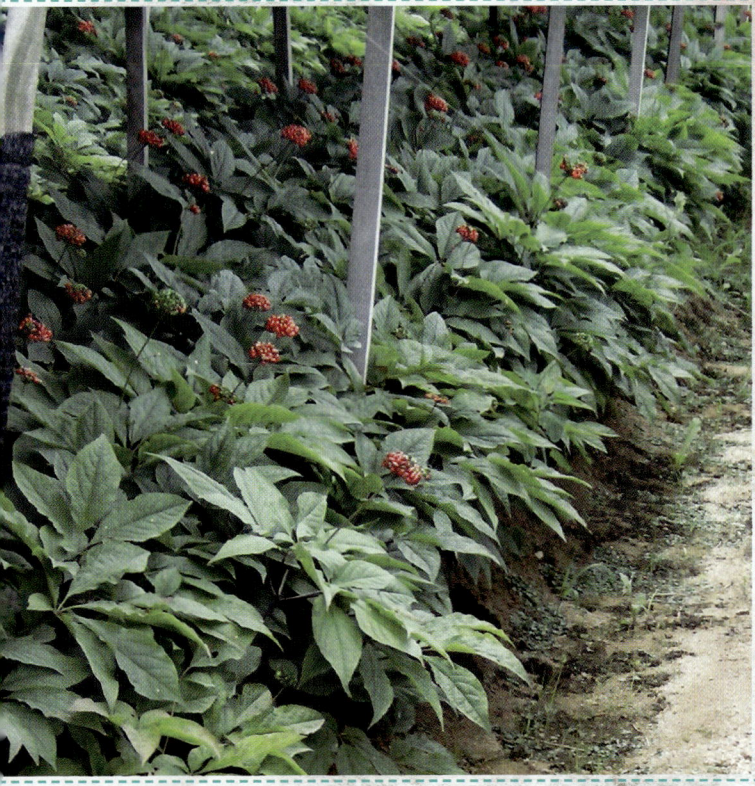

인삼_ 재배밭

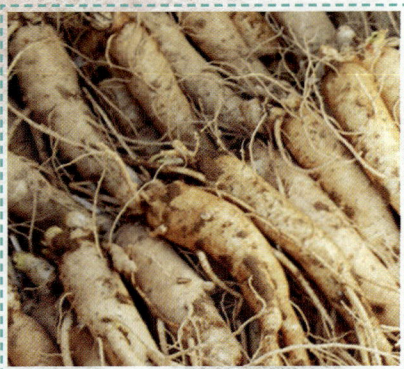

인삼_ 뿌리(채취품)

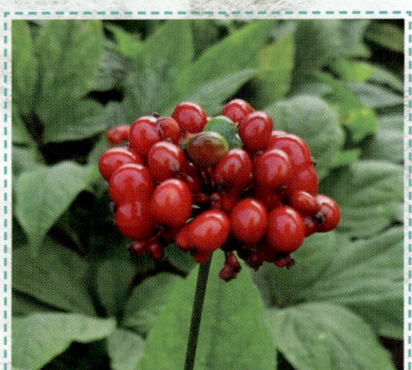

인삼_ 열매

잎 원줄기 끝에 5개의 작은잎으로 된 손꼴겹잎 3~4개가 돌려난다. 잎자루가 길고, 작은잎은 달걀 모양 또는 거꿀달걀 모양으로 끝이 뾰족하며 가장자리에 잔톱니가 있다.

꽃 3년생부터 개화한다. 4월에 잎 가운데에서 가는 꽃줄기가 1개 나오고, 그 끝에 연한 노란빛을 띤 녹색의 작은 꽃이 4~40개 산형꽃차례로 달린다. 꽃잎과 꽃받침조각은 각각 5개이다.

열매 납작한 공 모양의 핵과가 여러 개 산형으로 모여 달리고, 7~8월에 선홍색으로 익는다. 가운데에 반원형의 종자가 2개 있다.

특징 및 사용방법 뿌리줄기 끝에서 1개의 원줄기가 나와 곧거나 비스듬히 선다. 가을에 잎과 줄기가 시들어 땅속 뿌리줄기에 매년 흔적을 남긴다. 4~6년생을 약용하는데, 8~9월에 대나무칼로 뿌리를 캐어 생으로 쓰거나 말려서 쓴다. 약으로 쓸 때는 생식하거나 탕, 환제, 산제, 고제로 만들어 사용하거나 술을 담그기도 한다.

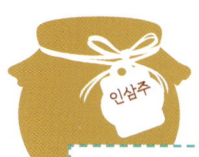

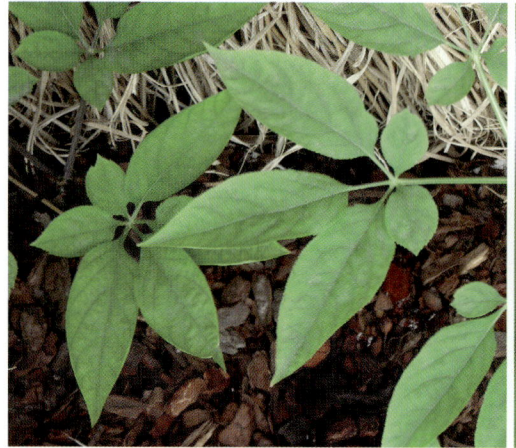
인삼_잎

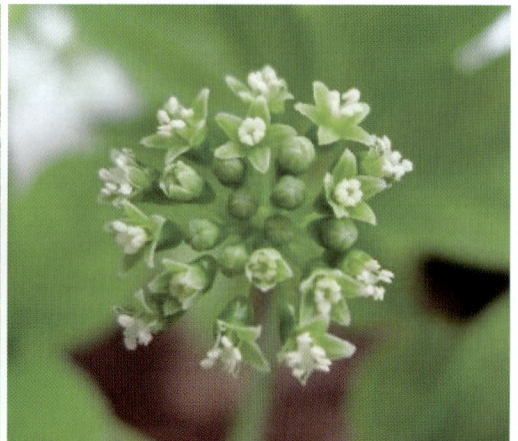
인삼_꽃

적용 병증

- **식욕부진**食慾不振 : 식욕이 줄어들거나 없는 상태를 말한다. 소주잔 1잔을 1회분으로 1일 1~2회씩, 15~20일 동안 음용한다.

- **마비증세**痲痺症勢 : 신경이나 근육이 형태의 변화 없이 기능을 잃어, 감각이 없어지고 힘을 제대로 쓰지 못하게 된 경우의 처방이다. 소주잔 1잔을 1회분으로 1일 1~2회씩, 10~15일 동안 음용한다.

- **정력증진**精力增進 : 부족한 원기와 정력을 보충하기 위한 처방이다. 소주잔 1잔을 1회분으로 1일 1~2회씩, 15~20일 동안 음용한다.

- **기타 적응증** : 강심, 원기회복, 체력보강, 각혈, 빈혈, 불임증, 건망증, 신경쇠약, 음위

채취 및 구입 약재상이나 재배 농가에서 구입한다.

만드는 방법
- 인삼보다 산삼의 약효가 월등하다. 방향성(芳香性)이 있다. 술을 담글 때에는 반드시 생뿌리를 사용한다.
- 생뿌리 200g을 소주 3.6L에 넣고 밀봉한다.
- 5~6개월 정도 숙성시켜 음용하며, 그대로 보관해도 무방하다.

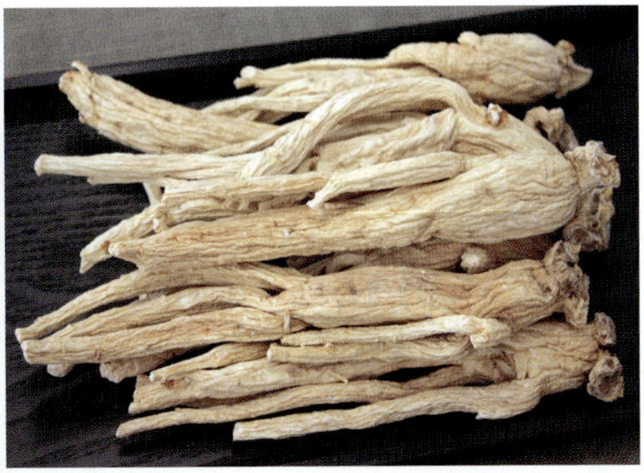

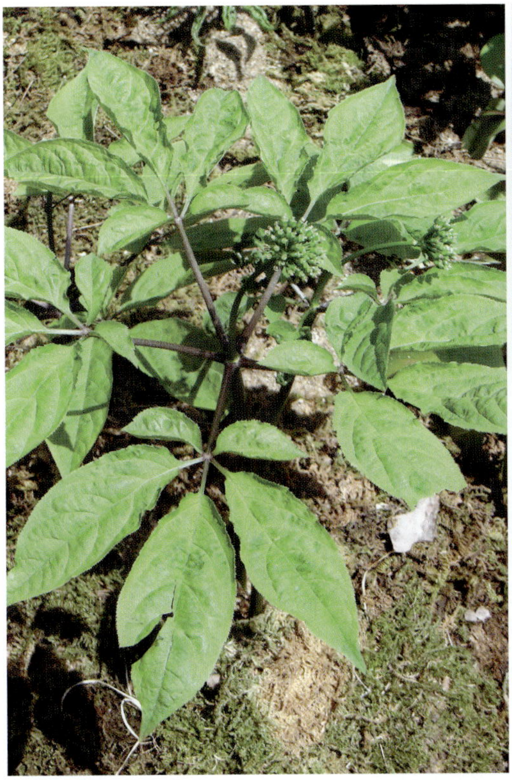

인삼_ 뿌리(햇볕에 말린 건삼, 약재)

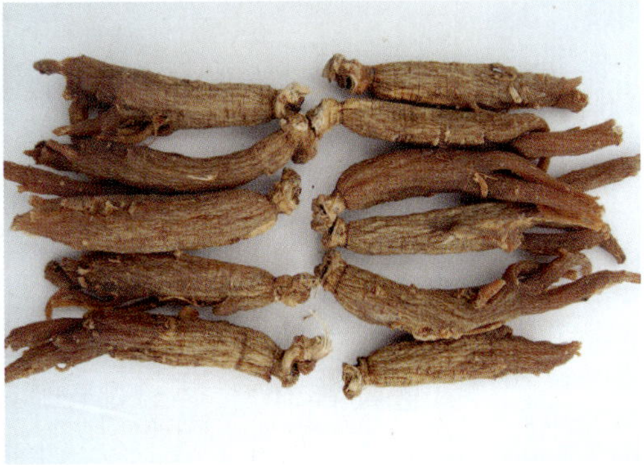

인삼_ 뿌리(증숙하여 불에 말린 홍삼, 약재)

인삼_ 지상부

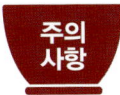 맛은 달고 쓰다. 꿀을 100g 정도 가미하면 더욱 효과가 좋다.

주의사항
- 본 약술을 음용하는 중에 고삼, 복령, 철을 금하고, 고혈압자는 마시지 않는다.
- 장복하여도 무방하나 장복한다고 해서 좋다고 볼 수는 없다.

자두 酒

- 식물명 : 자두나무
- 과명 : 장미과
- 생약명 : 이실(李實)

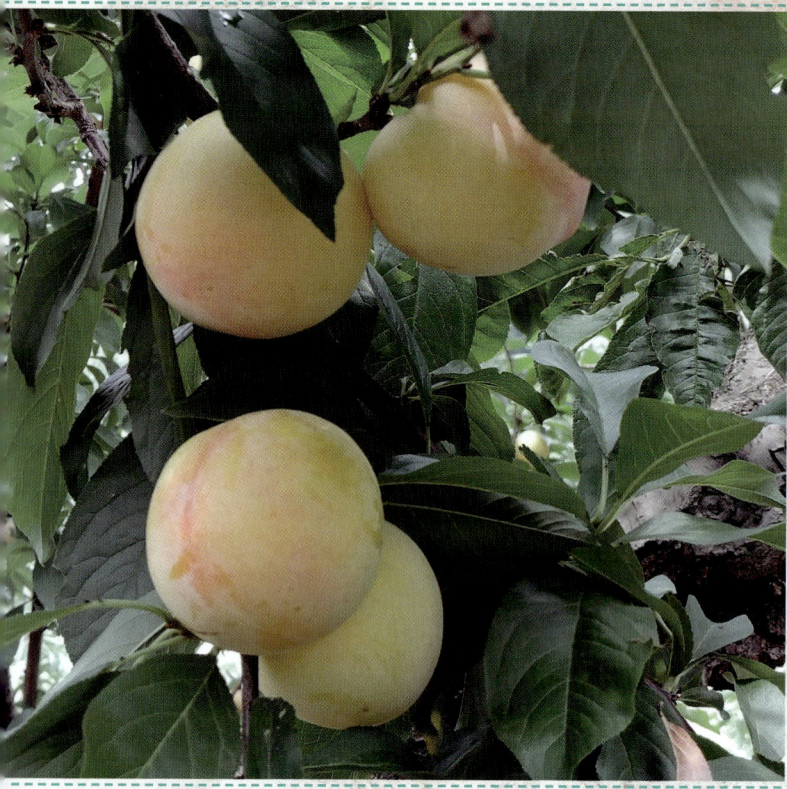

자두나무_ 열매와 잎

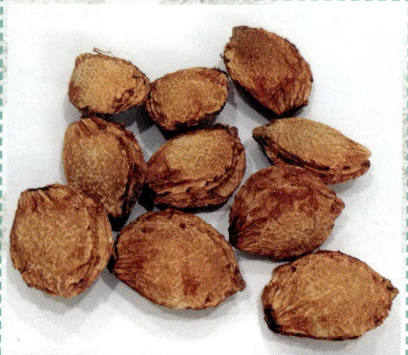

자두나무_ 열매(채취품)

자두나무_ 종자(채취품)

잎 거꿀달걀 모양 또는 타원상 긴 달걀 모양의 잎이 어긋난다. 잎끝이 뾰족하고 가장자리에 둔한 톱니가 있다.

꽃 4월에 잎보다 먼저 피는데, 흰색이며 보통 3개씩 달린다.

열매 둥근 핵과가 맺혀 7~8월에 노란색 또는 붉은빛을 띤 자주색으로 익는다. 열매의 밑부분이 들어가고 열매살은 연한 노란색이다.

특징 및 사용방법 자도나무, 오얏나무라고도 한다. 어린가지는 적갈색이며 털이 없고 윤기가 난다. 열매를 이실(李實), 종자를 이핵인(李核仁), 잎을 이수엽(李樹葉), 뿌리를 이근(李根)이라 하며 약용한다. 약으로 쓸 때는 탕으로 하여 사용한다.

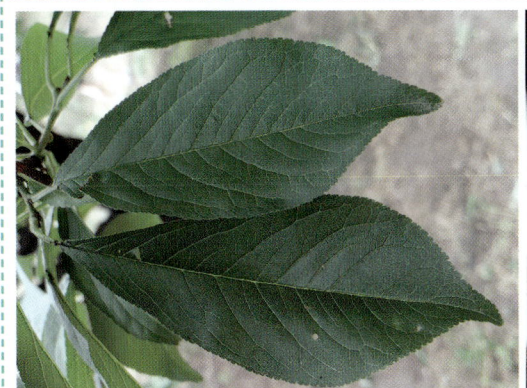
자두나무_ 잎

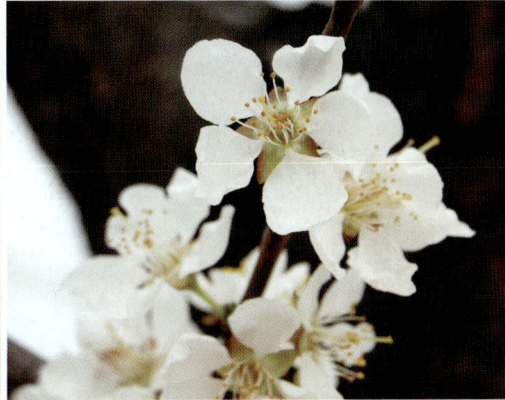
자두나무_ 꽃

적용 병증

- **번열煩熱** : 몸에 열이 몹시 나고 가슴이 답답하며 괴로운 증세로, 팔다리가 병적으로 달아오른다. 소주잔 1잔을 1회분으로 1일 3~4회씩, 3~4일 동안 음용한다.

- **신장염腎臟炎** : 신장에 염증이 생기는 병증으로, 만성의 경우 부기, 단백뇨, 혈뇨, 고혈압 등의 증상이 나타난다. 소주잔 1잔을 1회분으로 1일 2~3회씩, 15~20일 동안 음용한다.

- **풍치風齒** : 풍증으로 일어나는 경련성 치통이다. 소주잔 1잔을 1회분으로 1일 2~3회씩, 15~20일 동안 음용한다.

채취 및 구입
6~7월에 과일가게나 산지(産地)에서 익은 열매를 구입하여 사용한다.

만드는 방법

- 약효는 익은 열매에 있다. 익은 열매를 물로 깨끗이 씻고 물기를 없앤 다음 생으로 사용한다.
- 생열매 350g을 소주 3.6L에 넣고 밀봉한다.
- 6개월 이상 숙성시켜 음용하며, 1년 정도 숙성시킨 후에는 찌꺼기를 걸러내고 보관한다.

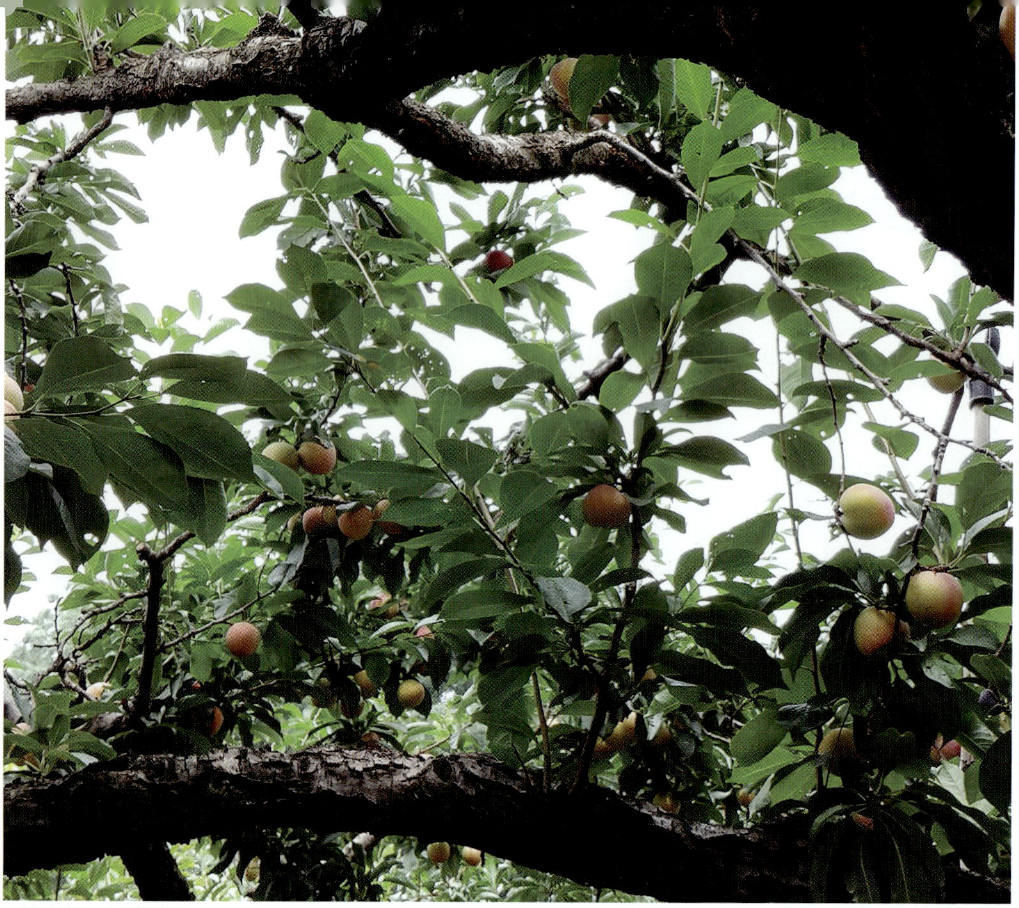

자두나무_ 나무모양

맛 맛은 쓰고 달다. 황설탕을 100g 정도 가미하여 사용할 수 있다.

주의사항
- 본 약술을 음용하는 중에 삽주의 섭취를 금한다.
- 여러 날(20일 이상) 음용하여도 무방하다.

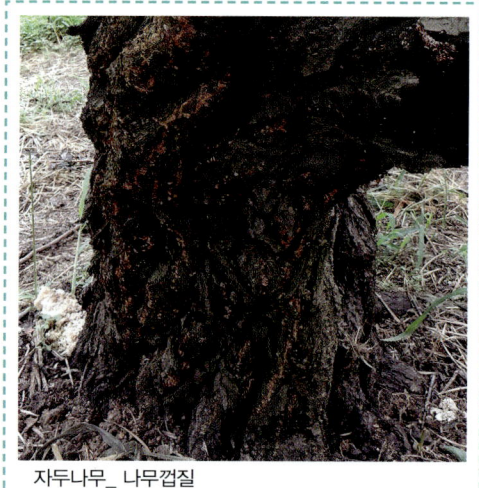

자두나무_ 나무껍질

잔대 酒

- 식물명 : 잔대
- 과명 : 초롱꽃과
- 생약명 : 사삼(沙蔘)

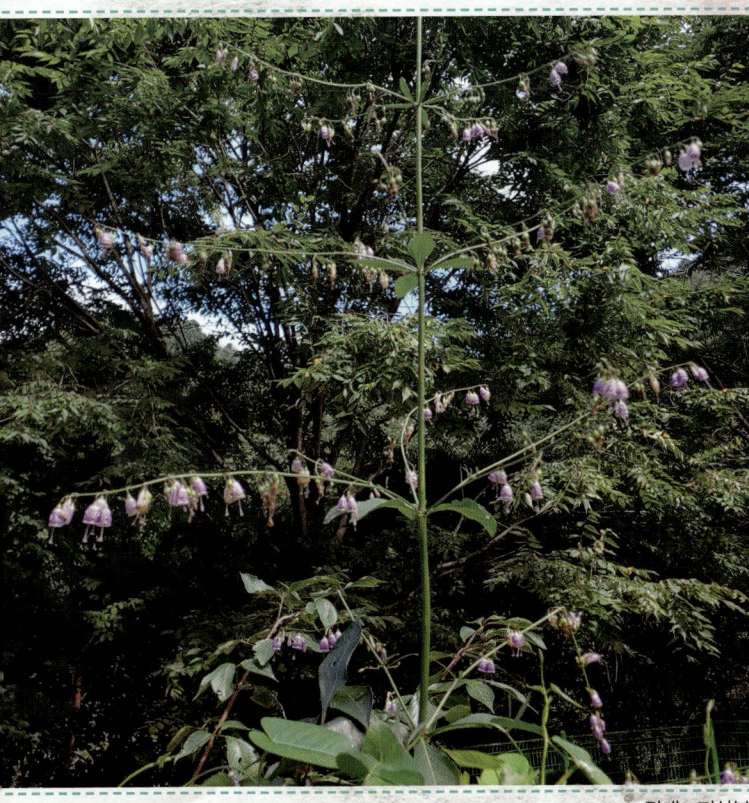

잔대_ 지상부

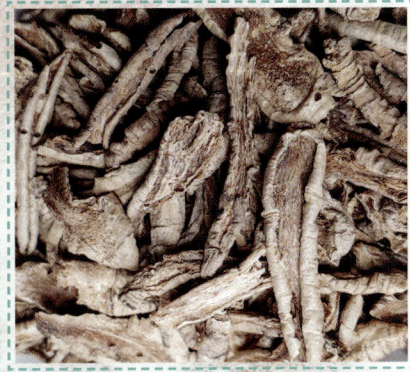

잔대_ 뿌리(약재)

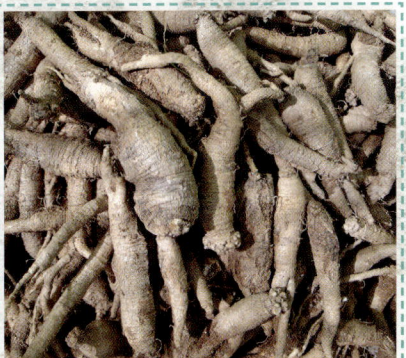

잔대_ 뿌리(채취품)

잎 근생엽은 잎자루가 길고 거의 원형이며 꽃이 필 때쯤 떨어진다. 줄기잎은 3~5개가 돌려나는데 간혹 마주나거나 어긋나기도 하며, 타원형 또는 피침 모양으로 양끝이 좁고 가장자리에 톱니가 있다.

꽃 7~9월에 푸른빛을 띤 자주색 또는 하늘색으로 피는데, 원줄기 끝에 원추꽃차례를 이루며 달린다. 꽃부리는 종 모양이고 끝이 5개로 갈라져서 다소 뒤로 젖혀진다.

열매 끝에 꽃받침이 달려 있는 삭과가 맺혀 9~10월에 익으면 측면의 능선 사이에서 터진다. 속에 아주 작은 종자가 많이 들어 있다.

특징 및 사용방법 딱주, 제니라고도 한다. 줄기가 곧게 자라며 전체에 잔털이 나 있다. 도라지처럼 굵은 흰색의 뿌리를 사삼이라 하며 약용한다. 약으로 쓸 때는 탕으로 하거나 환제로 만들어 사용한다. 주로 호흡기 질환 등을 치료한다.

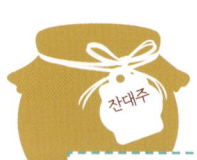

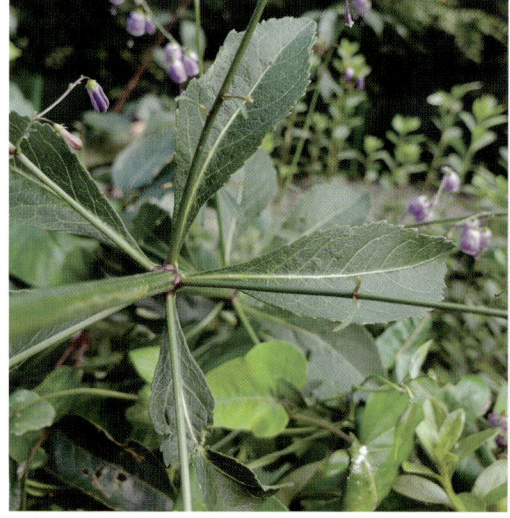
잔대_ 잎

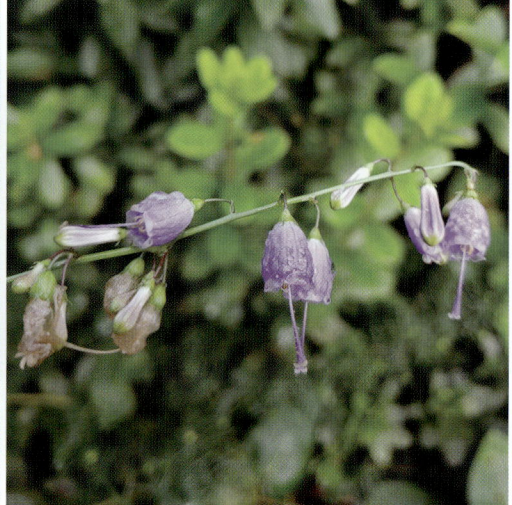
잔대_ 꽃

- **적용 병증**
- **경련증**痙攣症 : 전신 또는 신체 일부의 근육이 자신의 의사와는 관계없이 급격히 수축하는 현상이다. 소주잔 1잔을 1회분으로 1일 3~4회씩, 8~10일 동안 음용한다.
- **한열왕래**寒熱往來 : 병을 앓는 중에 추운 기운과 더운 기운이 번갈아 나타나는 증상이다. 소주잔 1잔을 1회분으로 1일 3~4회씩, 5~6일 동안 음용한다.
- **자양강장**滋養强壯 : 몸에 영양분을 공급하여 영양불량이나 허약함을 개선하고 오장(五臟)의 기운을 튼튼하게 하는 일로, 특히 병후 쇠약해진 경우에 원기를 북돋우기 위한 처방이다. 소주잔 1잔을 1회분으로 1일 2~3회씩, 20~25일 동안 음용한다.
- **기타 적응증** : 강장보호, 폐기보호, 거담, 해수

채취 및 구입 일반 시장이나 건재약상에서 소량으로 구입할 수 있다.

만드는 방법
- 약효는 뿌리나 꽃에 있다. 뿌리는 수시, 꽃은 7~9월 개화기에 구입하거나 채취하여 물로 깨끗이 씻고 물기를 없앤 다음 그대로 사용한다.

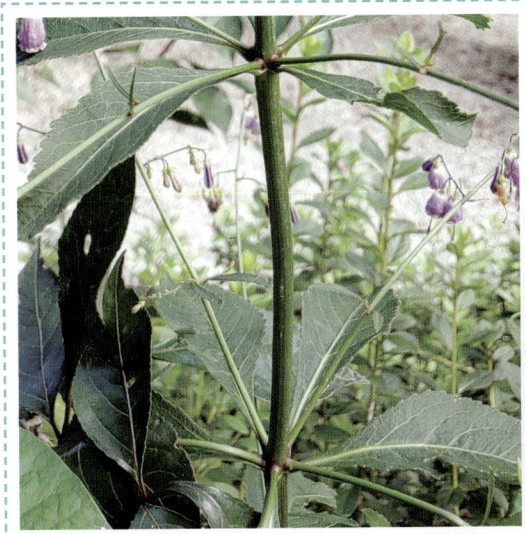
잔대_ 줄기

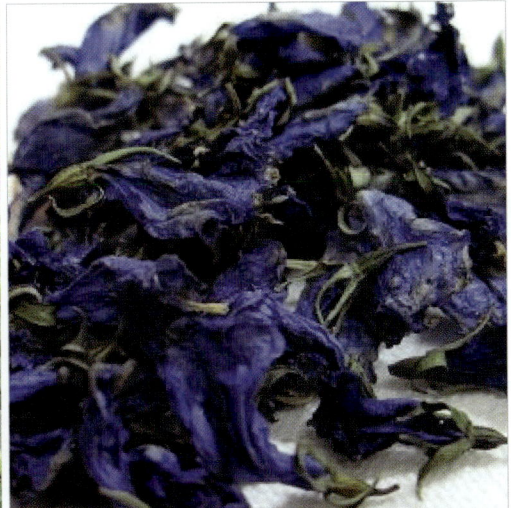
잔대_ 꽃(채취품)

- 생뿌리는 230g, 생꽃은 200g을 소주 3.6L에 넣고 밀봉한다.
- 뿌리는 8개월, 꽃은 3개월 이상 숙성시켜 음용한다. 뿌리는 그대로 보관하고, 꽃은 8개월 정도 숙성시킨 후에는 찌꺼기를 걸러내고 보관한다.

맛 맛은 달다. 꿀을 100g 정도 가미하여 사용할 수 있다.

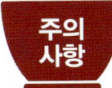
- 본 약술을 음용하는 중에 가려야 하는 음식은 없다.
- 여러 날(20일 이상) 장복하여도 무방하다.

제비꽃 酒

- 식물명 : 제비꽃
- 과명 : 제비꽃과
- 생약명 : 지정(地丁)

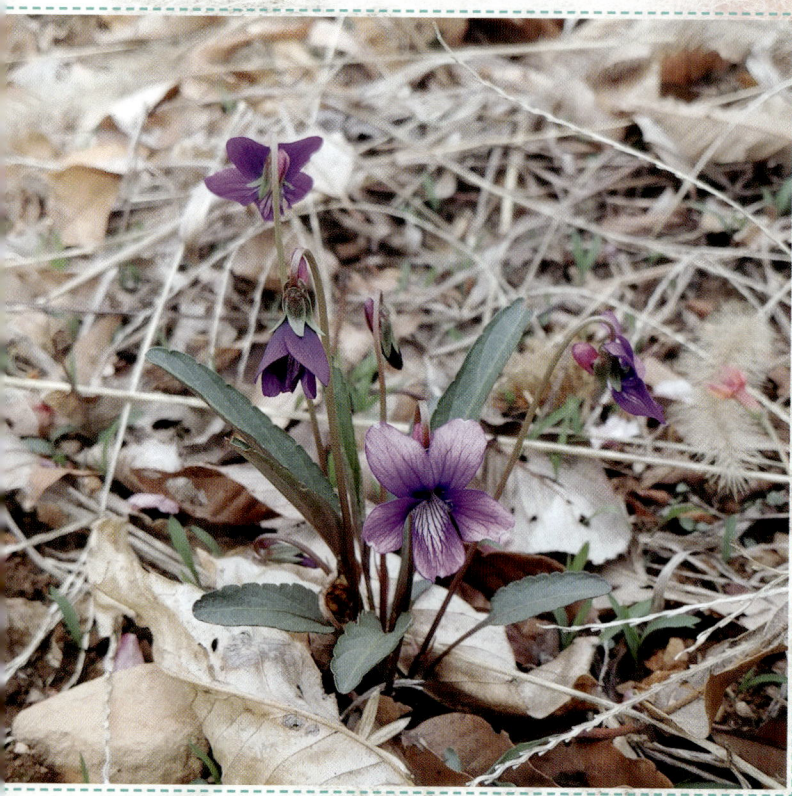
제비꽃_ 지상부

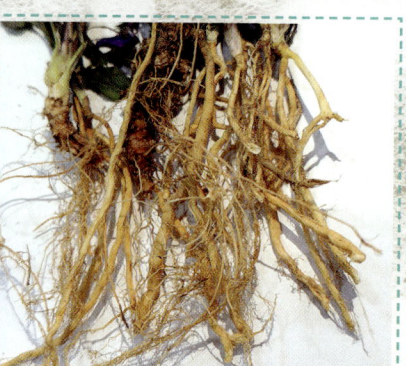
제비꽃_ 전초(약재)

제비꽃_ 뿌리(채취품)

잎 긴 잎자루가 있는 잎이 뿌리에서 뭉쳐나 옆으로 비스듬히 퍼진다. 잎은 긴 타원상 피침 모양으로 끝이 둔하고 윗부분에 뚜렷하지 않은 물결 모양의 톱니가 있다. 잎자루의 윗부분에 날개가 있다.

꽃 4~5월에 보라색 또는 짙은 자색으로 피며, 잎 사이에서 가늘고 긴 꽃줄기가 나와 그 끝에 1송이씩 옆을 향하여 달린다. 입술모양꽃부리는 구두주걱 모양이고 커다란 꿀주머니가 있다.

열매 넓은 타원형의 삭과가 맺혀 6월에 익으면 3갈래로 벌어지며 종자가 나온다.

특징 및 사용방법 장수꽃, 병아리꽃, 오랑캐꽃, 앉은뱅이꽃, 자화지정(紫花地丁)이라고도 한다. 원줄기가 없으며 뿌리는 황백색 또는 황적색이다. 어린잎과 꽃을 식용한다. 약으로 쓸 때는 탕으로 하거나 생즙을 내어 사용한다. 내환(內患)에는 주로 열기를 다스리고 생으로 쓰면 외상 치료에 효과가 있다. 주로 안과, 피부과, 비뇨기과 질환 등을 치료한다.

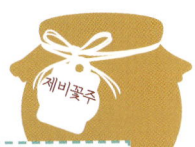

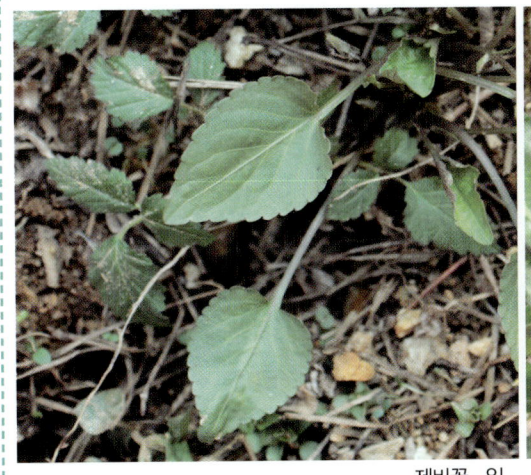
제비꽃_ 잎

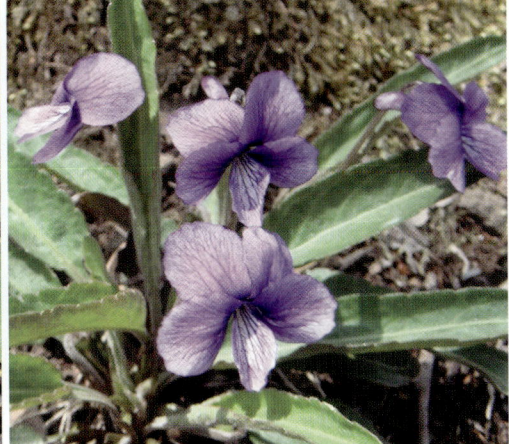
제비꽃_ 꽃

적용병증
- **치통**齒痛 : 충치, 풍치 등의 원인으로 이가 쑤시거나 몹시 아픈 증상이다. 소주잔 1잔을 1회분으로 1일 2~3회씩, 2~4일 동안 음용한다.
- **두훈**頭暈 : 여러 가지 원인으로, 머리가 아찔아찔하여 어지럽고 눈앞이 캄캄한 증상이다. 소주잔 1잔을 1회분으로 1일 2~3회씩, 4~7일 동안 음용한다.
- **황달**黃疸 : 담즙 분비가 원활하지 못하여 온몸과 눈 등이 누렇게 되는 병증으로, 온몸이 노곤하고 입맛이 없으며 몸이 여위게 된다. 특히 간질환에서 많다. 소주잔 1잔을 1회분으로 1일 3~4회씩, 12~15일 동안 음용한다.
- **기타 적응증** : 간열, 발한, 불면증, 수종, 귀밑샘염, 부인병, 중풍, 한열왕래

채취 및 구입 시장이나 약령시장에서 취급하지 않는다. 전국의 야산이나 들, 양지에서 자생하는 것을 채취하여 사용한다.

만드는 방법
- 약효는 전초에 있다. 대개 꽃이 필 때 잎이나 전초를 채취하여 물로 깨끗이 씻은 다음 말려서 사용한다.
- 말린 전초 180g을 소주 3.6L에 넣고 밀봉한다.

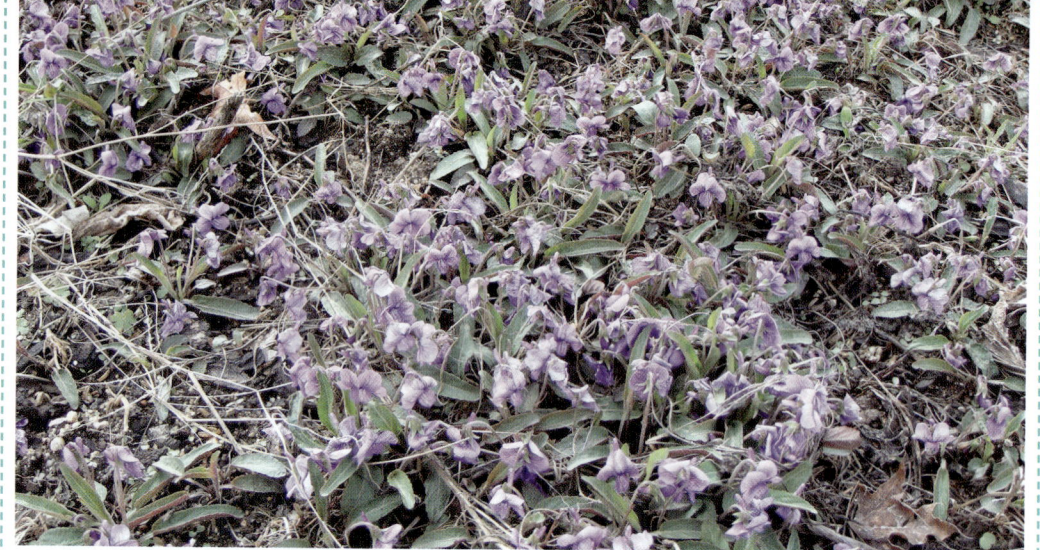

제비꽃_ 무리

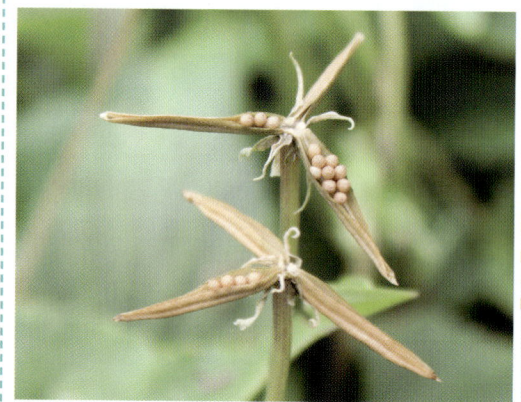

제비꽃_ 종자 결실

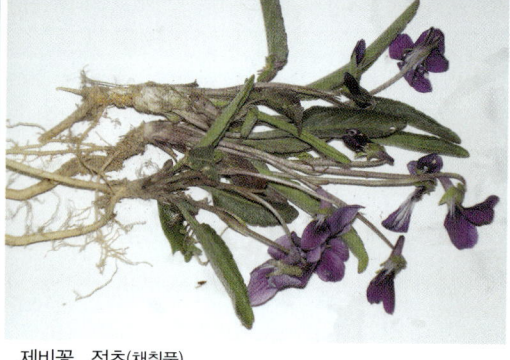

제비꽃_ 전초(채취품)

- 3개월 이상 숙성시켜 음용하며, 8개월 정도 숙성시킨 후에는 찌꺼기를 걸러내고 보관한다.

 맛은 쓰다. 황설탕 100g을 가미할 수 있다.

- 본 약술을 음용하는 중에 가려야 하는 음식은 없다.
- 장복해도 해롭지는 않으나 치유되는 대로 음용을 중단한다.

조릿대 酒

- 식물명 : 조릿대
- 과명 : 벼과
- 생약명 : 담죽엽(淡竹葉)

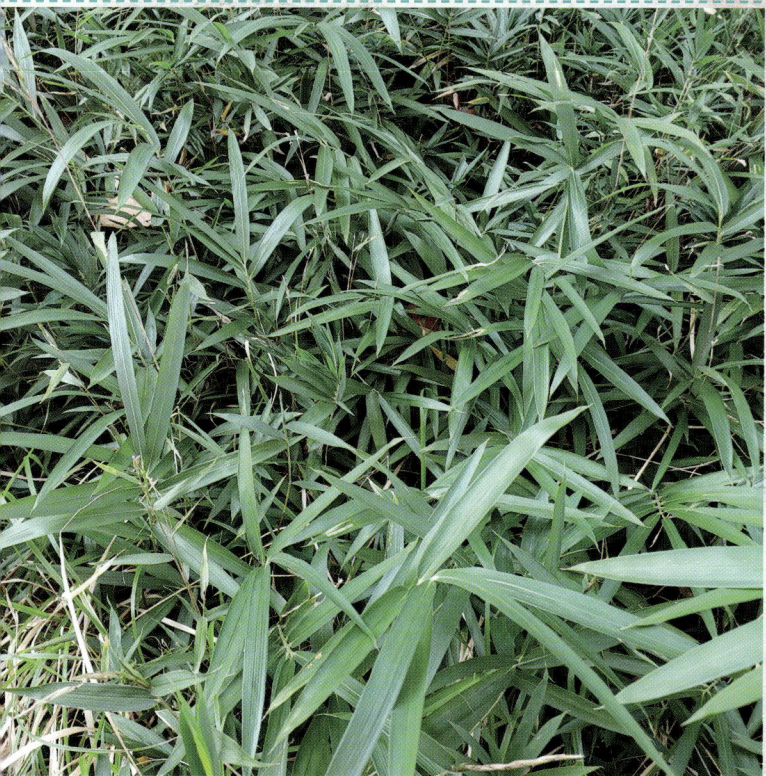
조릿대_ 나무모양

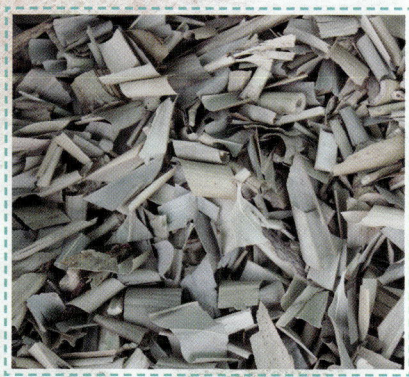
조릿대_ 지상부(약재)

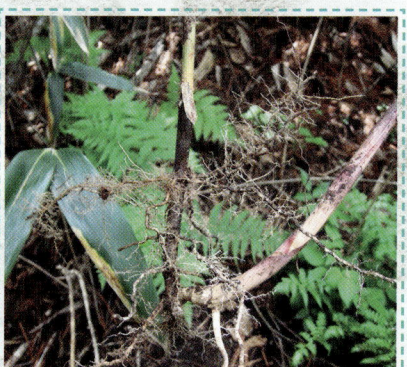
조릿대_ 뿌리(채취품)

잎 긴 타원상 피침 모양의 잎이 가지 끝에서 2~3개씩 난다. 끝부분이 꼬리처럼 길고 급하게 뾰족해지며 가장자리에 가시 같은 잔톱니가 있다. 양면에 털이 없거나 뒷면 밑동에 털이 있고 잎집에 털이 있다.

꽃 4월에 원추꽃차례를 이루며 달리는데, 꽃이삭은 털과 흰 가루로 덮여 있고 자주색 포로 싸여 있다. 작은이삭은 2~3개의 꽃으로 되며 밑부분에 2개의 포가 있다.

열매 밀알 같은 영과가 맺혀 5~6월에 익는다. 열매는 껍질이 두껍다.

특징 및 사용방법 줄기가 곧게 서며 전체적으로 녹색을 띠고 있다. 포(苞)는 2~3년간 줄기를 싸고 있으며 털과 더불어 끝에 피침 모양의 잎조각이 있다. 마디 사이는 역모(逆毛)와 흰 가루로 덮이지만 4년째 잎집 모양의 잎이 벗겨지면서 없어진다. 약으로 쓸 때는 탕으로 하여 사용한다.

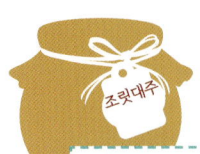

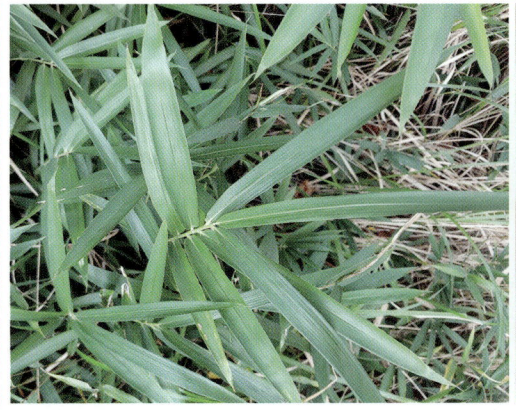

조릿대_ 잎

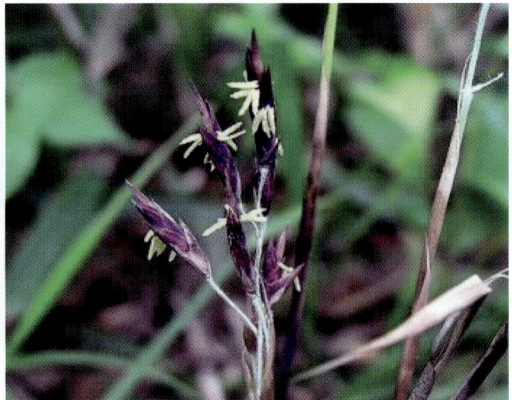

조릿대_ 꽃

적용 병증

- **융폐**癃閉 : 노화로 인하여 요로(尿路)가 막혀서 소변 배출이 원활하지 못한 질환이다. 소변이 방울방울 떨어지거나 전혀 나오지 않으면서 아랫배가 부풀어 오른다. 소주잔 1잔을 1회분으로 1일 2~3회씩, 10~15일 동안 음용한다.

- **번열**煩熱 : 몸에 열이 몹시 나고 가슴이 답답하며 괴로운 증세로, 팔다리가 병적으로 달아오른다. 소주잔 1잔을 1회분으로 1일 3~4회씩, 3~4일 동안 음용한다.

- **파상풍**破傷風 : 상처를 통하여 체내에 들어간 파상풍균이 일으키는 급성 전염병으로, 온몸에 경직성 경련을 일으킨다. 소주잔 1잔을 1회분으로 1일 3~4회씩, 10~15일 동안 음용한다.

- **기타 적응증** : 구갈, 구역질, 토혈, 주독, 소변불통, 불면증, 정신분열증, 중풍

채취 및 구입 시장에서 취급하지 않으므로, 필요시에 자생지에서 직접 채취하여 사용한다. 평안도, 함경도 이남에 분포하며 산중턱에서 자생한다.

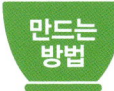

- 약효는 전초에 있다. 봄에 전초를 채취하여 물로 깨끗이 씻고 물기를 없앤 다음 그대로 사용한다.

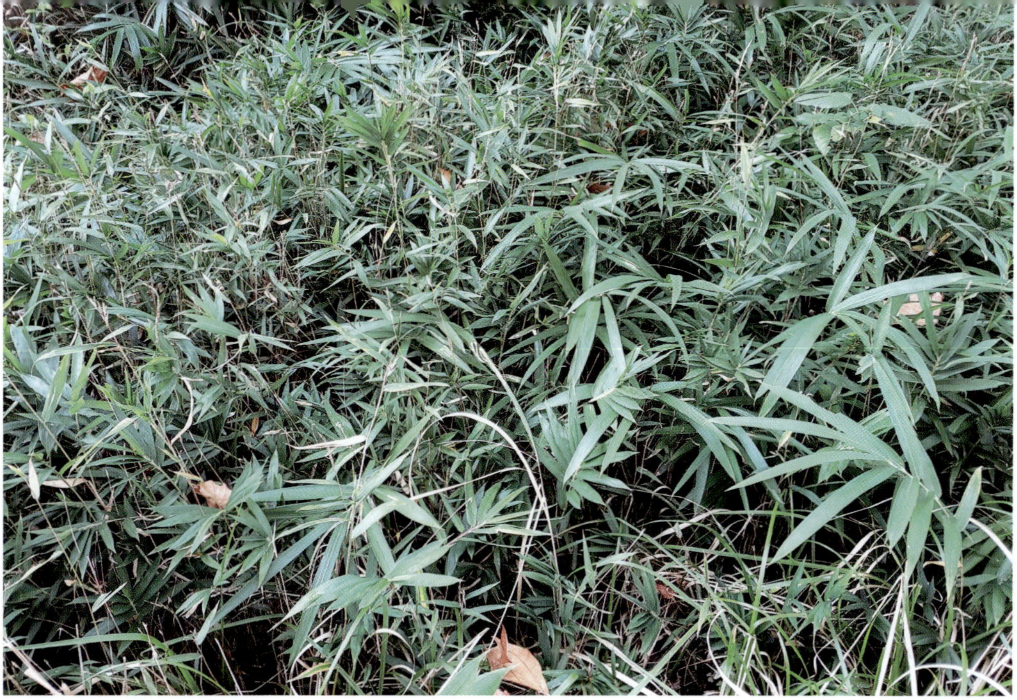

조릿대_ 무리

- 생전초 250g을 소주 3.6L에 넣고 밀봉한다.
- 8개월 이상 숙성시켜 음용하며, 2년간 숙성시킨 후에는 찌꺼기를 걸러내고 보관한다.

맛 맛은 달다. 황설탕 100g을 가미하여 사용할 수 있다.

주의사항
- 본 약술을 음용하는 중에 가려야 하는 음식은 없다.
- 장복해도 해롭지는 않으나 치유되는 대로 음용을 중단한다.

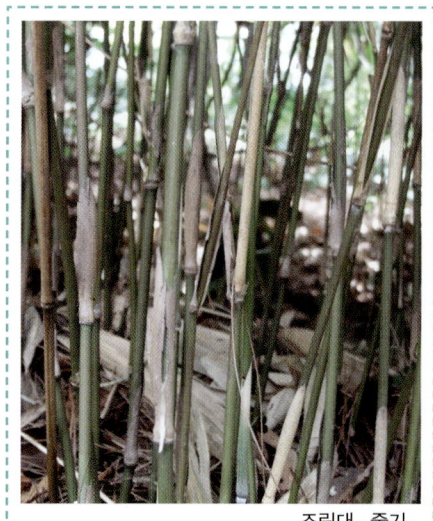

조릿대_ 줄기

족도리풀 酒

- 식물명 : 족도리풀
- 과명 : 쥐방울덩굴과
- 생약명 : 세신(細辛)

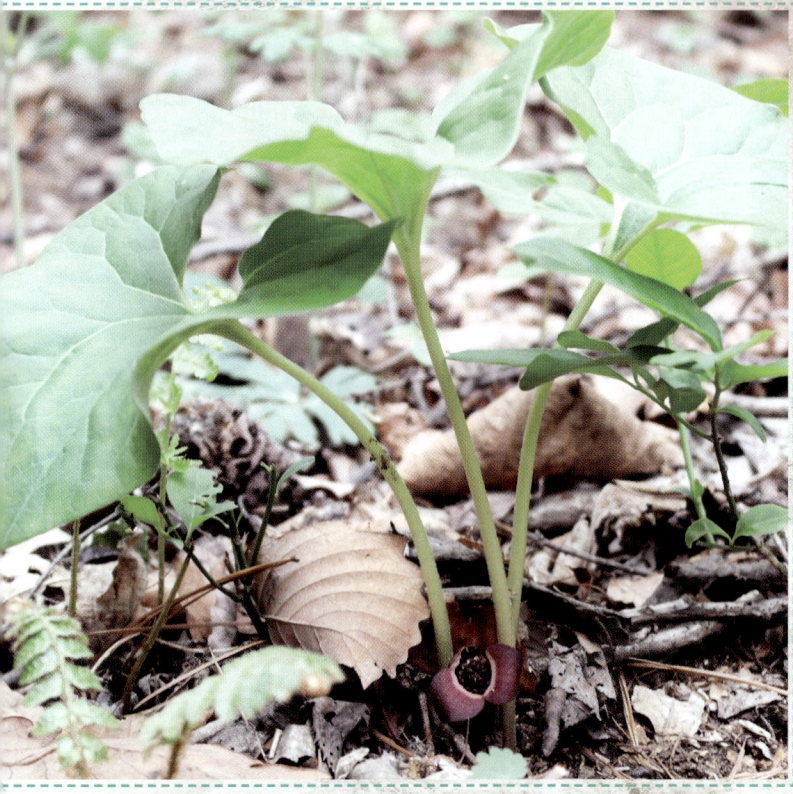
족도리풀_ 지상부

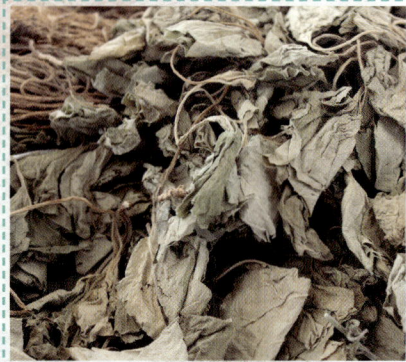
족도리풀_ 전초(약재)

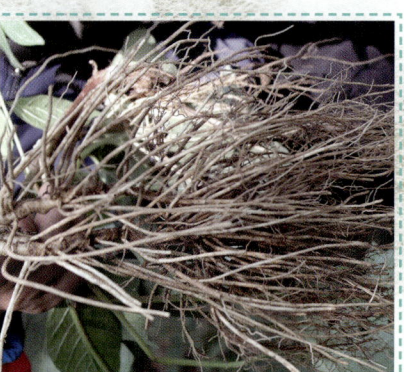
족도리풀_ 뿌리(채취품)

잎 심장 모양의 잎이 원줄기 끝에서 보통 2개씩 나오고 긴 잎자루가 있다. 잎끝이 뾰족하고 가장자리가 밋밋하며, 뒷면의 맥 위에 잔털이 있다.

꽃 4월에 홍자색으로 피며, 잎 사이에서 꽃대가 나오고 그 끝에 1송이가 옆을 향하여 달린다. 꽃잎과 꽃받침은 통 모양이고 끝이 3개로 갈라져서 다소 뒤로 젖혀진다.

열매 타원형의 장과가 맺히며 끝에 꽃받침조각이 달려 있다. 열매 속에는 종자가 20개 정도 들어 있다.

특징 및 사용방법 뿌리줄기는 비스듬히 옆으로 기고 마디가 많으며 마디에서 뿌리가 내린다. 다육질에 매운맛이 있고, 세신(細辛)이라 하며 약용한다. 약으로 쓸 때는 탕으로 하거나 환제, 산제로 만들어 사용하며 가루는 코에 뿌린다. 술을 담그기도 한다.

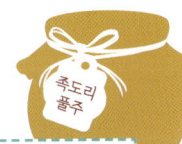

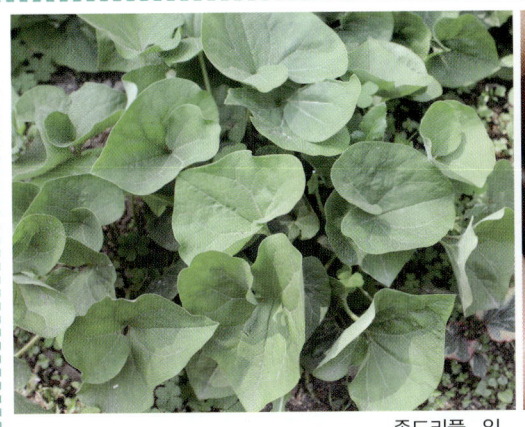
족도리풀_ 잎

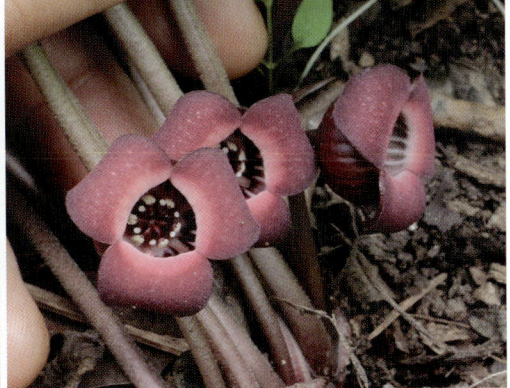
족도리풀_ 꽃

- **적용병증**
- **치통齒痛** : 충치, 풍치 등의 원인으로 이가 쑤시거나 몹시 아픈 증상이다. 소주잔 1잔을 1회분으로 1일 2~3회씩, 2~4일 동안 음용한다.
- **풍비風痺** : 풍한습(風寒濕)의 사기(邪氣)가 팔다리의 뼈마디와 경락에 침범해서 생기는 병증으로, 뼈마디가 아프고 운동장애가 있으며 마비가 오는데 그 부위가 일정하지 않고 수시로 이동한다. 소주잔 1잔을 1회분으로 1일 3~4회씩, 12~15일 동안 음용한다.
- **흉협팽만胸脇膨滿** : 명치에서부터 양 옆구리까지 그득하게 부풀어 오르고, 사지를 누르면 긴장감과 저항이 느껴지며 압통이 있는 병증이다. 소주잔 1잔을 1회분으로 1일 2~3회씩, 10~15일 동안 음용한다.
- **기타 적응증** : 신진대사 촉진, 비염, 두풍, 풍

채취 및 구입 약령시장에서 소량으로 구입할 수 있다. 또는 중부지방, 제주도, 울릉도의 숲속이나 그늘진 습지에서 자생하는 것을 채취하여 사용한다.

만드는 방법
- 약효는 뿌리에 있다. 방향성(芳香性)이 있다. 뿌리를 구입하여 물로 깨끗이 씻어 말린 다음 사용한다.

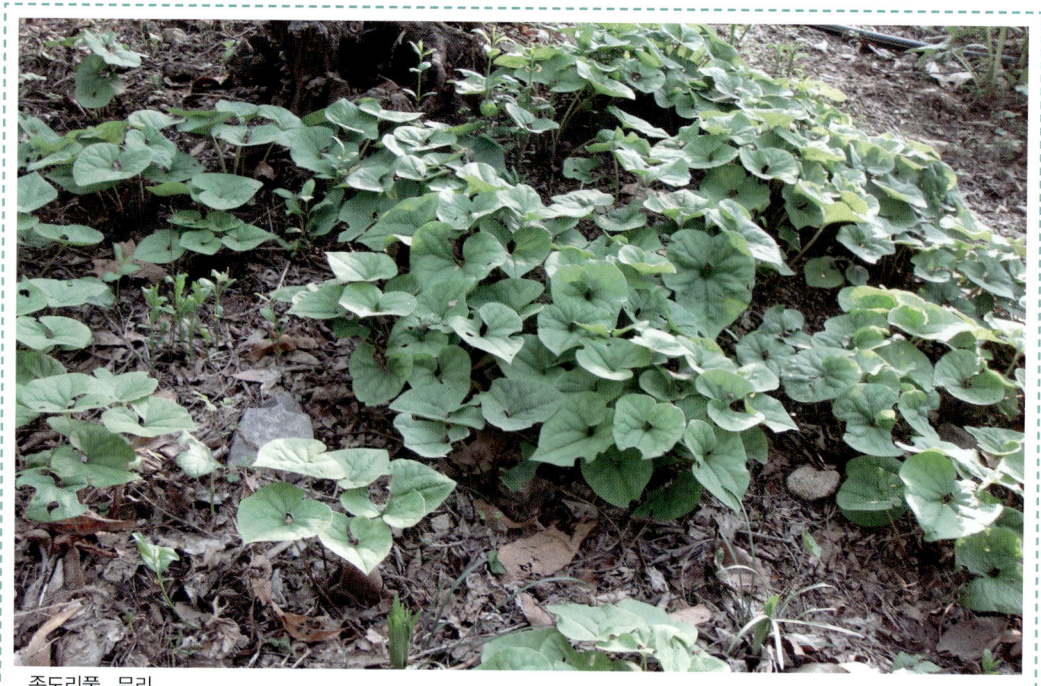
족도리풀_ 무리

- 말린 뿌리 170g을 소주 3.6L에 넣고 밀봉한다.
- 8개월 이상 숙성시켜 음용하며, 18개월 정도 숙성시킨 후에는 찌꺼기를 걸러내고 보관한다.

맛 맛은 맵다. 흑설탕을 100g 정도 가미하여 사용할 수 있다.

주의사항
- 본 약술을 음용하는 중에 여로의 섭취를 금한다. 열이나 두통이 있을 경우 또는 기가 허할 경우에는 음용을 금한다.
- 장복해도 해롭지는 않으나 장기간(20일 이상) 사용하지 않는 것이 좋다.

지치 酒

- 식물명 : 지치
- 과명 : 지치과
- 생약명 : 자근(紫根)

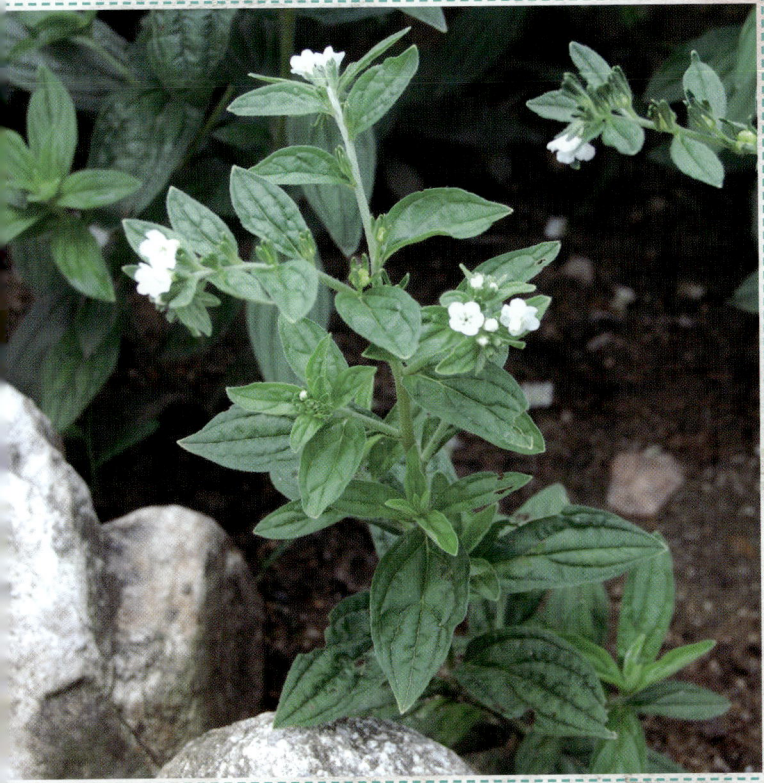
지치_ 지상부

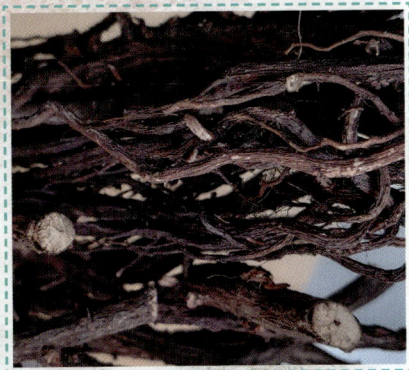
지치_ 뿌리(약재)

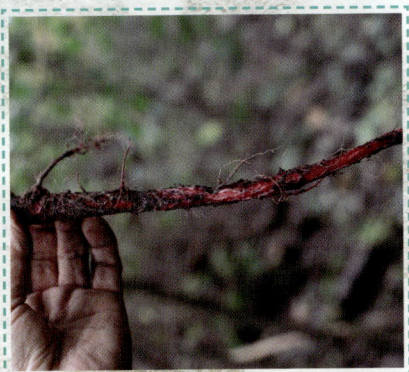
지치_ 뿌리(채취품)

잎 피침 모양의 두꺼운 잎이 어긋난다. 양끝이 뾰족하고 밑부분이 좁아져 잎자루처럼 되며 가장자리에 톱니가 없다. 앞면에는 잎맥을 따라 깊게 주름이 있고 거친 털이 빽빽이 나 있다.

꽃 5~6월에 흰색 꽃이 줄기와 가지 끝에 총상꽃차례를 이루며 달린다. 꽃받침은 녹색이며 5개로 깊게 갈라지고, 갈라진 조각은 넓은 줄 모양이다.

열매 달걀 모양의 분과가 맺혀 8~9월에 연갈색 또는 회백색으로 익으며, 껍질이 매끄럽고 윤기가 있다.

특징 및 사용방법 원줄기가 곧게 서고 가지가 갈라지며 전체에 잔털이 많이 나 있다. 뿌리는 땅속 깊이 들어가며 굵고 자주색을 띤다. 예전에는 자주색 물감으로 많이 이용하였다. 뿌리를 자근(紫根)이라 하며 약용하는데, 토혈, 코피, 혈뇨, 홍역에 효과가 있고 화상, 동상, 습진, 발진, 피부궤양 등에 소독약으로 외용한다. 약으로 쓸 때는 탕으로 하거나 산제로 만들어 사용한다. 주로 피부과, 순환계, 소화기 질환 등을 치료한다.

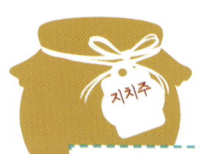

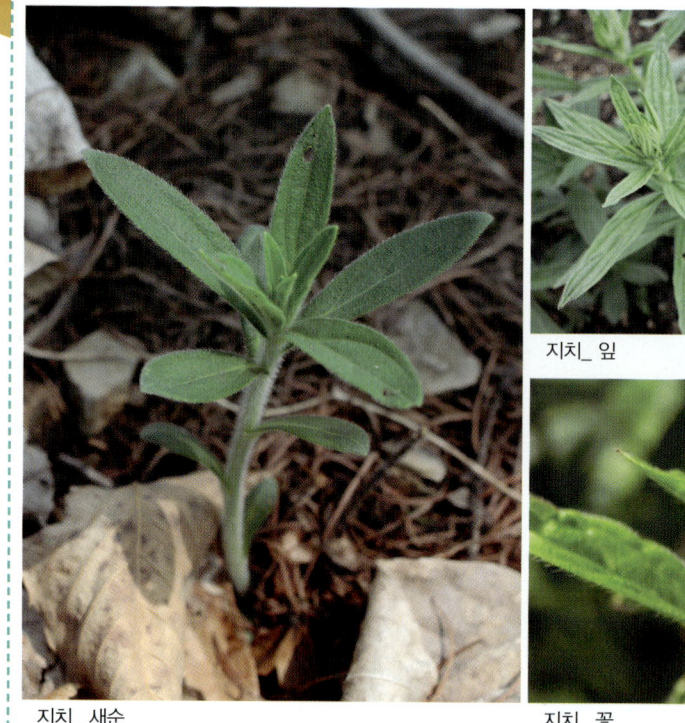
지치_ 새순

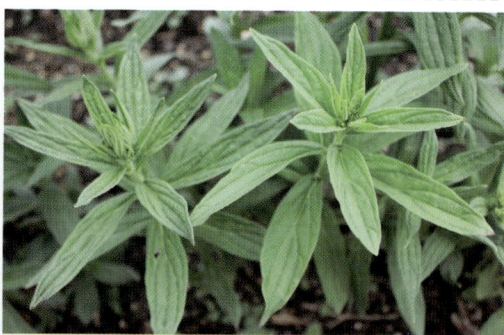
지치_ 잎

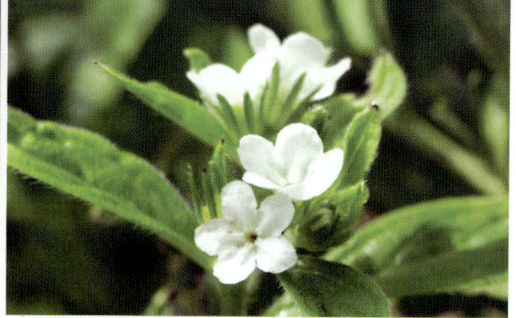
지치_ 꽃

적용 병증

- **두풍**頭風 : 백설풍(白屑風)이라고도 한다. 두통이 낫지 않고 오래 계속되며 머리에 부스럼이 나는 경우의 처방이다. 소주잔 1잔을 1회분으로 1일 2~3회씩, 4~7일 동안 음용한다.

- **조현병**調絃病 : 사고의 장애나 감정, 의지, 충동 등의 이상으로 인격 분열을 일으키는 병증으로, 현실 인식을 상실하고 분열병성 황폐를 가져온다. 예전에는 정신분열증(精神分裂症), 조발성 치매(早發性癡呆)라 불렸다. 소주잔 1잔을 1회분으로 1일 2~3회씩, 30~40일 동안 음용한다.

- **요통**腰痛 : 허리의 연부조직(軟部組織: 힘줄, 혈관 등과 같이 신체에서 단단한 정도가 낮은 특성을 지닌 조직) 병변에 의해 통증이 생긴 경우의 처방이다. 소주잔 1잔을 1회분으로 1일 2~3회씩, 12~15일 동안 음용한다.

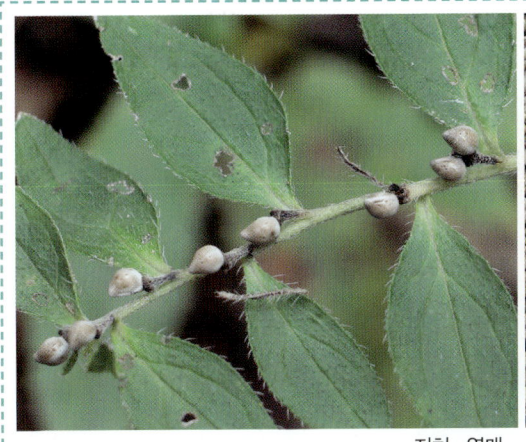
지치_ 열매

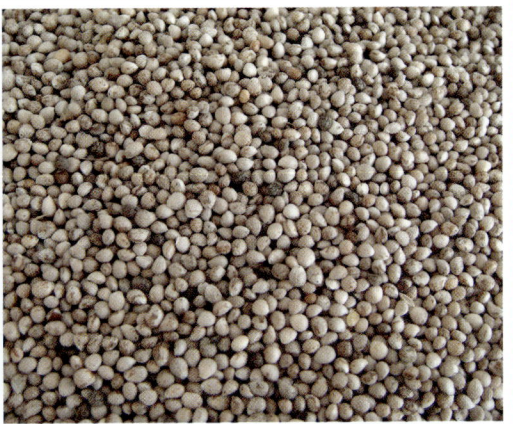
지치_ 종자(채취품)

- **기타 적응증** : 해독, 해열, 복통, 부종, 위팽만증, 황달

채취 및 구입 약령시장에서 많이 취급한다. 새싹은 산지(産地)에서 직접 구입하여 사용한다.

만드는 방법
- 약효는 뿌리나 새싹에 있다. 뿌리나 새싹을 구입하여 뿌리는 물로 깨끗이 씻어 말리고 새싹은 그대로 사용한다.
- 말린 뿌리는 190g, 새싹은 230g을 소주 3.6L에 넣고 밀봉한다.
- 뿌리는 10개월, 새싹은 3개월 이상 숙성시켜 음용하며, 뿌리는 18개월, 새싹은 8개월 정도 숙성시킨 후에는 찌꺼기를 걸러내고 보관한다.

맛 뿌리와 새싹 모두 달고 짜다. 당류를 가미하지 않는다.

주의 사항
- 본 약술을 음용하는 중에 가려야 하는 음식은 없다.
- 장복해도 해롭지는 않으나 치유되는 대로 음용을 중단한다.

질경이 酒

- 식물명 : 질경이
- 과명 : 질경이과
- 생약명 : 차전자(車前子)

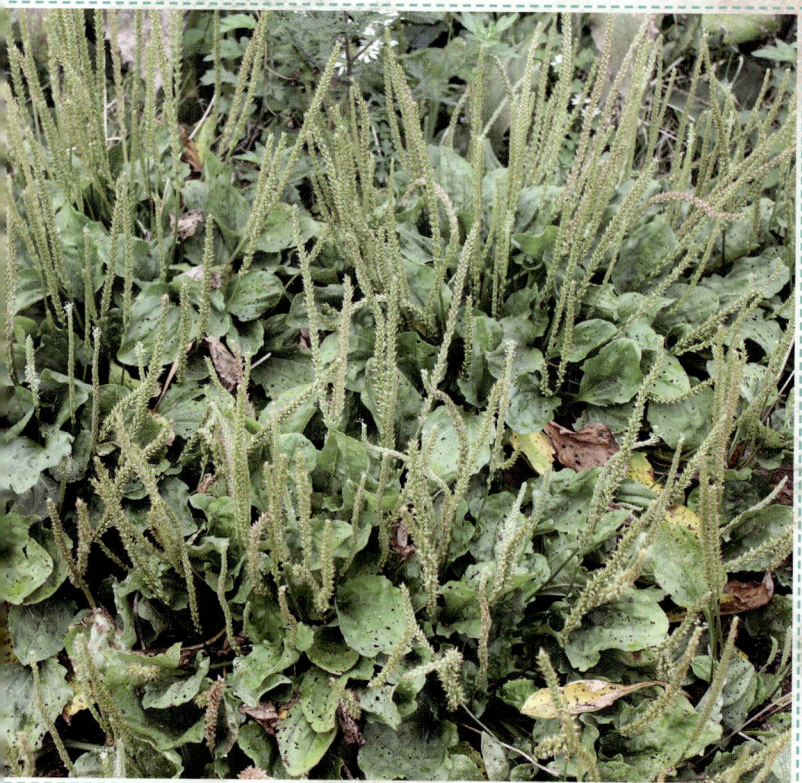
질경이_ 지상부

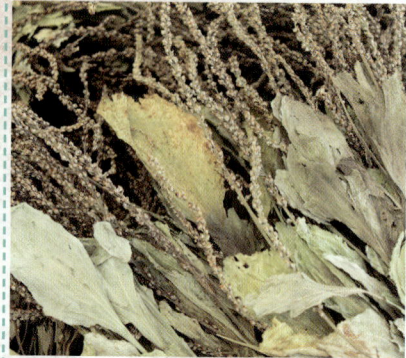
질경이_ 전초(약재)

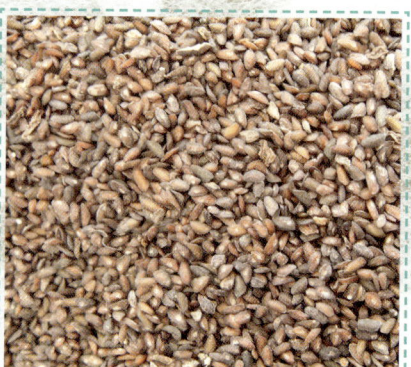
질경이_ 종자(채취품)

잎 타원형 또는 달걀 모양의 잎이 뿌리에서 많이 뭉쳐나 비스듬히 퍼지며 밑부분이 넓어져서 서로 감싼다. 잎끝이 날카롭거나 뭉뚝하고 밑이 둥글며 가장자리가 물결 모양이다. 5개의 나란히맥이 뚜렷하고 잎자루는 잎몸과 길이가 비슷하다.

꽃 6~8월에 흰색으로 피는데, 잎 사이에서 나온 꽃대 윗부분에 깔대기 모양의 잔꽃이 이삭꽃차례로 촘촘히 달린다.

열매 방추형의 삭과가 맺혀 10월경에 익으면 옆으로 갈라지면서 6~8개의 검은색 종자가 나온다.

특징 및 사용방법 차전초(車前草)라고도 한다. 원줄기는 없고 짧은 뿌리줄기에서 수염뿌리와 잎이 뭉쳐난다. 종자를 차전자(車前子)라 하며 약용하고, 봄에 어린잎과 뿌리를 식용한다. 약으로 쓸 때는 탕으로 하거나 환제, 산제로 만들거나 생즙을 내어 사용한다. 각종 혈증(血症)에 즙을 내서 5~6회 복용한다. 주로 비뇨기, 호흡기 질환 등을 치료한다.

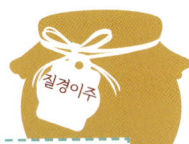

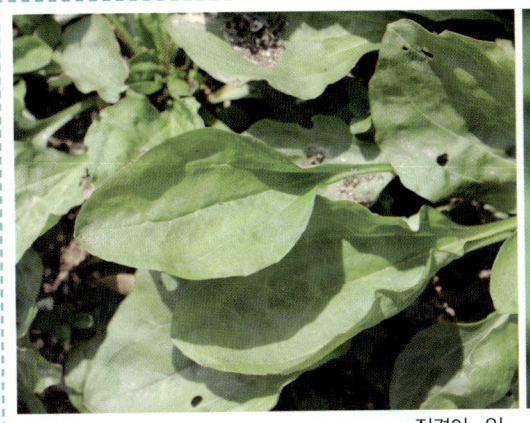
질경이_ 잎

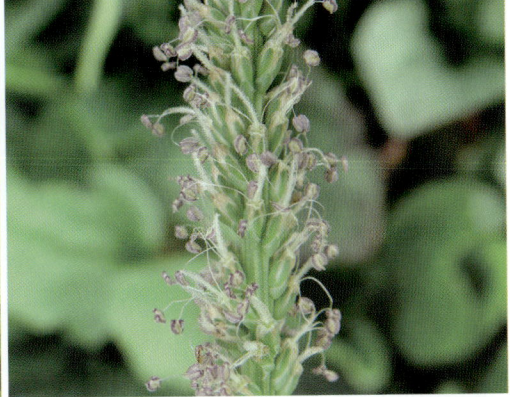
질경이_ 꽃

적용 병증
- **방광결석**膀胱結石 : 방광 속에 결석이 생기는 병증으로, 40~60세 남성에게 많으며 소변을 보는 데 장애가 되고 피가 나며 몹시 아프다. 소주잔 1잔을 1회분으로 1일 3~4회씩, 20~30일 동안 음용한다.
- **빈뇨**頻尿 : 배뇨량에는 거의 변화가 없으나 배뇨 횟수가 많아지는 증상으로, 방광이나 요도 뒷부분의 염증, 당뇨병, 신장의 병증 등이 원인이다. 소주잔 1잔을 1회분으로 1일 2~3회씩, 12~15일 동안 음용한다.
- **뇌기능 장애**腦機能障礙 : 머릿속에 있는 중추신경계의 기관에 장애가 오는 경우의 처방이다. 소주잔 1잔을 1회분으로 1일 2~3회씩, 15~20일 동안 음용한다.
- **기타 적응증** : 강심, 늑막염, 복수, 요도염, 신장결석, 혈변, 장염

채취 및 구입 약령시장에서 구입하거나, 전국의 들이나 빈터, 농가 부근에서 자생하는 것을 직접 채취하여 사용한다.

만드는 방법
- 약효는 전초나 종자에 있다. 전초나 종자를 깨끗이 씻어 말린 다음 사용한다.
- 말린 전초는 200g, 종자는 190g을 소주 3.6L에 넣고 밀봉한다.

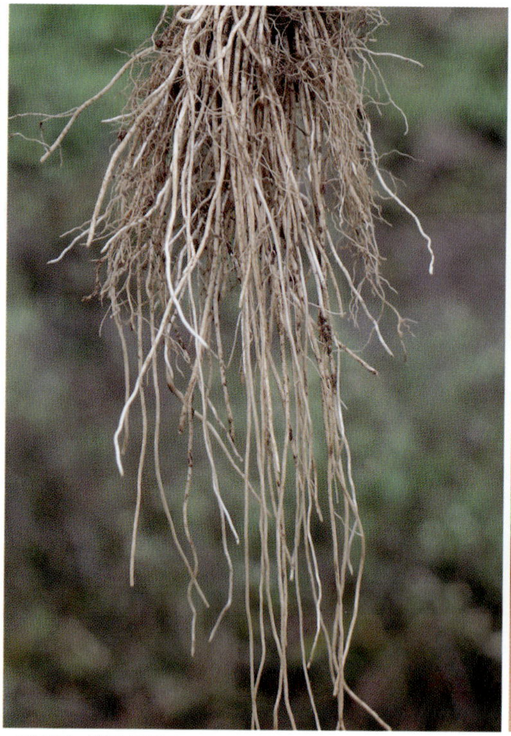

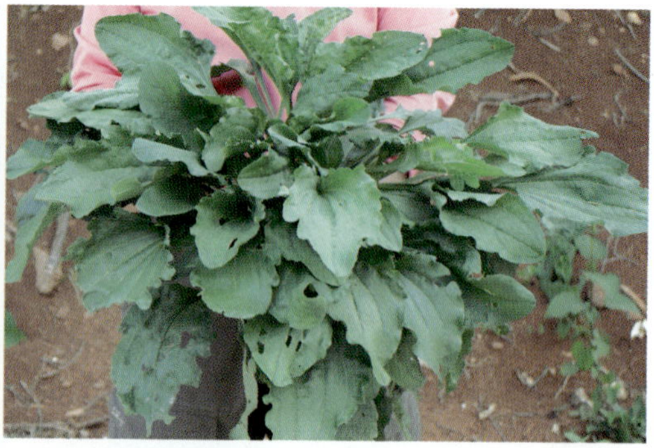

질경이_ 전초(채취품)

질경이_ 뿌리(채취품)

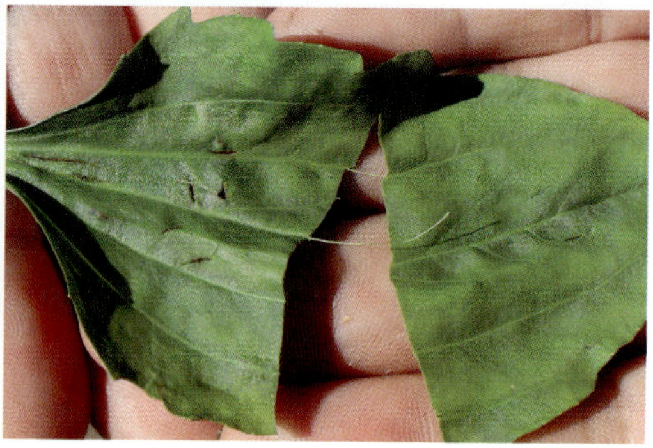

질경이_ 잎의 심(심이 있어서 쉽게 찢어지지 않는다.)

- 전초는 6개월, 종자는 8개월 이상 숙성시켜 음용하며, 전초는 1년, 종자는 2년간 숙성시킨 후에는 찌꺼기를 걸러내고 보관한다.

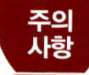 맛은 달고 짜다. 흑설탕 100g을 가미할 수 있다.

주의사항
- 임신부나 정수 고갈자는 음용을 금한다.
- 장복해도 해롭지는 않으나 치유되는 대로 음용을 중단한다.

찔레 酒

- 식물명 : 찔레꽃
- 과명 : 장미과
- 생약명 : 영실(營實)

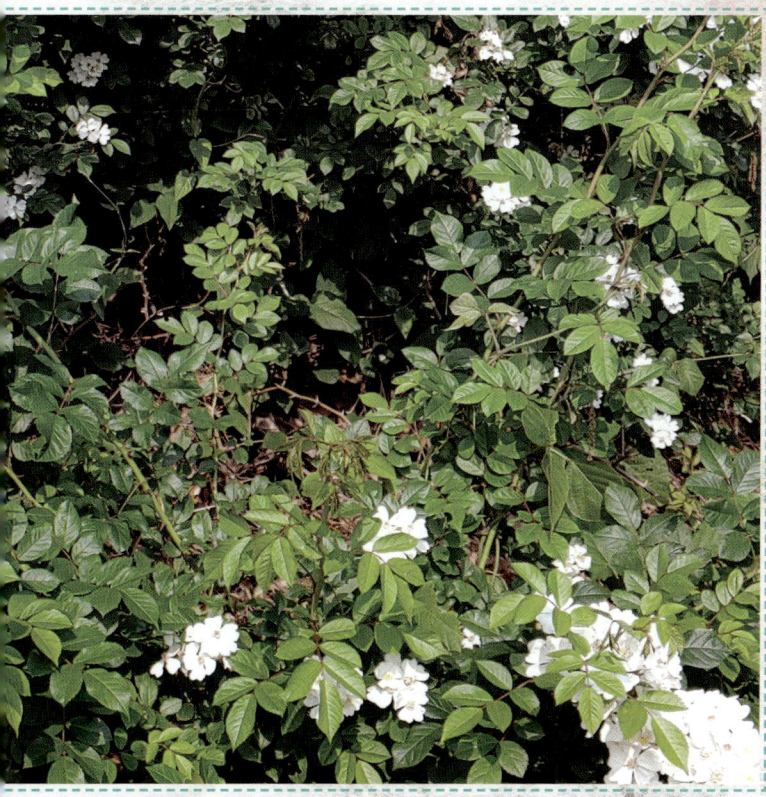
찔레꽃_ 나무모양

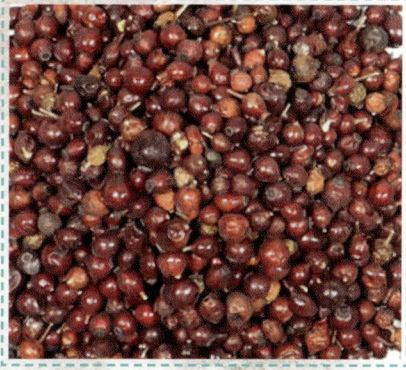
찔레꽃_ 열매(약재)

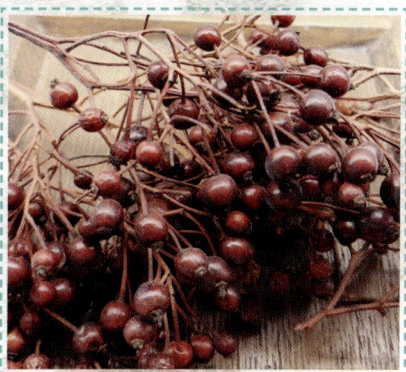
찔레꽃_ 열매(채취품)

잎 5~9개의 작은잎으로 된 깃꼴겹잎이 어긋난다. 작은잎은 타원형 또는 거꿀달걀 모양으로 양끝이 좁고 가장자리에 잔톱니가 있으며 뒷면에 잔털이 있다. 턱잎은 빗살 같은 톱니가 있고, 아랫부분이 잎자루와 합쳐진다.

꽃 5월에 흰색 또는 연홍색 꽃이 새가지 끝에 원추꽃차례를 이루며 달린다. 꽃잎은 거꿀달걀 모양으로 끝부분이 오목하며 향기가 있다.

열매 둥근 수과가 맺혀 9~10월에 빨갛게 익는다.

특징 및 사용방법 가지가 많이 갈라지며 끝부분이 아래로 처지고, 갈고리 모양의 날카로운 가시가 있다. 관상용, 생울타리용 등으로 이용하고, 열매를 영실(營實)이라 하며 약용한다. 약으로 쓸 때는 탕으로 하거나 환제, 산제로 만들어 사용하며 뿌리껍질은 술을 담근다.

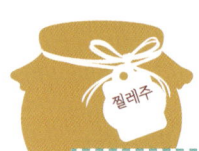

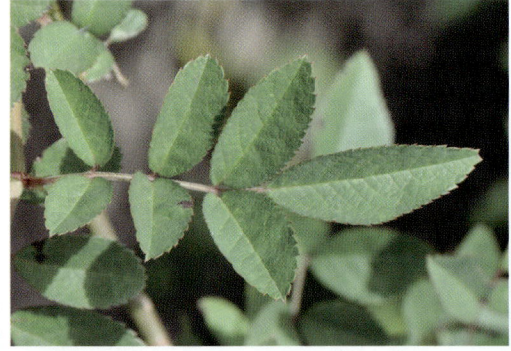

찔레꽃_ 잎

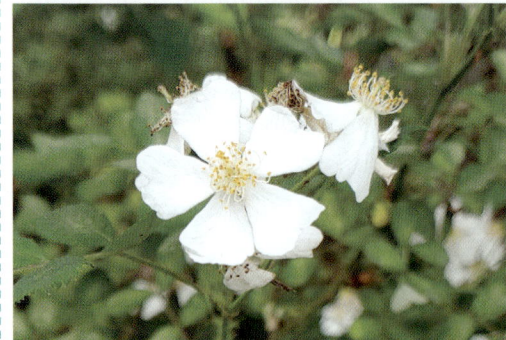

찔레꽃_ 꽃

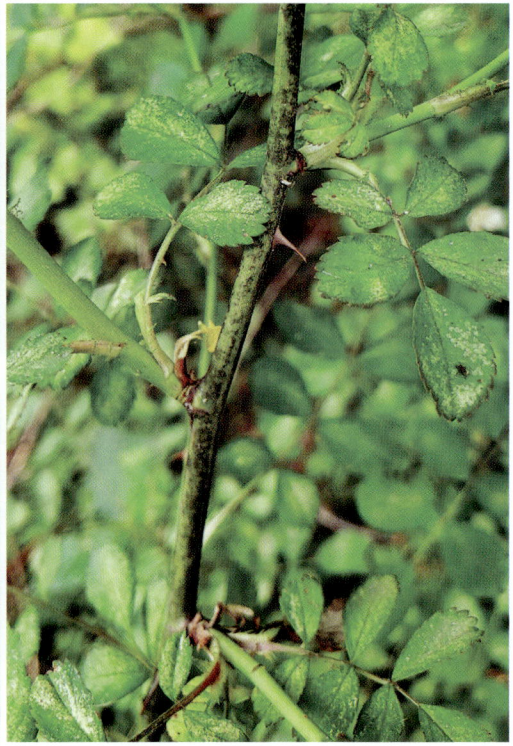

찔레꽃_ 줄기의 가시

- **적용 병증**
- **치통**齒痛 : 충치, 풍치 등의 원인으로 이가 쑤시거나 몹시 아픈 증상이다. 소주잔 1잔을 1회분으로 1일 1~2회씩, 10~20일 동안 음용한다.

- **급경련통**急痙攣痛 : 배가 쑤시는 듯이 심하게 아픈 것이 간격을 두고 되풀이되는 증상이다. 예전에 산통(疝痛)으로 불렸다. 소주잔 1잔을 1회분으로 1일 1~2회씩, 5~10일 동안 음용한다.

- **통경**痛經 : 월경 기간 전후에 하복부와 허리에 생기는 통증이다. 소주잔 1잔을 1회분으로 1일 3~5회 음용한다.

- **기타 적응증** : 혈액순환 개선, 감기, 관절염, 수종, 신장병, 음위증, 풍사와 습사로 인한 병증

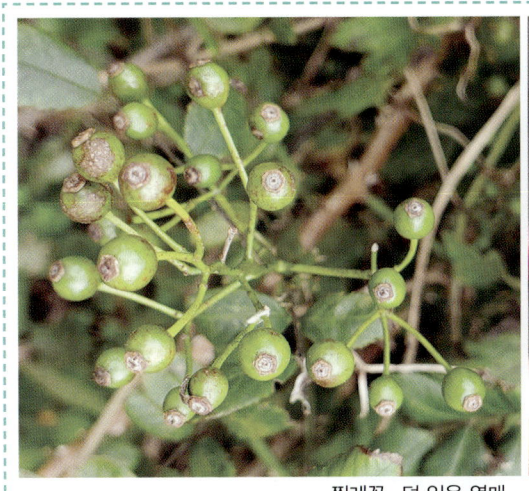 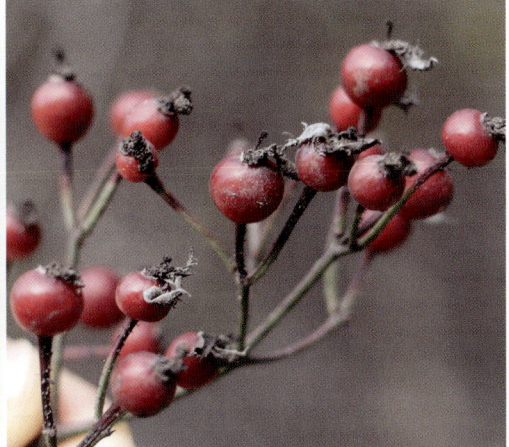

찔레꽃_ 덜 익은 열매　　　　　　　　　　찔레꽃_ 익은 열매

채취 및 구입 산이나 들에서 직접 채취하거나, 가을에는 약재상에서 구입할 수 있다.

만드는 방법
- 약효는 열매에 있다. 9~10월에 채취하여 햇볕에 말려두고 사용한다.
- 말린 열매 200g을 소주 3.6L에 넣고 밀봉한다.
- 6~8개월간 숙성시켜 음용하며, 2년 정도 숙성시킨 후에는 찌꺼기를 걸러내고 보관한다.

맛 맛은 시고 떫다. 황설탕 150g을 가미하여 사용할 수 있다.

주의사항
- 본 약술을 음용하는 중에 가려야 하는 음식은 없다. 단, 과다 복용하면 설사를 할 수 있다.
- 장복해도 해롭지는 않으나 치유되는 대로 음용을 중단한다.

참당귀 酒

- 식물명 : 참당귀
- 과명 : 산형과
- 생약명 : 당귀(當歸)

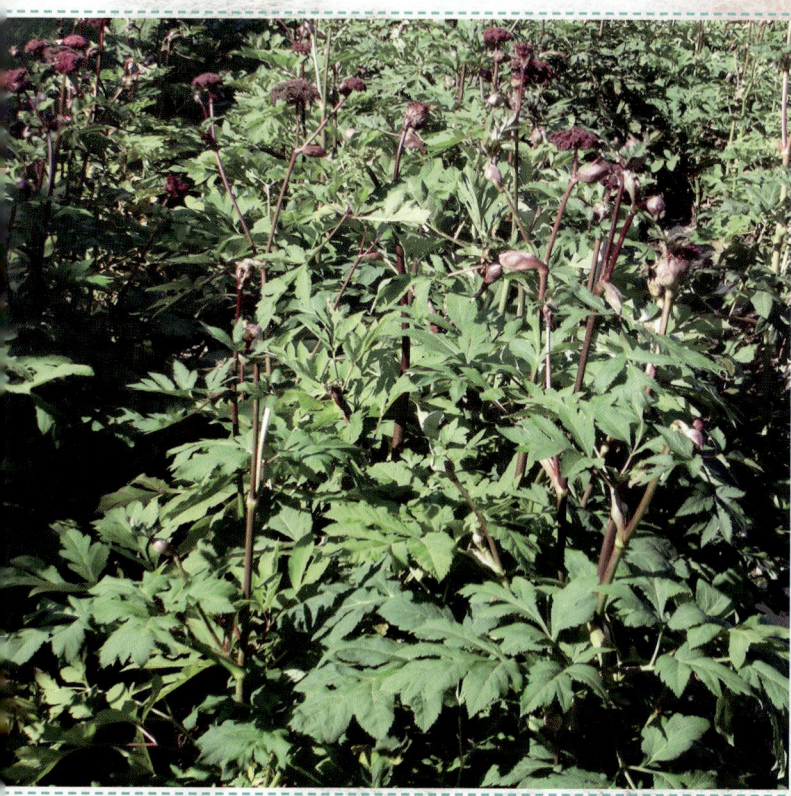

참당귀_ 지상부

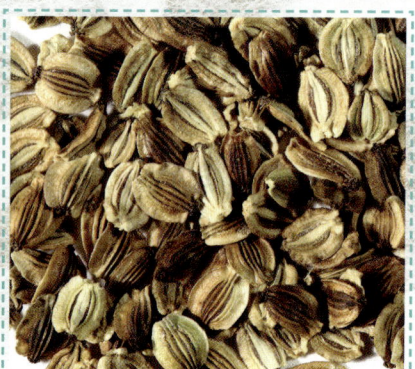

참당귀_ 뿌리(약재)

참당귀_ 종자(약재)

잎 근생엽과 밑부분의 잎은 잎자루가 길며 1~3회 깃꼴겹잎이다. 작은잎은 3개로 갈라진 다음 다시 2~3개로 갈라지고, 갈래조각은 긴 타원형 또는 달걀 모양으로 가장자리에 뾰족한 톱니가 있다. 윗부분의 잎은 잎몸이 퇴화하고 잎집이 타원형으로 커진다.

꽃 8~9월에 자주색으로 피는데, 줄기 끝에서 가지가 15~20개로 갈라지고 그 끝에 20~40송이가 겹산형꽃차례로 달린다.

열매 타원형의 장과가 맺혀 10월에 익는다. 가장자리에 날개가 있으며 능선 사이에 유관(油管)이 1개씩 있다.

특징 및 사용방법 줄기가 곧게 자라고 전체에 자줏빛이 돈다. 뿌리는 굵고 향기가 강하다. 어린순은 나물로 한다. 약으로 쓸 때는 탕으로 하거나 환제, 산제로 만들어 사용한다.

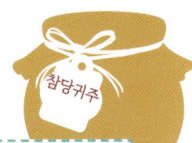

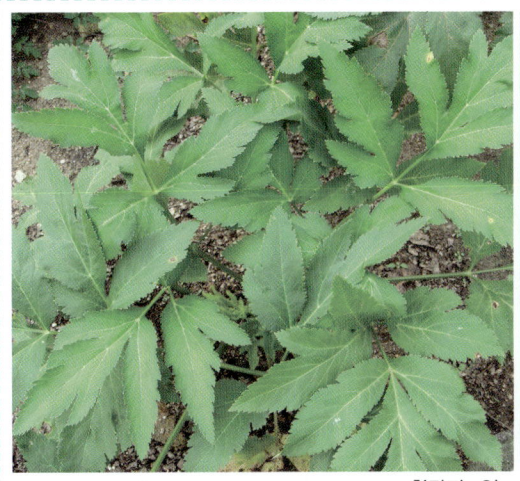
참당귀_ 잎

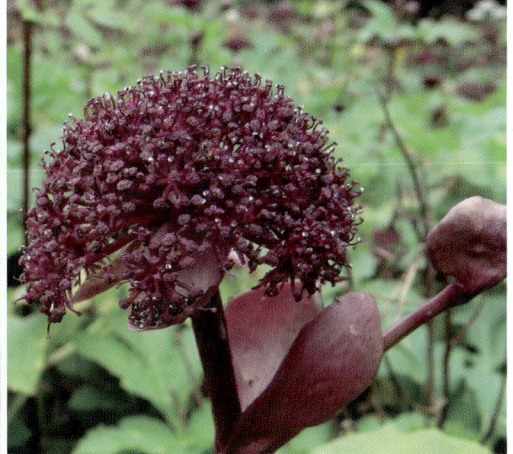
참당귀_ 꽃

| 적용 병증 | ● **골절번통**骨節煩痛 : 특별한 자극이 없는데도 뼈마디가 쑤시거나 통증이 오는 증상을 말한다. 소주잔 1잔을 1회분으로 1일 4~5회씩, 12~15일 동안 복용한다. |

- **익정**益精 : 남성의 정기를 북돋우는 처방이다. 소주잔 1잔을 1회분으로 1일 2~3회씩, 10~15일 동안 음용한다.
- **현기증**眩氣症 : 눈앞이 아찔아찔하면서 어지러운 증세를 말한다. 소주잔 1잔을 1회분으로 1일 2~3회씩, 10~15일 동안 음용한다.
- **기타 적응증** : 강장보호, 거담, 두통, 변혈, 어혈, 당뇨

| 채취 및 구입 | 약령시장에서 구입할 수 있다. 자생지에서 직접 채취하는 것이 좋지만 채취가 쉽지 않다. |

| 만드는 방법 | • 약효는 뿌리와 종자에 있다. 방향(芳香)이 강하다. 뿌리나 종자를 구입하여 물로 깨끗이 씻은 다음 뿌리는 생으로 또는 말려 쓰고 종자는 그대로 사용한다. |

- 생뿌리는 210g, 말린 뿌리는 190g, 종자는 200g을 소주 3.6L에 넣고 밀봉한다.
- 뿌리는 10개월, 종자는 8개월 이상 숙성시켜 음용하며, 뿌리와 종자 모두 2년 정도 숙성시킨 후에는 찌꺼기를 걸러내고 보관한다.

맛 맛은 맵다. 흑설탕을 100g 정도 가미할 수 있다.

주의사항
- 본 약술을 음용하는 중에 생강, 해조류(김, 미역, 다시마, 바닷말, 서실, 청각, 파래) 등의 섭취를 금한다.
- 장복해도 해롭지는 않으나 치유되는 대로 음용을 중단한다.

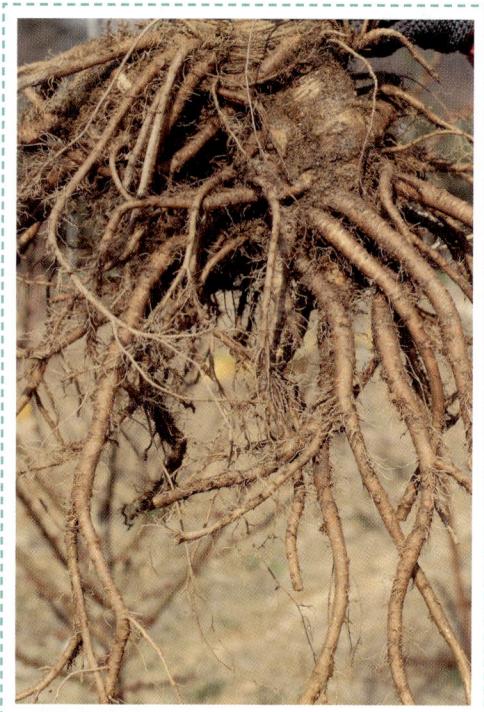

참당귀_ 뿌리(채취품)

천궁 酒

- 식물명 : 천궁
- 과명 : 산형과
- 생약명 : 천궁(川芎)

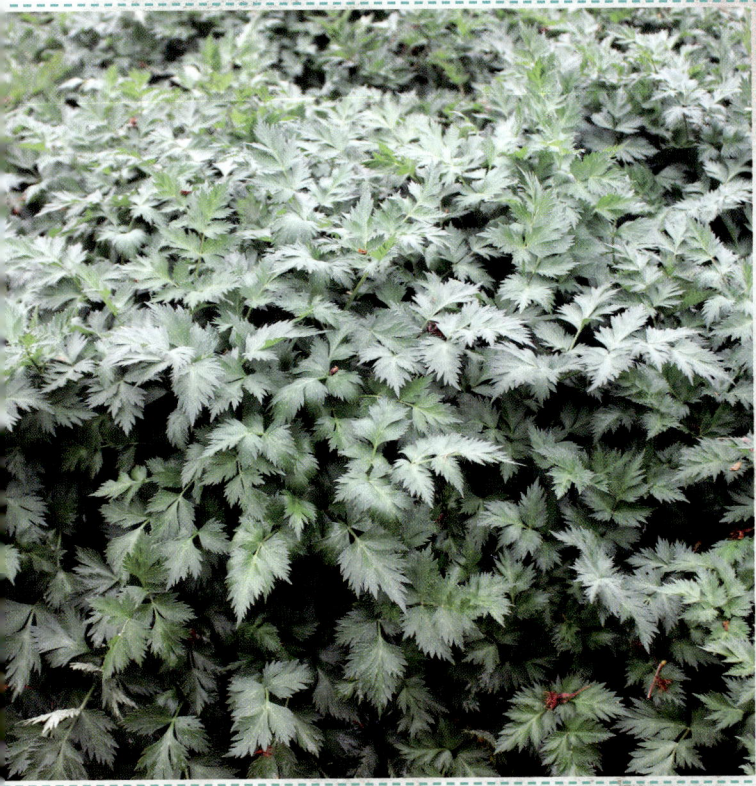
천궁_ 지상부

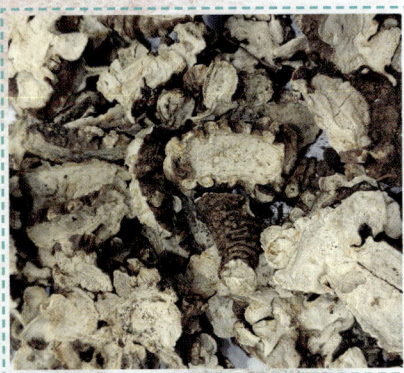
천궁_ 뿌리(약재)

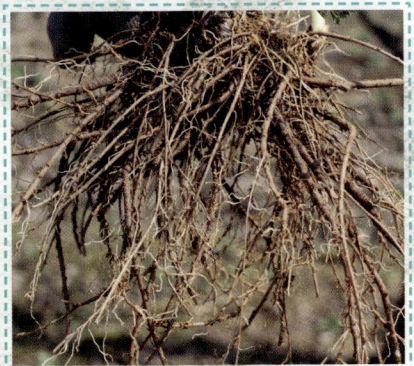
천궁_ 뿌리(채취품)

잎 2회 3출 깃꼴겹잎이 어긋난다. 근생엽은 잎자루가 길고, 줄기잎은 위로 갈수록 작아지며 밑부분이 잎집으로 되어 원줄기를 감싼다. 작은잎은 달걀 모양 또는 피침 모양으로 가장자리에 결각상의 톱니와 예리한 톱니가 있다.

꽃 8~9월에 흰색 꽃이 줄기 끝이나 가지 끝에 겹산형꽃차례로 달린다. 총산경(總傘梗)은 10개 내외이고 작은 꽃차례는 15개이며 꽃잎은 5개이다.

열매 달걀 모양의 열매가 열리지만 성숙하지 않는다.

특징 및 사용방법 속이 빈 줄기가 곧게 서며 가지가 다소 갈라진다. 덩어리 모양의 뿌리줄기는 굵고 약간 염주상(念珠狀)이며 특유의 강한 향기가 있다. 어린잎을 식용하며, 민물낚시를 할 때 미끼나 밑밥으로 쓰면 많은 물고기를 낚을 수 있다. 약으로 쓸 때는 탕으로 하거나 환제, 산제로 만들어 사용한다. 강원도 영월산(産)이 유명하다. 주로 부인과, 순환계, 치과 질환 등을 치료한다.

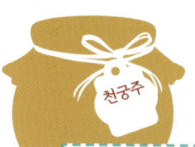

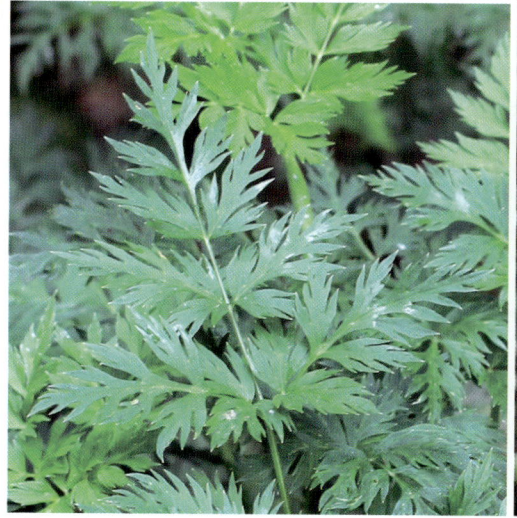
천궁_잎

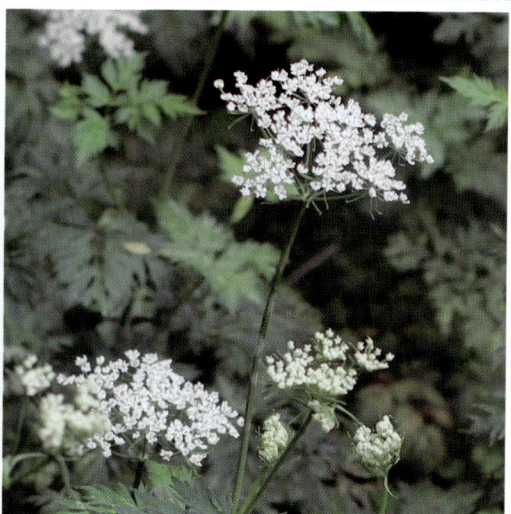
천궁_꽃

- **반신불수**半身不隨 : 전신 근육의 역할을 조절하는 신경이 마비되어 몸의 한쪽 또는 전체를 잘 움직이지 못하는 경우의 처방이다. 소주잔 1잔을 1회분으로 1일 3~4회씩, 15~25일 동안 음용한다.

- **치매증**癡呆症 : 대뇌 신경세포의 손상으로 인하여 지능, 의지, 기억 등이 상실되는 병증이다. 주로 노인에게 나타난다. 소주잔 1잔을 1회분으로 1일 2~3회씩, 15~25일 동안 음용한다.

- **조루증**早漏症 : 성교할 때에 남성의 사정(射精)이 비정상적으로 빠르게 이루어지는 병증이다. 소주잔 1잔을 1회분으로 1일 2~3회씩, 7~10일 동안 음용한다.

- **기타 적응증** : 현기증, 두통, 복통, 입냄새, 통경, 대하, 부인병, 전립선비대

채취 및 구입 약령시장에서 구입할 수 있다.

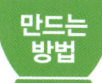
- 약효는 방향성(芳香性)이 강한 뿌리에 있다. 뿌리를 구입하여 끓는 물에 1시간 정도 담가두었다가 그늘에서 2일 정도 말려서 사용한다.

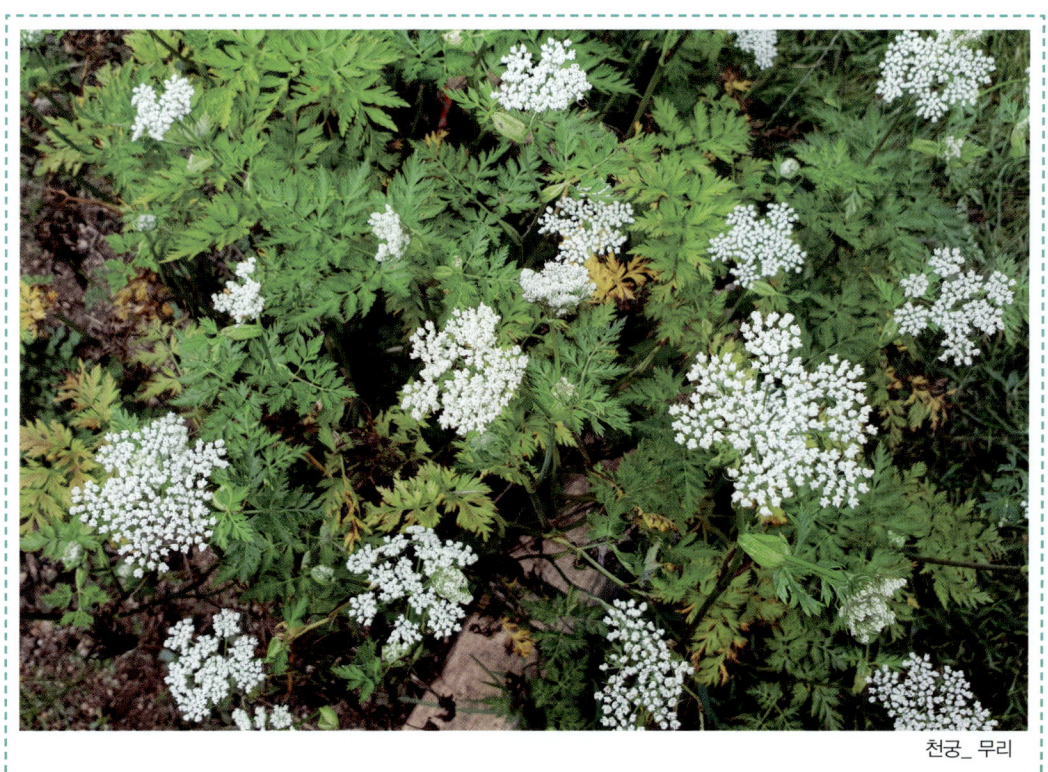

천궁_ 무리

- 말린 뿌리 180g을 소주 3.6L에 넣고 밀봉한다.
- 8개월 이상 숙성시켜 음용한다.

맛 맛은 맵다. 황설탕 100g을 가미하여 사용한다.

주의사항
- 본 약술을 음용하는 중에 가려야 하는 음식은 없다.
- 취급 중에 불의 사용을 금한다. 여러 날(20일 이상) 복용을 금한다.

천마 酒

- 식물명 : 천마
- 과명 : 난초과
- 생약명 : 천마(天麻)

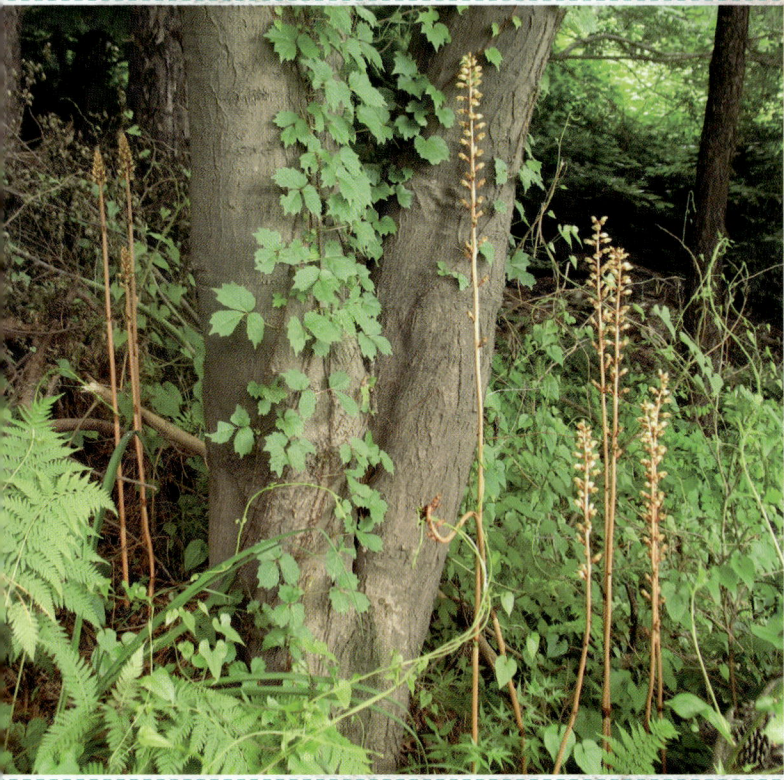
천마_ 무리

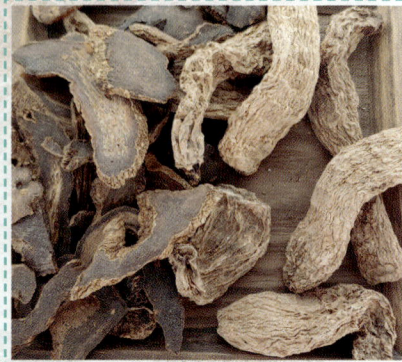
천마_ 덩이줄기(약재)

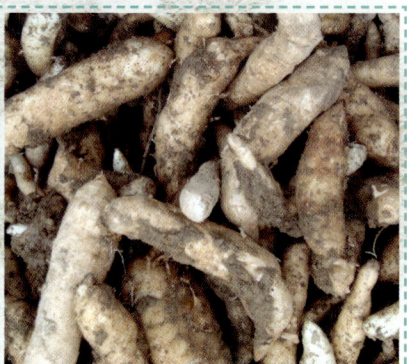
천마_ 덩이줄기(채취품)

잎 잎은 없고 비늘잎[鱗片葉]이 성기게 나며 밑부분의 것은 짧은 초를 형성한다. 초상엽(鞘狀葉: 칼집 모양으로 생긴 잎)은 막질이고 가는 맥이 있으며 밑부분이 원줄기를 감싼다.

꽃 6~7월에 황갈색으로 피며, 줄기 끝의 총상꽃차례에 20~40송이가 달린다.

열매 거꿀달걀 모양의 삭과가 맺히는데, 겉에 꽃덮이가 남아 있다.

특징 및 사용방법 줄기는 곧게 서며 털이 없고 황갈색을 띤다. 덩이줄기는 굵고 긴 타원형이며, 옆으로 뚜렷하지 않은 테가 있다. 표면은 비늘조각으로 덮여 있으며 꽃이 피면 속이 빈다. 덩이줄기를 천마(天麻)라 하며 약용한다. 약으로 쓸 때는 탕으로 하여 사용한다. 주로 신경계 질환 등을 치료한다.

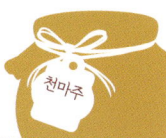

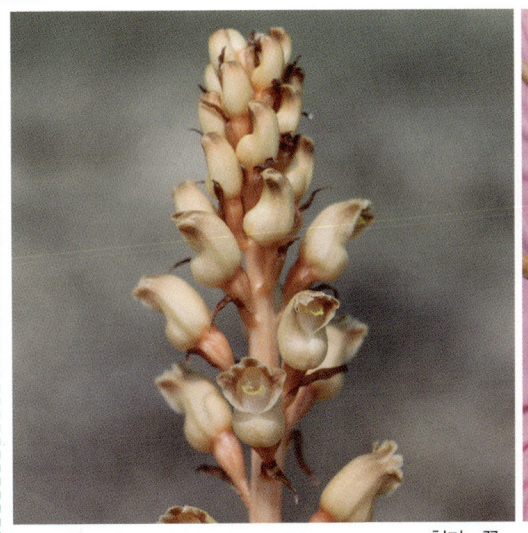
천마_ 꽃

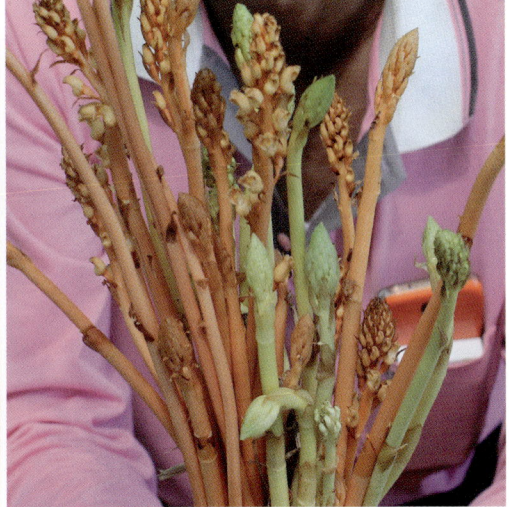
천마_ 줄기(채취품)

적용병증
- **사지구련**四肢拘攣 : 팔다리의 근육이 오그라드는 증상을 말한다. 소주잔 1잔을 1회분으로 1일 3~4회씩, 12~15일 동안 음용한다.

- **현기증**眩氣症 : 눈앞이 아찔아찔하면서 어지러운 증세를 말한다. 소주잔 1잔을 1회분으로 1일 2~3회씩, 10~15일 동안 음용한다.

- **마비증세**痲痺症勢 : 신경이나 근육이 형태의 변화 없이 기능을 잃어, 감각이 없어지고 힘을 제대로 쓰지 못하게 된 경우의 처방이다. 소주잔 1잔을 1회분으로 1일 3~4회씩, 12~15일 동안 음용한다.

- **기타 적응증** : 언어장애, 중풍, 뇌졸중, 발저림, 척추 질환

채취 및 구입 자연산이 효과가 높으나 요즘은 재배한 것이 많다. 산지(産地)에서 직접 구입하는 것이 좋다.

만드는 방법
- 약효는 덩이줄기에 있다. 구입한 후 말리거나 물로 깨끗이 씻어 물기를 없애고 그대로 사용한다.

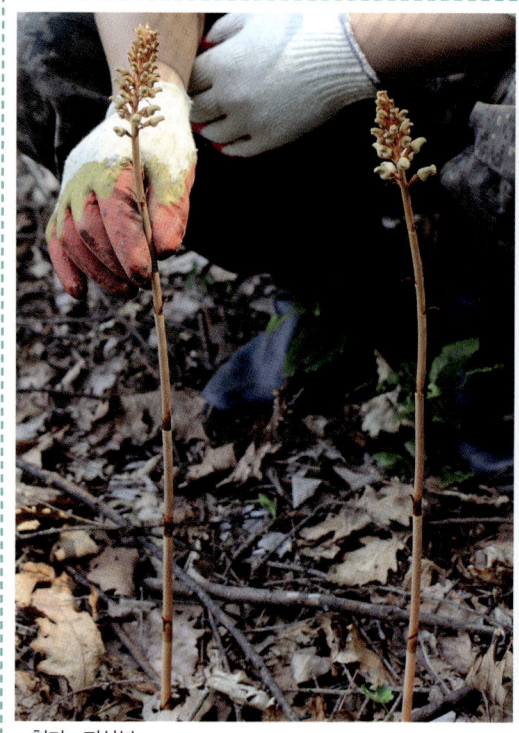
천마_ 지상부

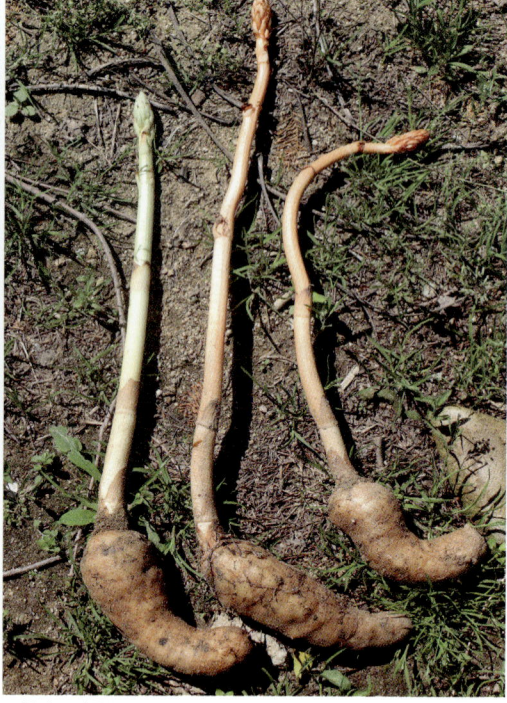
천마_ 전초(채취품)

- 말린 것은 210g, 생것은 350g을 소주 2.4~ 3.6L에 넣고 밀봉한다.
- 말린 것은 1년, 생것은 8개월 이상 숙성시켜 음용하며, 2~3년 정도 숙성시킨 후에는 찌꺼기를 걸러내고 보관한다.

맛 맛은 달다. 황설탕 150g을 가미할 수 있다.

주의사항
- 본 약술을 음용하는 중에 가려야 하는 음식은 없다.
- 여러 날(20일 이상) 장복하여도 무방하다.

청미래덩굴 酒

- 식물명 : 청미래덩굴
- 과명 : 백합과
- 생약명 : 토복령(土茯苓)

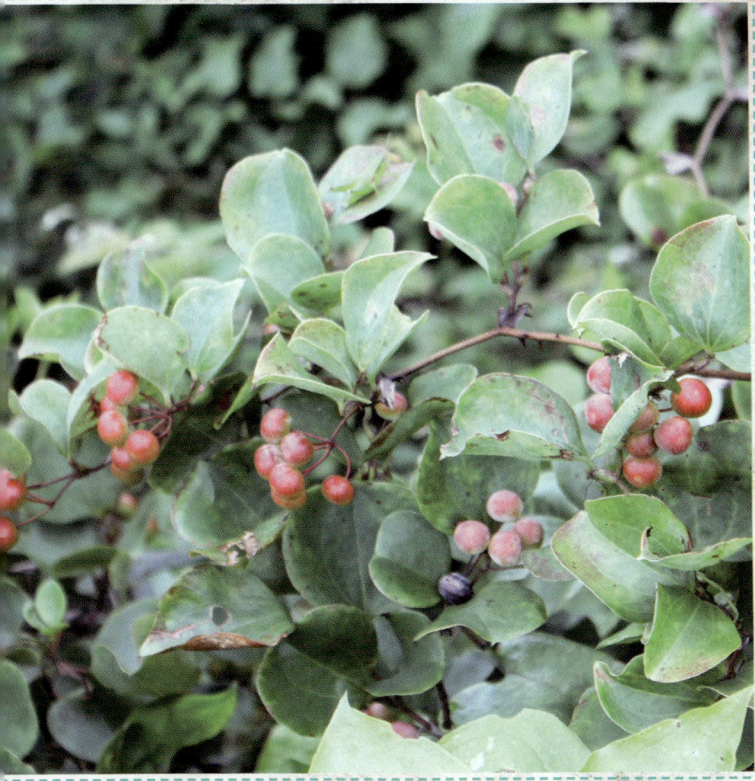

청미래덩굴_ 열매와 잎

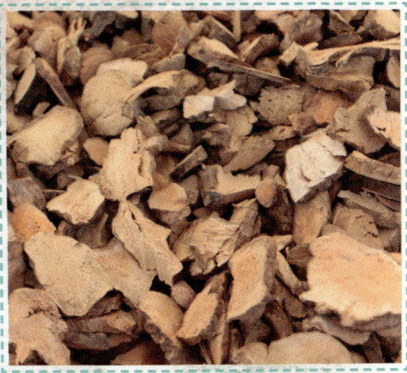

청미래덩굴_ 뿌리줄기(약재)

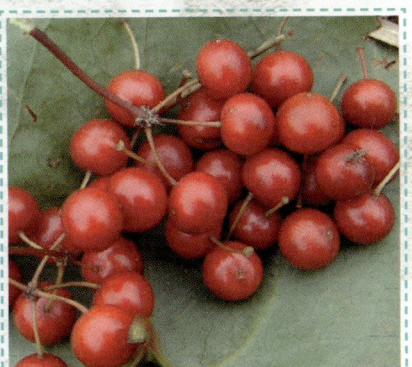

청미래덩굴_ 열매(채취품)

잎 넓은 달걀 모양 또는 넓은 타원형의 가죽질 잎이 어긋난다. 잎자루는 짧고 잎끝이 갑자기 뾰족해지며 가장자리가 밋밋하다. 턱잎은 덩굴손으로 발달한다.

꽃 단성화이며, 5월에 황록색으로 피는데 잎겨드랑이에서 산형꽃차례를 이룬다. 꽃덮이조각은 6개이며 뒤로 말린다.

열매 둥근 열매가 맺혀 9~10월에 붉은색으로 익는다. 종자는 황갈색이며 5개 정도 들어 있다.

특징 및 사용방법 원줄기는 마디에서 굽어 자라며 갈고리 같은 가시가 있다. 굵고 딱딱한 뿌리줄기가 옆으로 길게 뻗는다. 뿌리줄기를 토복령(土茯苓)이라 하며 약용한다. 열매는 식용하며 어린순은 나물로 먹는다. 약으로 쓸 때는 탕으로 하거나 산제, 환제로 만들어 사용한다. 외상에는 달인 물로 김을 쐬거나 닦아낸다. 주로 염증을 치료하며 부종에 효과가 있다.

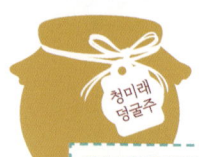

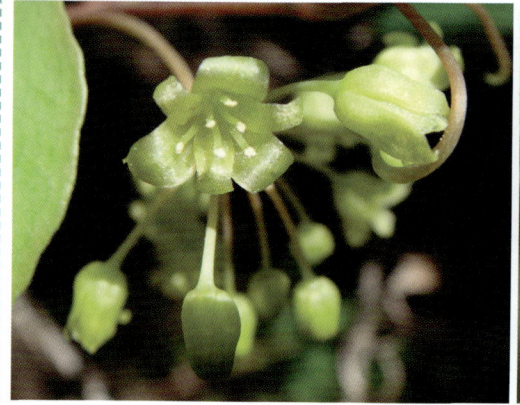
청미래덩굴_ 수꽃

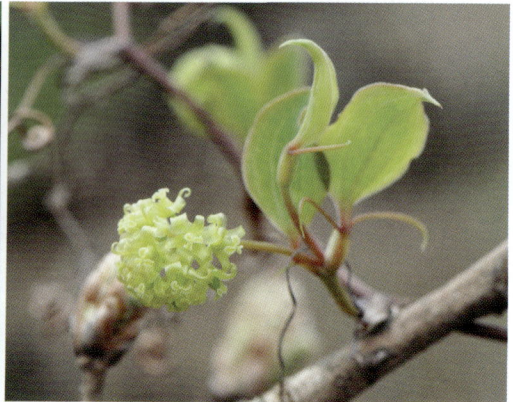
청미래덩굴_ 암꽃

- **적용 병증**
  - **치조농루**齒槽膿漏 : 염증으로 치아 주위의 조직이 파괴되어 잇몸에서 고름과 피가 나오거나 치아가 흔들리는 병증이다. 소주잔 1잔을 1회분으로 1일 2~3회씩, 5~10일 동안 음용한다.
  - **마목**痲木 : 전신 또는 사지의 근육이 굳어 감각이 없고 몸을 마음대로 움직일 수 없는 병증이다. 소주잔 1잔을 1회분으로 1일 3~4회씩, 4~5일 동안 음용한다.
  - **소변불통**小便不通 : 소변이 나오지 않아 불편을 느끼는 증세로, 주로 노화로 인하여 많이 일어난다. 소주잔 1잔을 1회분으로 1일 2~3회씩, 7일 동안 음용한다.
  - **기타 적응증** : 해독, 관절통, 귀밑샘염, 수종, 풍

- **채취 및 구입** 약령시장에서 취급하며, 전국의 산기슭 숲속에서 자생하는 것을 채취할 수 있다.

- **만드는 방법**
  - 약효는 뿌리줄기나 열매에 있다. 대개는 뿌리줄기를 쓰며, 구입하여 물로 깨끗이 씻어 말린 다음 사용한다. 뿌리줄기가 없을 경우에는 익은 생열매를 사용한다.
  - 말린 뿌리줄기는 200g, 생열매는 230g을 소주 3.6L에 넣고 밀봉한다.

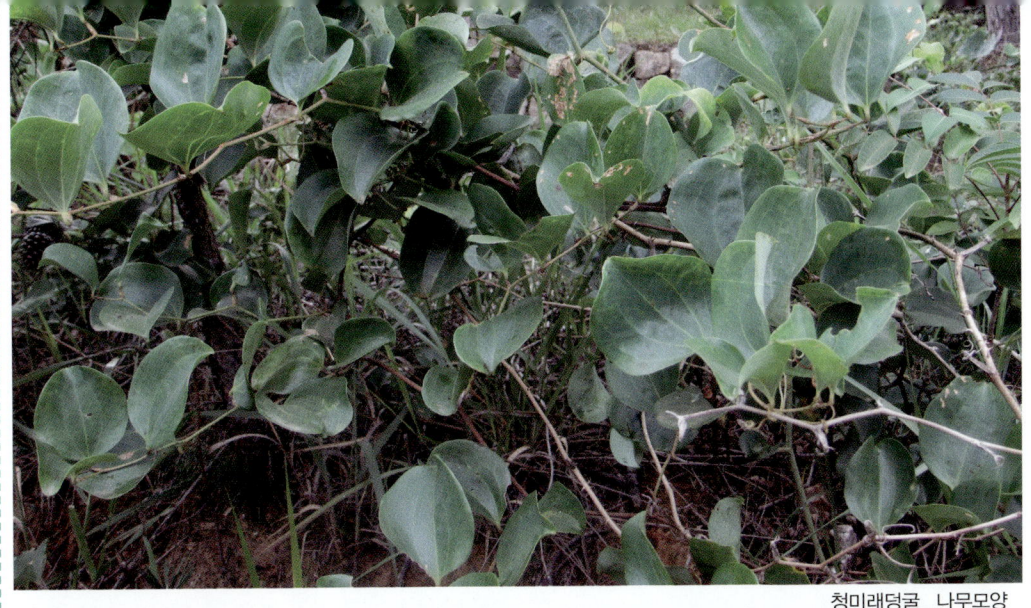

청미래덩굴_ 나무모양

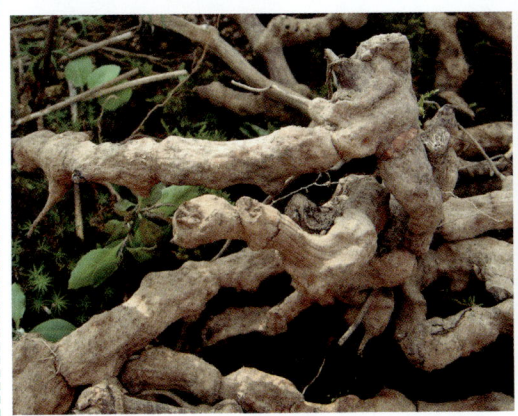

청미래덩굴_ 뿌리줄기(채취품)

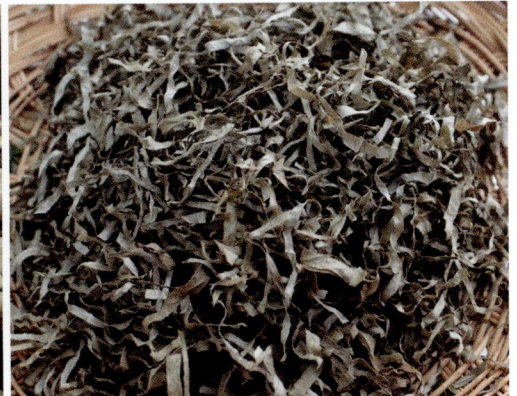

청미래덩굴_ 잎(약재)

- 뿌리줄기는 1년, 생열매는 5개월 정도 숙성시켜 음용하며, 뿌리줄기는 2년, 열매는 1년 정도 숙성시킨 후에는 찌꺼기를 걸러내고 보관한다.

맛 맛은 달다. 흑설탕 100g을 가미할 수 있다.

주의사항
- 본 약술을 음용하는 중에 가려야 하는 음식은 없다.
- 간이나 신장이 약한 사람과 정력이 부족한 사람은 음용을 금한다.
- 장복해도 해롭지는 않으나 치유되는 대로 음용을 중단한다.

칡 酒

- 식물명 : 칡
- 과명 : 콩과
- 생약명 : 갈근(葛根)

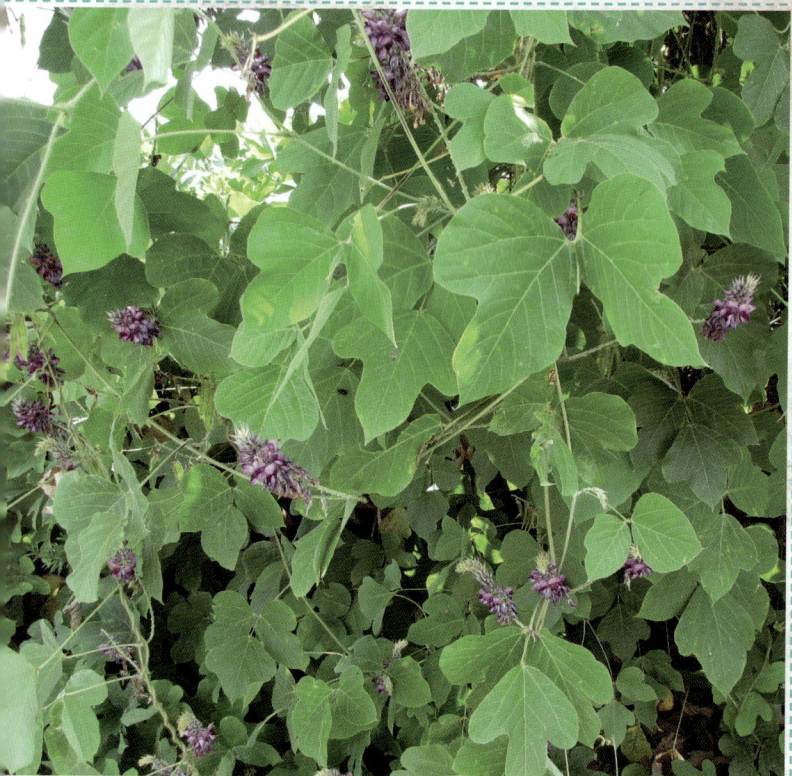
칡_ 나무모양

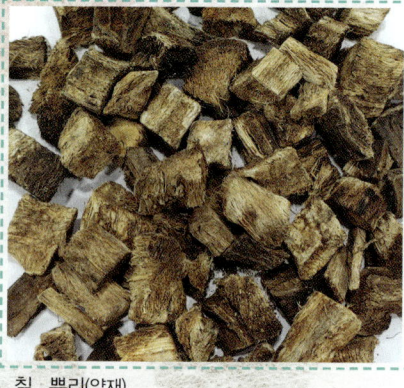
칡_ 뿌리(약재)

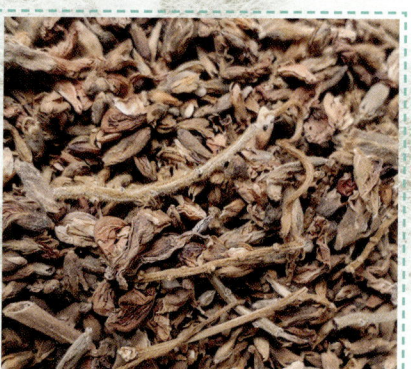
칡_ 꽃(약재)

잎 잎자루가 긴 3출엽이 어긋난다. 작은잎은 마름모꼴 또는 넓은 타원형으로 털이 많고 가장자리가 밋밋하거나 얕게 3갈래로 갈라진다.

꽃 8월에 보라색 또는 홍자색으로 피는데, 잎겨드랑이에 총상꽃차례를 이루며 많은 수가 달린다. 꽃잎은 나비 모양이다.

열매 넓은 줄 모양의 협과가 맺혀 9~10월에 익는다. 겉에 갈색의 굵은 털이 있다.

특징 및 사용방법 덩굴줄기가 지면이나 다른 나무를 왼쪽으로 감아 올라간다. 겨울에도 얼어 죽지 않고 대부분의 줄기가 살아남으며, 매년 굵어져 굵은 줄기를 이루기 때문에 나무로 분류된다. 뿌리가 굵고 속에 녹말이 많이 함유되어 있어 식용 또는 약용하며, 어린잎은 나물로 먹는다. 뿌리를 갈근(葛根)이라 하며 약용한다. 약으로 쓸 때는 탕으로 하거나 생즙을 내어 사용한다.

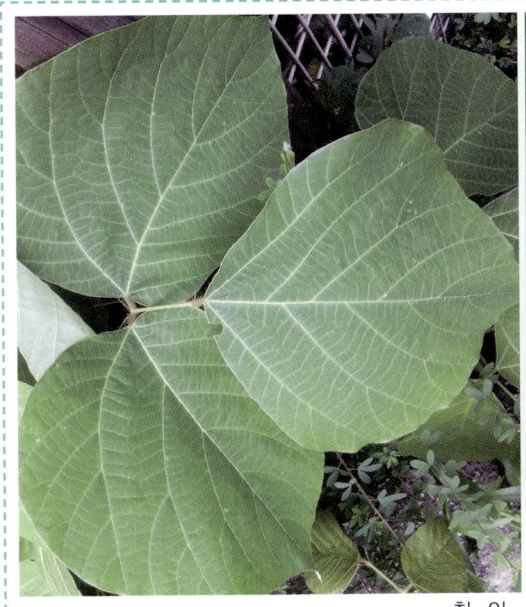
칡_잎

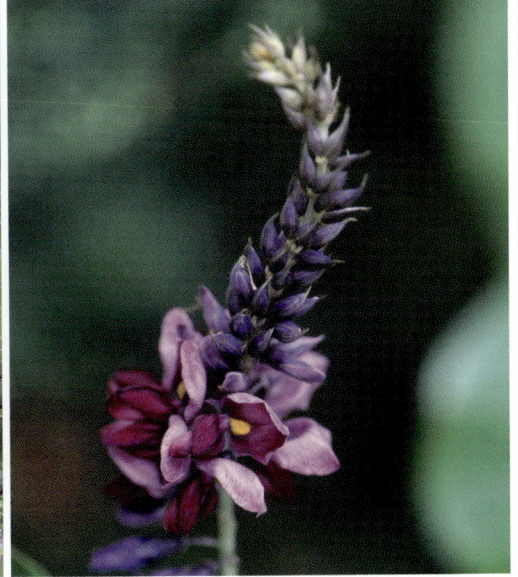
칡_꽃

적용 병증

- **식중독**食中毒 : 음식물 속의 독소나 유독물질이 체내에 유입되어 일어나는 독성 반응이나 감염 질환으로, 복통, 설사, 구토 등의 증상이 나타나며 피부에 발진이 생기기도 한다. 소주잔 1잔을 1회분으로 1일 2~3회 음용한다.

- **신경쇠약**神經衰弱 : 신경이 계속 자극을 받아서 피로가 쌓여 여러 가지 증상을 일으키는 병증이다. 두통, 불면증, 어지럼증, 귀울림, 지각 과민, 주의 산만, 기억력 감퇴 등의 증상이 나타난다. 소주잔 1잔을 1회분으로 1일 1~2회씩, 10~15일 동안 음용한다.

- **주독**酒毒 : 술에 중독이 되어 얼굴에 붉은 반점이 나타나는 경우의 처방이다. 위장 장애나 빈혈 등의 원인이 된다. 소주잔 1잔을 1회분으로 1일 1~2회씩, 10~20일 동안 음용한다.

- **기타 적응증** : 혈액순환 개선, 두통, 불면증, 감기, 구토, 변비, 설사, 주황변, 암내

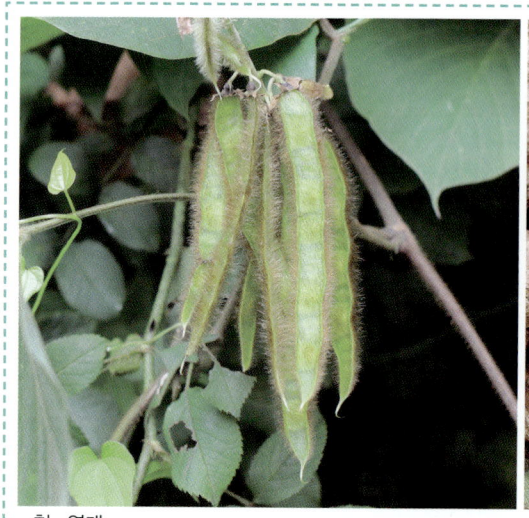
칡_ 열매

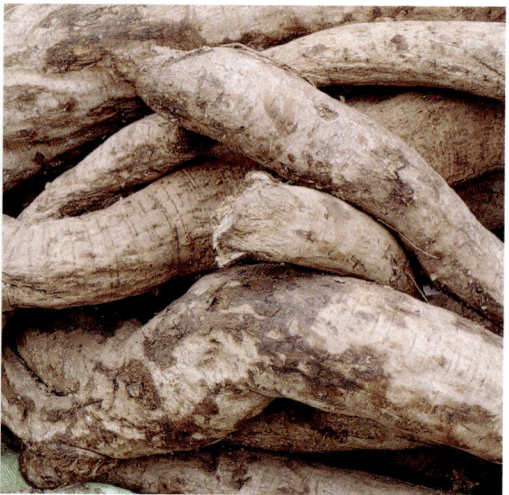
칡_ 뿌리(채취품)

채취 및 구입 전국 어디서나 자생하며, 이른 봄 잎이 나기 전에 뿌리를 캐어 씻은 다음 잘게 썰어서 사용한다.

만드는 방법
- 약효는 꽃, 열매, 뿌리 등에 있다. 약간의 방향(芳香)이 있다. 주로 뿌리를 사용하며 생으로 쓰거나 햇볕에 말려두고 사용한다.
- 생뿌리는 300g, 말린 뿌리는 230g을 소주 3.6L에 넣고 밀봉한다.
- 5~6개월 정도 숙성시켜 음용하며, 걸러내지 않고 더 숙성시켜도 무방하다.

맛 맛은 달고 약간 맵다. 황설탕 150g을 가미할 수 있다.

주의사항
- 본 약술을 음용하는 중에 살구씨의 섭취를 금한다.
- 장복하면 유익하다.

택사 酒

- 식물명 : 질경이택사
- 과명 : 택사과
- 생약명 : 택사(澤瀉)

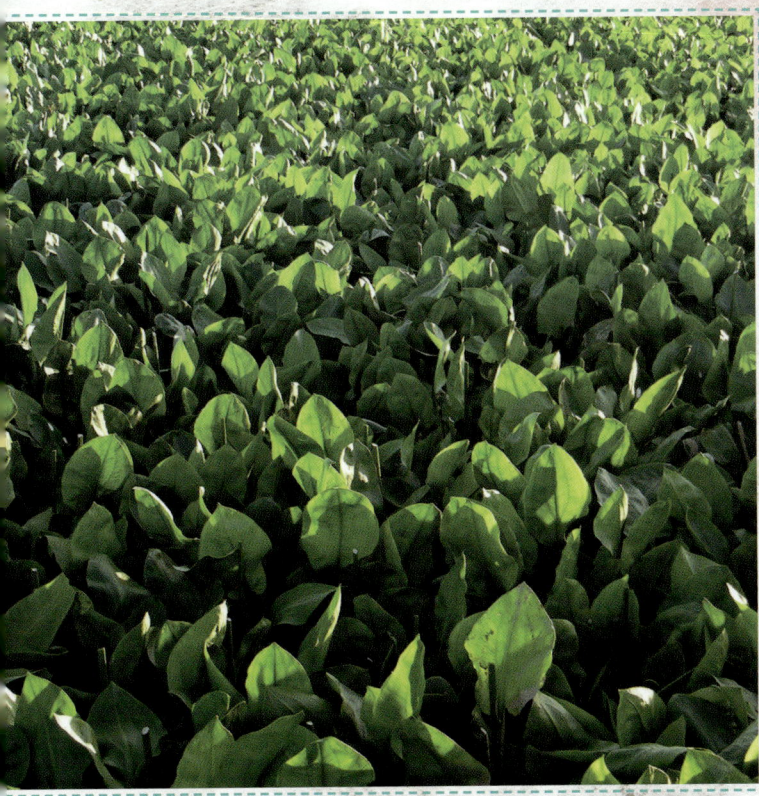

질경이택사_ 재배밭

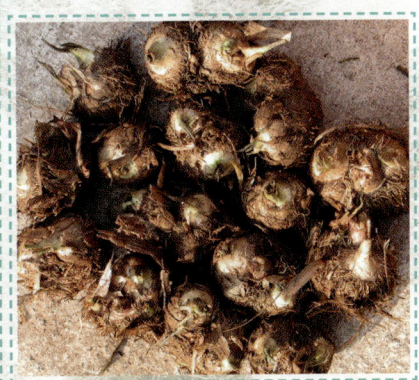

질경이택사_ 덩이줄기(약재)

질경이택사_ 덩이줄기(채취품)

잎 달걀상 타원형의 잎이 뿌리에서 뭉쳐나며 잎자루가 길다. 양끝이 뾰족하고 가장자리가 밋밋하며 5~7개의 나란히맥이 있고 양면에 털이 있다.

꽃 7~8월에 흰색으로 피는데, 잎 사이에서 나온 꽃줄기에 돌려난 가지 끝에 총상꽃차례를 이루며 달린다. 꽃잎과 꽃받침조각은 각각 3개이다.

열매 편평한 거꿀달걀 모양의 수과가 고리 모양으로 배열하여 9~10월에 익는다. 안쪽의 상부에 1개의 암술대가 남아 있고 뒷면에 2개의 깊은 골이 있다.

특징 및 사용방법 윗부분에서 3~4개의 가지가 돌려난다. 뿌리줄기는 짧고 수염뿌리가 나온다. 덩이줄기를 택사(澤瀉)라 하며 약용한다. 약으로 쓸 때는 탕으로 하거나 환제, 산제로 만들어 사용한다. 주로 호흡기, 피부과 질환 등을 치료한다.

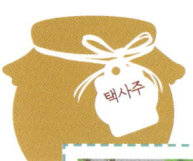

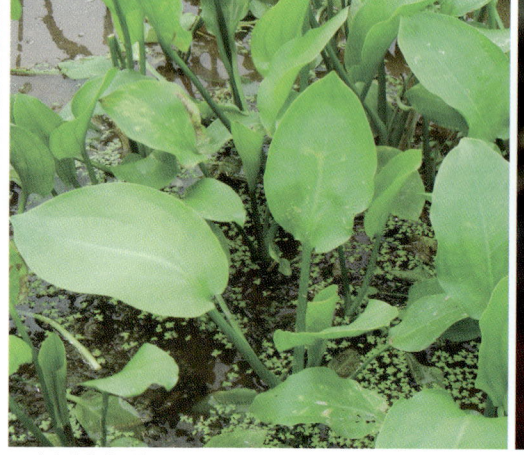
질경이택사_ 잎

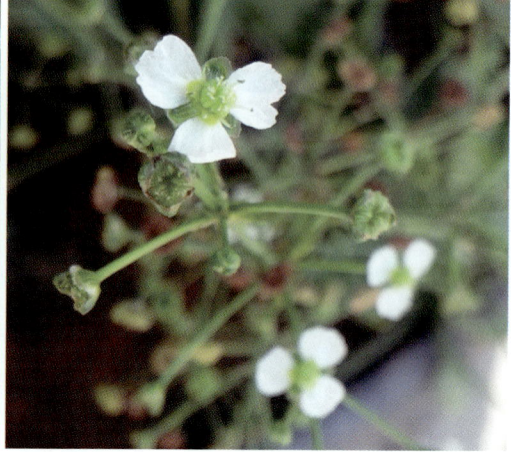
질경이택사_ 꽃

- **적용병증**
- **신장염**腎臟炎 : 신장에 염증이 생기는 병증으로, 만성의 경우 부기, 단백뇨, 혈뇨, 고혈압 등의 증상을 보인다. 소주잔 1잔을 1회분으로 1일 2~3회씩, 15~20일 동안 음용한다.

- **이명증**耳鳴症 : 귓속에서 잡음이 들리는 병적인 상태로, 귓병, 알코올 의존증, 고혈압 등이 그 원인이다. 소주잔 1잔을 1회분으로 1일 2~3회씩, 15~20일 동안 음용한다.

- **신장결석**腎臟結石 : 신장에 소변 속 염류의 결정이 남거나 결핵균이 침범하여 결석이 생기는 경우의 처방이다. 소주잔 1잔을 1회분으로 1일 3~4회씩, 20~25일 동안 음용한다.

- **기타 적응증** : 혈압강하, 현기증, 당뇨병, 조갈증, 방광염

채취 및 구입 약령시장에서 구입할 수 있다. 또는 전국의 연못가나 습지, 논두렁에서 자생하는 것을 채취한다.

만드는 방법 • 약효는 덩이줄기에 있다. 덩이줄기를 구입하여 물로 깨끗이 씻어 말린 다음 사용한다.

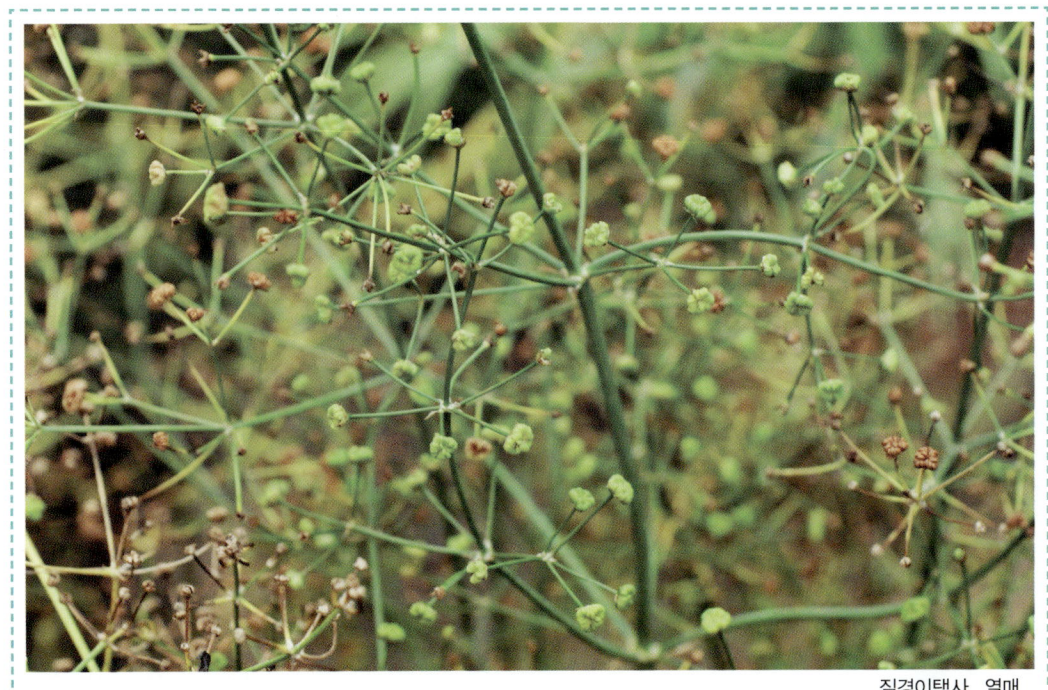

질경이택사_ 열매

- 말린 덩이줄기 180g을 소주 3.6L에 넣고 밀봉한다.
- 8개월 정도 숙성시켜 음용하며, 18개월 정도 숙성시킨 후에는 찌꺼기를 걸러내고 보관한다.

 맛은 달다. 황설탕 100g을 가미하여 사용할 수 있다.

주의사항
- 본 약술을 음용하는 중에 가려야 하는 음식은 없다.
- 장복해도 해롭지는 않으나 치유되는 대로 음용을 중단한다.

포도 酒

- 식물명 : 포도
- 과명 : 포도과
- 생약명 : 포도(葡萄)

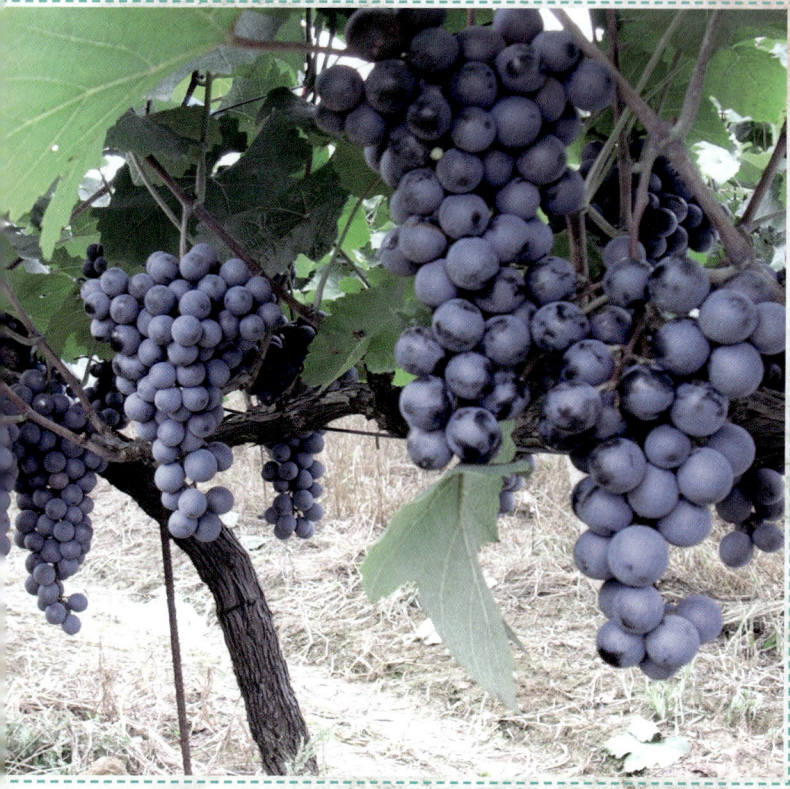

포도_ 열매

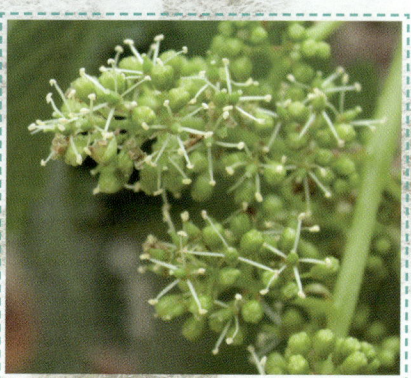

포도_ 열매(채취품)

포도_ 꽃

잎 둥근 심장 모양의 잎이 어긋난다. 대개 3~5갈래로 갈라지고 가장자리에 톱니가 있다. 덩굴손이 마디에서 잎과 마주나는데, 마디에 연속적으로 붙는 것과 두 마디 간격으로 붙는 것이 있다.

꽃 암수딴그루 또는 양성주로, 5~6월에 황록색 또는 연녹색 꽃이 원추꽃차례를 이루며 작은 송이 모양으로 많이 달린다. 꽃잎은 5개이며, 윗부분이 서로 붙어 있고 밑부분이 갈라져서 떨어진다.

열매 둥근 장과가 송이 모양으로 많이 달려 8~10월에 익는다. 열매껍질의 빛깔은 자흑색, 홍적색, 황록색, 암홍색 등이고, 열매 모양도 공 모양, 타원형, 방추형 등 여러 가지이며 크기도 다양하다.

특징 및 사용방법 덩굴줄기가 길게 뻗고 덩굴손으로 다른 물체에 붙어 올라간다. 과수로서 거의 전 세계에서 재배되고 있다. 포도주는 포도의 과즙을 알코올로 발효시킨 것인데, 분홍색이나 황록색으로 익은 포도를 원료로 만든 것이 백포도주, 자흑색으로 익은 포도를 이용한 것이 적포도주이다. 줄기는 질기므로 지팡이로 쓰기에 좋고 장식 기둥으로도 이용된다.

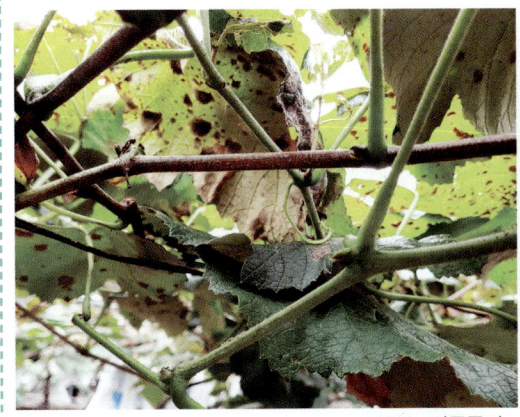
포도_ 덩굴줄기

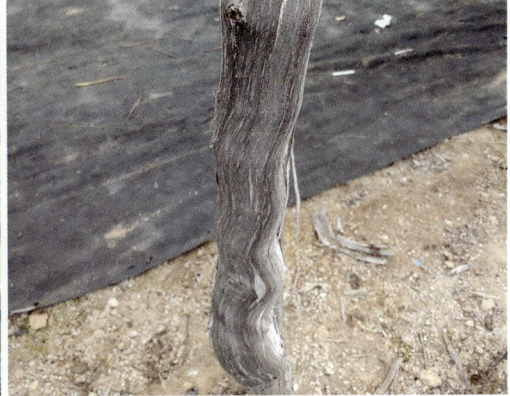
포도_ 나무껍질

적용 병증
- **간장병**肝臟病 : 간에 질환이 발병한 경우의 처방이다. 소주잔 1잔을 1회분으로 1일 3~4회씩, 30일 이상 음용한다.
- **권태증**倦怠症 : 몸이 피곤하고 힘들어서 게을러지거나 싫증을 내는 증상이다. 소주잔 1잔을 1회분으로 1일 3~4회씩, 20일 이상 장복한다.
- **당뇨병**糖尿病 : 소변에 당분이 많이 섞여 나오는 병증으로, 소변량과 소변보는 횟수가 늘어나고, 갈증이 나서 물을 많이 마시게 된다. 소주잔 1잔을 1회분으로 1일 3~4회씩, 3~4개월간 공복에 음용한다.

채취 및 구입 8~9월에 재배 농가나 시장에서 구입한다.

만드는 방법
- 소주 3.6L에 생포도를 충분히 잠길 만큼 채운다. 또는 생포도와 설탕을 같은 분량으로 채우고 무거운 돌 같은 것으로 눌러놓는다.
- 설탕과 포도를 반반씩 섞어 담근 술은 밀폐시키면 그 속에서 일어나는 화학반응으로 용기가 파괴될 수 있으므로 완전 밀봉하지 않는다.
- 그 상태로 3개월 정도 숙성시킨 다음 냉암소에 보관한다. 포도주는 오래 묵힐수록 좋다.

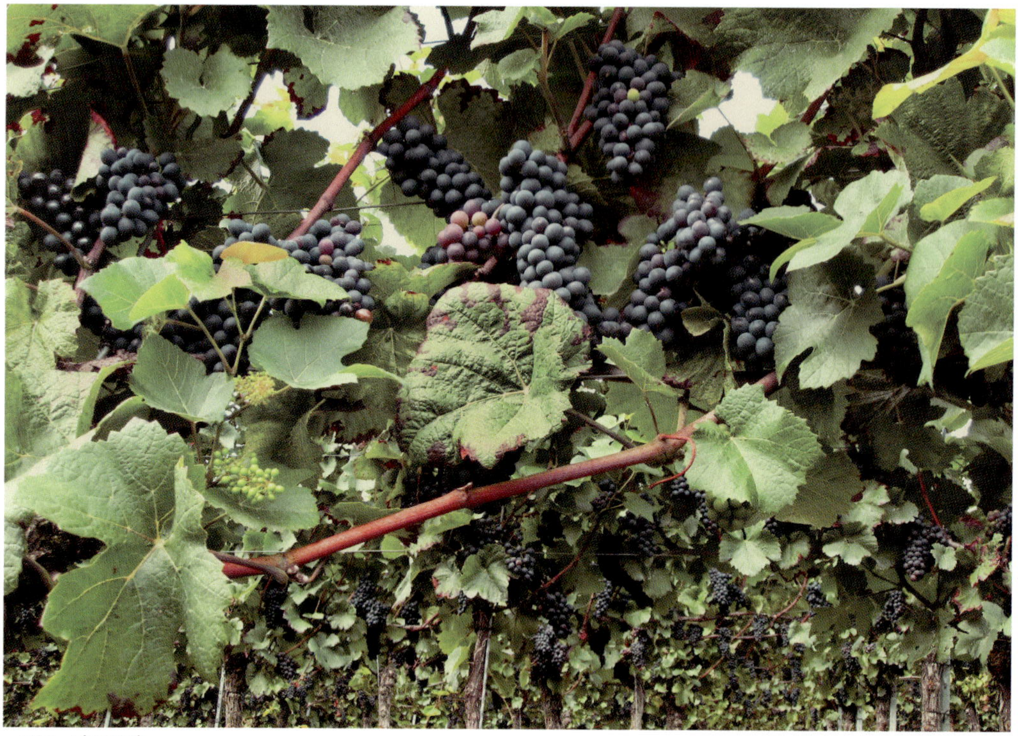

포도_ 나무모양

| 맛 | 맛은 달다. 황설탕을 가미할 수 있다. |

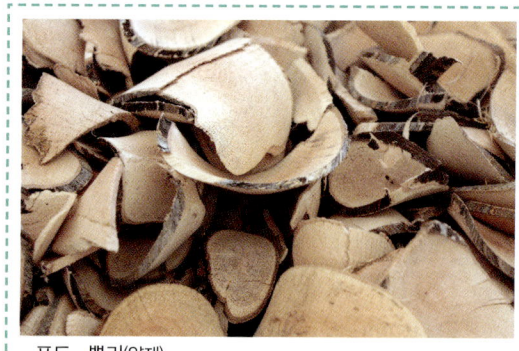

포도_ 뿌리(약재)

| 주의 사항 | • 본 약술을 음용하는 중에 가려야 하는 음식은 없다.
• 여러 날 장복해도 무방하며 몸에 이롭다. |

하늘타리 酒

- 식물명 : 하늘타리
- 과명 : 박과
- 생약명 : 괄루(栝蔞)

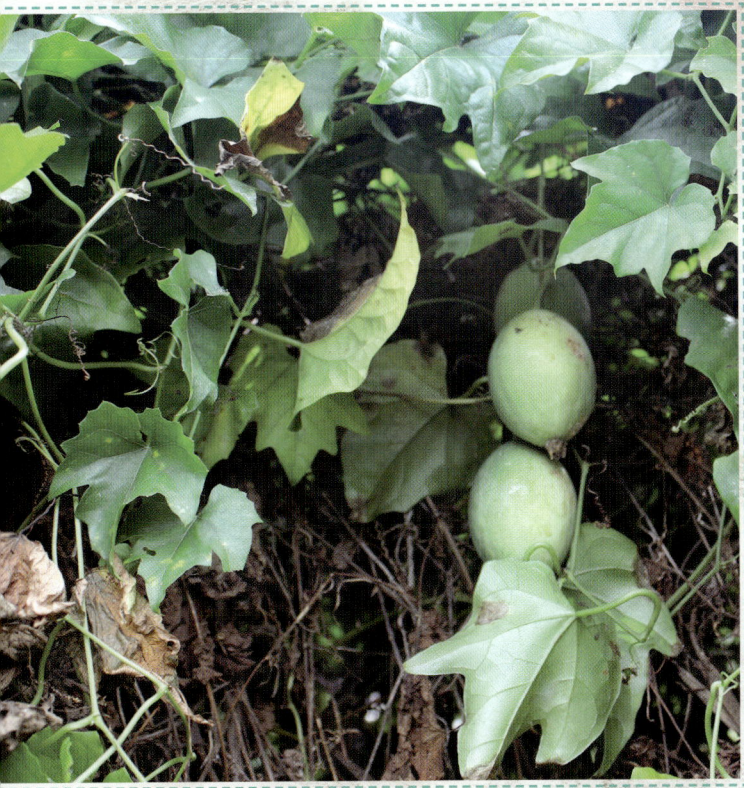

하늘타리_ 지상부

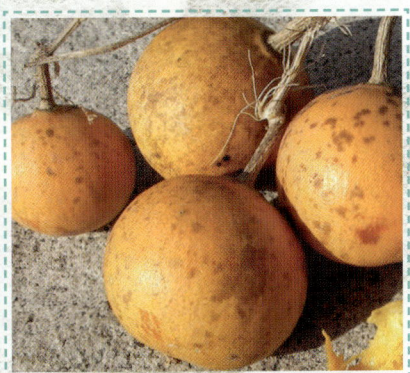

하늘타리_ 덩이뿌리(약재)

하늘타리_ 열매(채취품)

잎 잎은 어긋나고 3~7갈래로 얕게 또는 깊게 갈라진다. 밑부분은 심장 모양이고 가장자리에 거친 톱니가 있으며 표면에 짧은 털이 있다.

꽃 암수딴그루이며 7~8월에 흰색으로 피는데, 수꽃은 길이 15cm 정도의 꽃자루 끝에, 암꽃은 길이 3cm 정도의 꽃자루 끝에 각각 1개씩 달린다. 꽃받침은 5개로 갈라지고, 꽃부리는 가장자리가 실처럼 잘게 갈라진다.

열매 타원형의 장과가 맺혀 10~11월에 오렌지색으로 익는다. 속에 다갈색 종자가 많이 들어 있다.

특징 및 사용방법 과루(瓜蔞), 괄루, 오과(烏瓜), 자주꽃하늘수박, 쥐참외, 천과(天瓜), 천원자(天圓子)라고도 한다. 줄기는 길게 뻗으며 잎과 마주난 덩굴손으로 다른 물체를 감아 올라간다. 고구마 같은 큰 덩이뿌리가 있다. 덩이뿌리를 괄루근(栝蔞根), 종자를 괄루인(栝蔞仁)이라 하며 약용한다. 열매는 종자를 제거한 후 말려두고 쓴다.

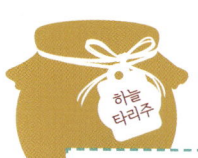

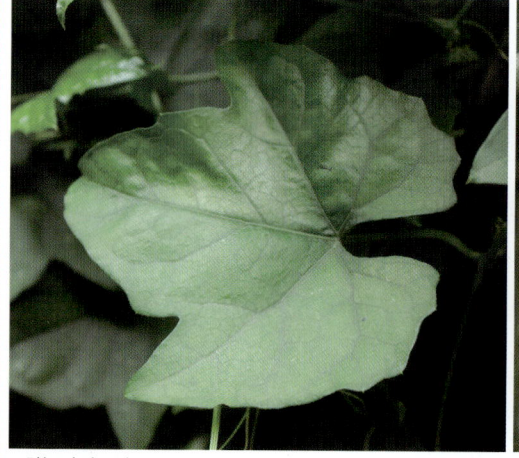

하늘타리_ 잎

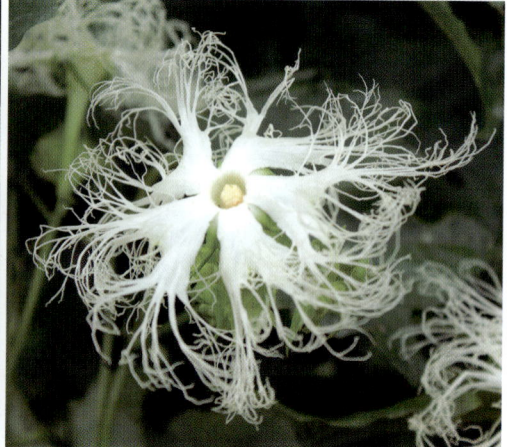

하늘타리_ 꽃

- **늑막염**肋膜炎 : 늑막에 염증이 생겨 액이 고인 상태이다. 두통, 재채기, 헛기침, 딸꾹질, 식욕부진 등의 증상과 늑골 부위에 통증이 있다. 소주잔 1잔을 1회분으로 1일 1~2회씩, 7~15일 동안 음용한다.

- **유즙결핍**乳汁缺乏 : 산모에게서 젖이 잘 나오지 않는 경우의 처방이다. 소주잔 1잔을 1회분으로 1일 1~2회씩, 10~15일 동안 음용한다.

- **혈담**血痰 : 가래에 피가 섞여 나오는 증세이다. 심하면 가슴이 아프고 답답하며, 가슴속에 뭉친 것이 이리저리 돌아다니는 것처럼 느껴진다. 소주잔 1잔을 1회분으로 1일 1~2회씩 7~10일, 심하면 20일 동안 음용한다.

- **기타 적응증** : 각혈, 해수, 변비, 복통, 당뇨병, 유선염, 중풍

채취 및 구입 약재상에서는 가끔 발견할 수 있다. 가을에 산과 들에서 자생하는 것을 채취한다.

만드는 방법 ・약효는 열매나 뿌리에 있다. 10~11월에 열매를 채취하여 종자를 빼낸 후 열매살을 햇볕에 말린다. 뿌리는 연중 수시로 채취할 수 있다.

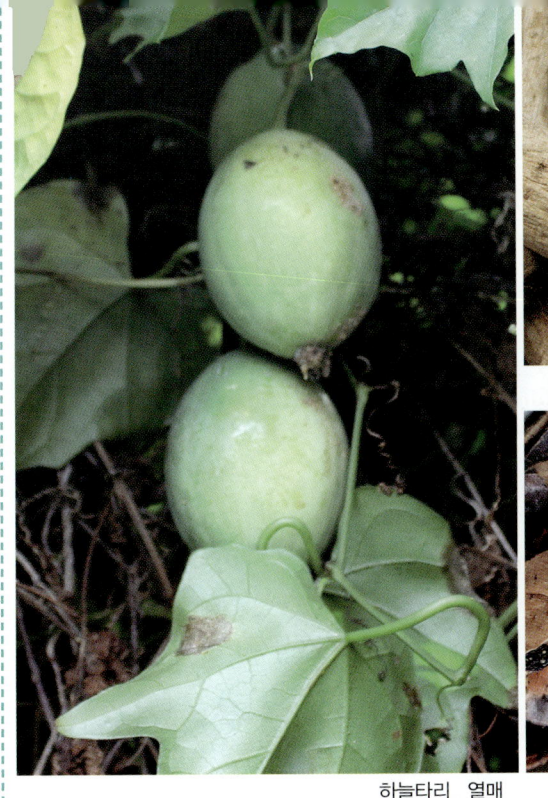
하늘타리_ 열매

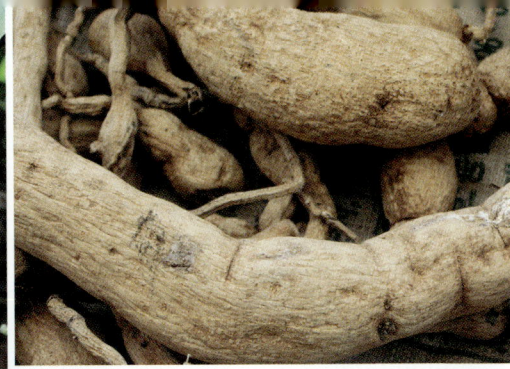
하늘타리_ 뿌리(채취품)

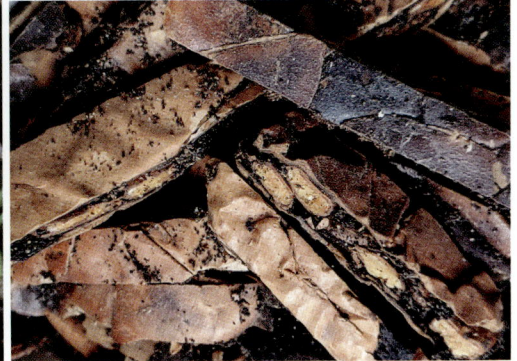
하늘타리_ 열매(약재)

- 말린 열매살 200g, 생뿌리 180g, 말린 뿌리 150g을 각각 소주 3.6L에 넣고 밀봉한다.
- 5~6개월간 숙성시켜 음용하며, 18개월 정도 숙성시킨 후에는 찌꺼기를 걸러내고 보관한다.

맛 맛은 달고 쓰고 시다. 백설탕 100g을 가미하여 사용할 수 있다.

주의사항
- 본 약술을 음용하는 중에 모란, 생강, 쇠무릎, 패모의 섭취를 피하며, 위 한증이 있거나 설사가 있는 경우에는 음용을 금한다.
- 장복해도 해롭지는 않으나 치유되는 대로 음용을 중단한다.

하수오 酒

- 식물명 : 하수오
- 과명 : 마디풀과
- 생약명 : 하수오(何首烏)

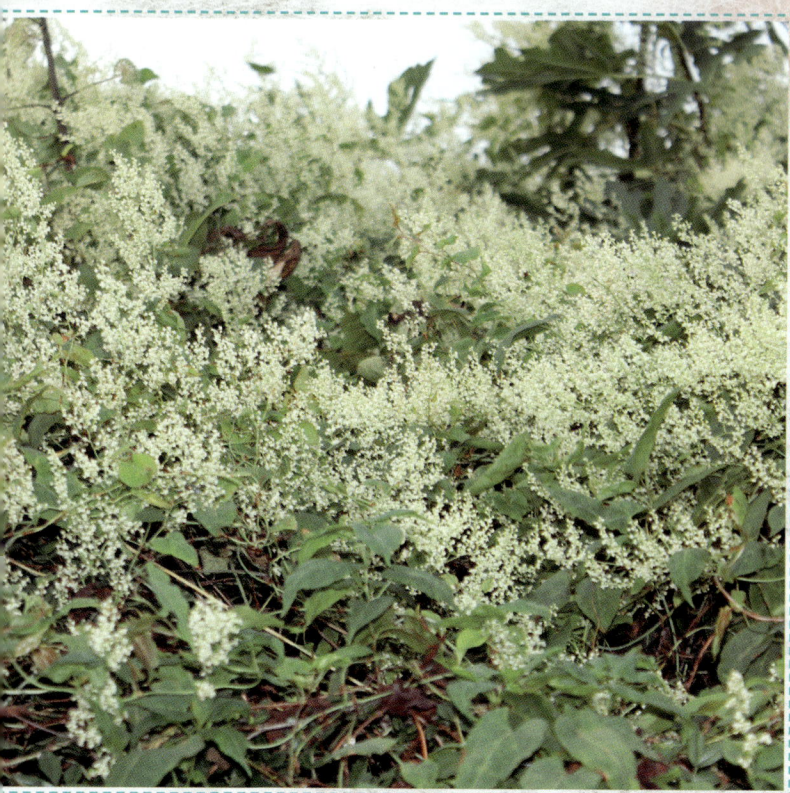

하수오_ 무리

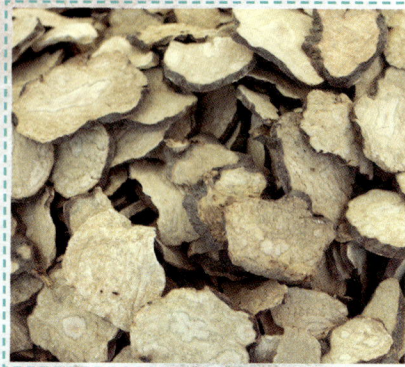

하수오_ 덩이뿌리(약재)

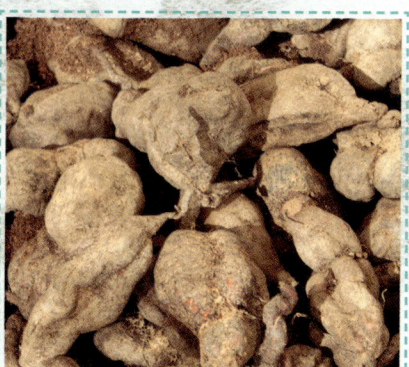

하수오_ 덩이뿌리(채취품)

잎 달걀상 심장 모양의 잎이 어긋난다. 잎끝이 뾰족하고 가장자리가 밋밋하며, 턱잎은 원통 모양으로 짧다. 잎자루 밑부분에 짧은 잎집이 있다.

꽃 8~9월에 흰색으로 피며, 가지 끝의 원추꽃차례에 작은 꽃이 많이 달린다. 꽃잎은 없고 꽃받침은 5개로 깊게 갈라진다. 이가화이다.

열매 세모진 달걀 모양의 수과는 꽃받침으로 싸이고 3개의 날개가 있다. 익으면 터져서 흰색 솜털이 달린 종자가 나온다.

특징 및 사용방법 뿌리줄기가 땅속으로 뻗으면서 군데군데 붉은빛을 띤 갈색의 둥근 덩이뿌리가 달린다. 원줄기는 가지가 갈라지면서 길게 뻗고 털이 없다. 덩이뿌리를 하수오(何首烏), 줄기를 야교등(夜交藤), 잎을 하수엽(何首葉)이라 하며 약용한다. 3~4년 된 뿌리를 채취한다. 약으로 쓸 때는 탕, 환제, 산제로 하여 사용하거나 술을 담그기도 한다.

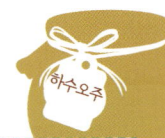

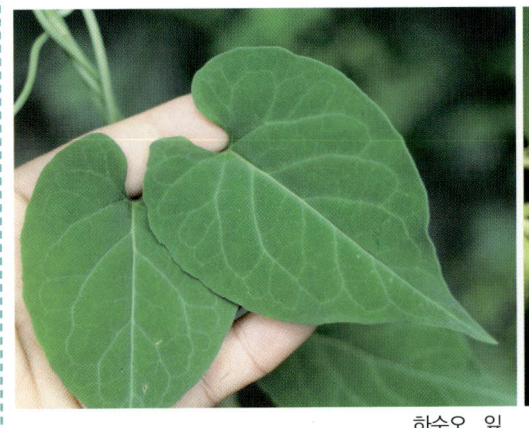
하수오_ 잎

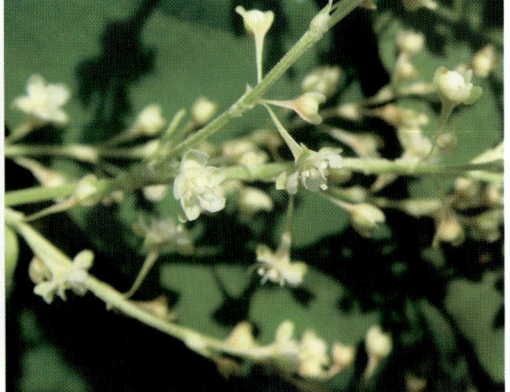
하수오_ 꽃

 적용병증
- **척추질환**脊椎疾患 : 척추 이상(異常)으로 생기는 질환으로, 디스크, 척추협착증, 척추측만증, 척추후만증 등이 있다. 소주잔 1잔을 1회분으로 1일 2~3회씩, 15~20일 동안 음용한다.
- **근골위약**筋骨痿弱 : 근육이 약해지고 뼈가 말라서 힘을 잘 쓰지 못하는 증세이다. 소주잔 1잔을 1회분으로 1일 3~4회씩, 7~10일 동안 음용한다.
- **신기허약**腎氣虛弱 : 신체의 원기가 부족하여 몸의 모든 기력이 약해지고 늘 피로를 느끼는 경우의 처방이다. 소주잔 1잔을 1회분으로 1일 2~3회씩, 15~20일 동안 음용한다.
- **기타 적응증** : 간장병, 간의 기혈(氣血)이 부족하여 생긴 병, 갱년기장애, 건망증, 심계항진, 요슬산통, 귀밑샘염

채취 및 구입 약령시장에서 많이 취급하는 약재이다. 말린 덩이뿌리를 취급하므로 그것을 구입한다.

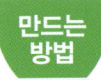 **만드는 방법**
- 약효는 덩이뿌리에 있다. 덩이뿌리를 구입하여 물로 깨끗이 씻고 물기를 없앤 다음 사용한다.

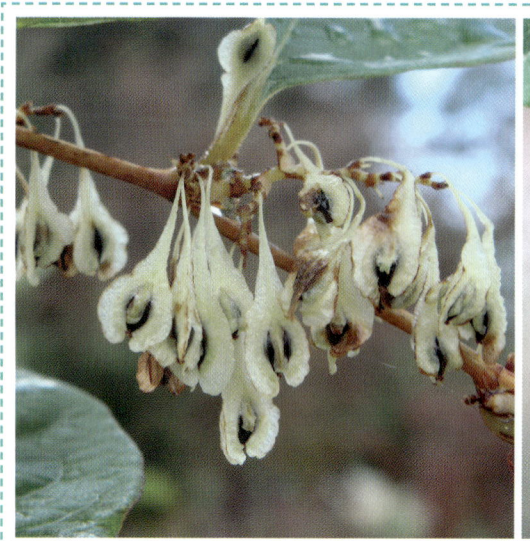
하수오_ 종자 결실

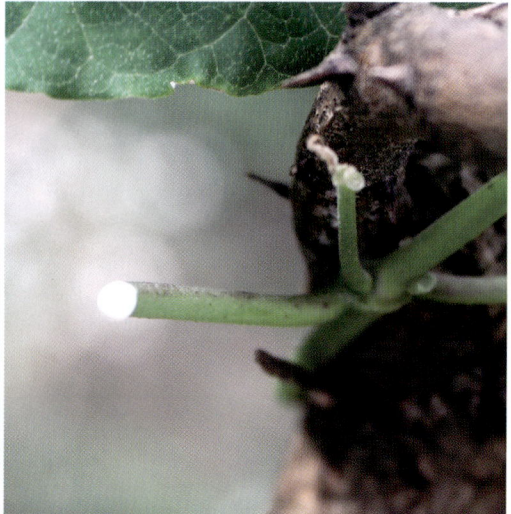
하수오_ 줄기에서 나오는 즙

- 말린 덩이뿌리 180g을 소주 3.6L에 넣고 밀봉한다.
- 10개월 이상 숙성시켜 음용하며, 2년 정도 숙성시킨 후에는 찌꺼기를 걸러내고 보관한다.

맛 맛은 쓰고 달다. 황설탕 100g을 가미하여 사용할 수 있다.

주의사항
- 본 약술을 음용하는 중에 개고기, 비늘 없는 물고기, 겨우살이, 파, 마늘의 섭취를 금한다.
- 장복해도 해롭지는 않으나 치유되는 대로 음용을 중단한다.

할미꽃 酒

- 식물명 : 할미꽃
- 과명 : 미나리아재비과
- 생약명 : 백두옹(白頭翁)

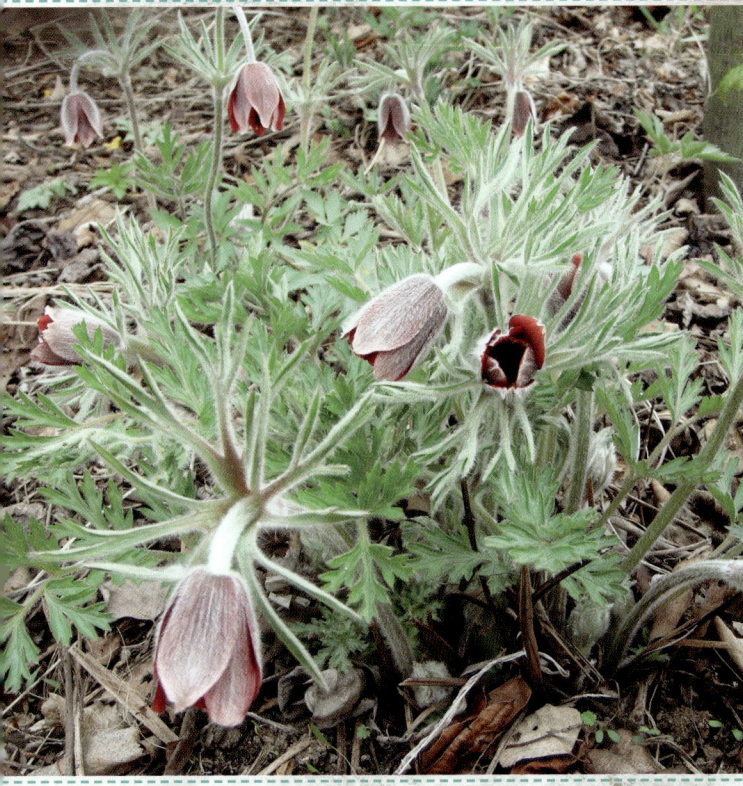
할미꽃_ 지상부

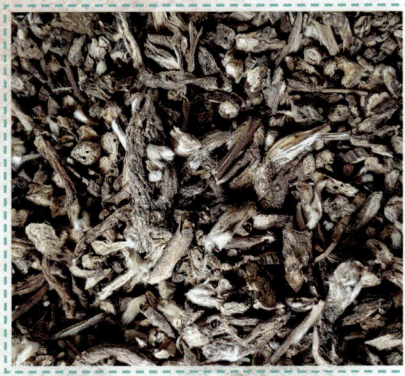
할미꽃_ 뿌리(약재)

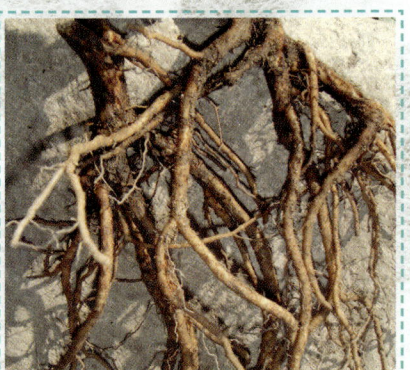
할미꽃_ 뿌리(채취품)

잎 5개의 작은잎으로 된 깃꼴겹잎이 굵은 뿌리에서 뭉쳐 나와 비스듬히 퍼진다. 작은잎은 2~3갈래로 깊게 갈라지고, 전체에 긴 흰색 털이 빽빽이 나 있지만 표면은 짙은 녹색이고 털이 없다. 잎자루가 길다.

꽃 4월에 적자색으로 피는데, 꽃줄기 끝에서 1송이가 아래를 향하여 달린다. 꽃받침이 꽃잎처럼 보이며 꽃잎은 없다. 꽃받침조각은 6개이고 겉에 명주실 같은 흰색 털이 빽빽이 나 있으나 안쪽에는 털이 없다. 수술과 암술은 각각 많으며 꽃밥은 노란색이다.

열매 긴 달걀 모양의 수과로, 겉에 흰색 털이 있으며 끝에 4cm 내외의 암술대가 남아 있다.

특징 및 사용방법 노고초(老姑草)라고도 한다. 흰색 털로 덮인 열매의 모습이 할머니의 흰 머리카락처럼 보이기 때문에 할미꽃이라는 이름이 붙여졌다. 뿌리는 굵고 진한 갈색이며, 전체에 흰 털이 빽빽이 나 있다. 뿌리를 백두옹(白頭翁)이라 하며 약용한다.

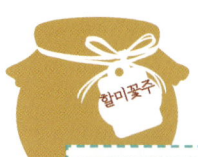

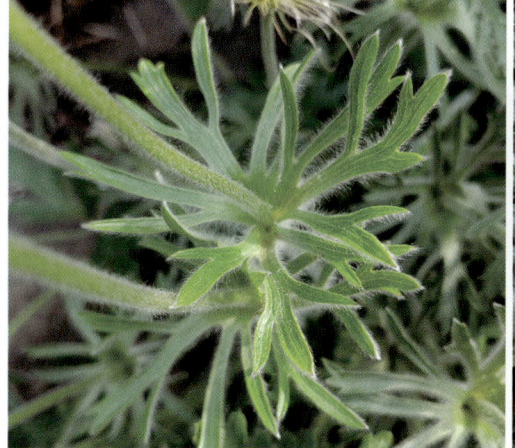
할미꽃_ 잎

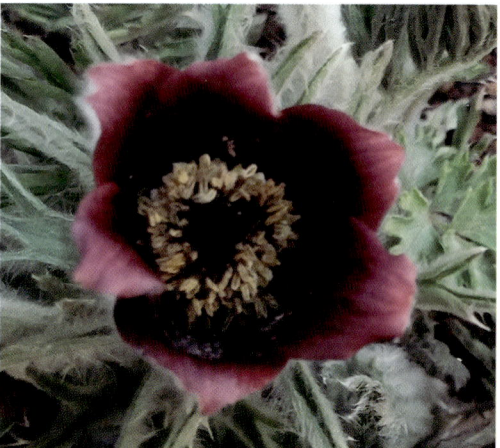
할미꽃_ 꽃

- **대장염**大腸炎 : 대장에 염증이 생겨, 아랫배가 아프고 설사가 잦으며 대변에 혈액, 점액이 섞이거나 배변 후에 불쾌감이 따르는 병증이다. 소주잔 1잔을 1회분으로 1일 2~3회씩, 8~10일 동안 음용한다.

- **변혈**便血 : 대변에 피가 섞여 나오는 병증으로, 치질이나 탈항에 의한 것은 선홍색이고, 대장의 질병에 의한 것은 흑색을 띤다. 소주잔 1잔을 1회분으로 1일 2~3회씩, 5~10일 동안 음용한다.

- **장출혈**腸出血 : 궤양, 악성 종양 등으로 인하여 장관(腸管)에서 일어나는 출혈로, 혈변이나 하혈이 있고 변의 색깔이 검다. 창자암이나 십이지장궤양도 같은 색의 변을 본다. 소주잔 1잔을 1회분으로 1일 2~3회씩, 7~10일 동안 복용한다.

- **기타 적응증** : 진통, 혈액순환 개선, 냉병, 신경통, 어혈, 귀밑샘염

채취 및 구입 전국의 산과 들 양지에서 자생하는 것을 직접 채취하여 쓰는 것이 좋다.

- 약효는 뿌리에 있다. 뿌리를 물로 깨끗이 씻어 말린 다음 사용한다.
- 말린 뿌리 170g을 소주 3.6L에 넣고 밀봉한다.

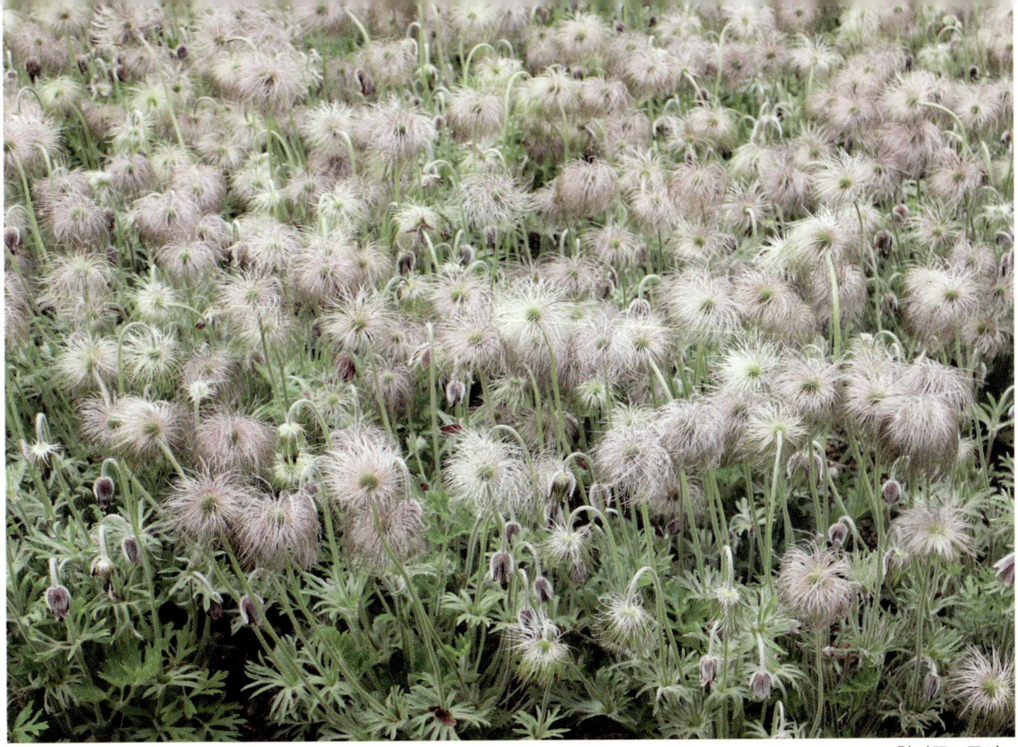

할미꽃_ 무리

- 10개월 이상 숙성시켜 음용하며, 2년 정도 숙성시킨 후에는 찌꺼기를 걸러내고 보관한다.

맛 맛은 쓰다. 황설탕 100g을 가미하여 사용할 수 있다.

주의사항
- 본 약술을 음용하는 중에 가려야 하는 음식은 없다.
- 약간의 독성이 있으므로 치유되는 대로 음용을 중단한다.

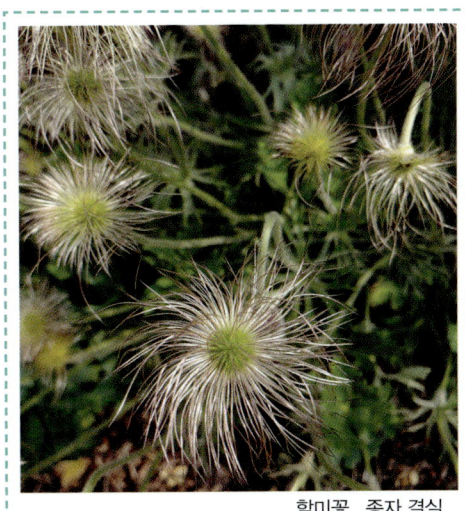

할미꽃_ 종자 결실

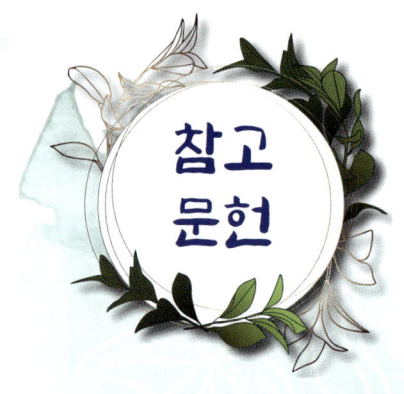

참고문헌

- 곽준수·성환길, 기능성 약술 담그기, 푸른행복(2016)
- 곽준수·성환길, 동의보감 약초 대백과, 푸른행복(2018)
- 곽준수·한종현·김재철, 동의보감 산약초, 푸른행복(2016)
- 곽준수·한종현·김재철, 사계절 질환별 약초 사용백과, 푸른행복(2016)
- 박종철, 약초 한약 대백과, 푸른행복(2015)
- 박종철, 한국의 약초, 푸른행복(2018)
- 박종철, 동의보감 무병장수 약초, 푸른행복(2021)
- 송기엽·윤주복, 야생화 쉽게 찾기, 진선출판사(2003)
- 이영노, 한국식물도감(개정증보판), 교학사(2002)
- 장광진·성환길·곽준수, 사계절 산약초, 푸른행복(2013)
- 장준근, 몸에 좋은 산야초, 넥서스(2002)
- 정연옥·김용문·정재한, 야생화 약초 도감, 푸른행복(2020)
- 정연옥·오장근·신영준, 야생화 백과사전(봄·여름·가을), 가람누리(2012)
- 정연옥·허부, 우리 산야의 야생 약초 도감, 푸른행복(2019)
- 조경남, 동의보감 한약치료, 푸른행복(2017)
- 조경남, 흔한 약초가 사람을 살린다, 푸른행복(2018)
- 조경남, 질환별로 정리한 동의보감 약초요법, 푸른행복(2020)

【사이트】

- 산림청 국가생물종지식정보시스템 홈페이지(www.nature.go.kr)
- 식품의약품안전처 홈페이지(www.mfds.go.kr)
- 위키피디아 홈페이지(www.wikipedia.org)

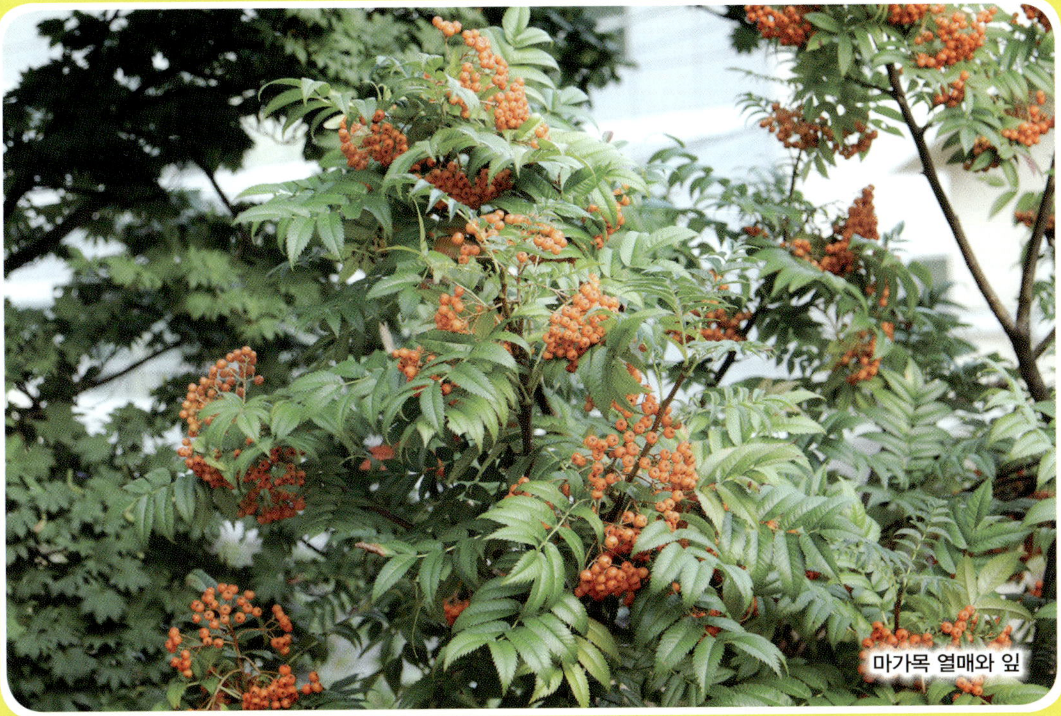

마가목 열매와 잎

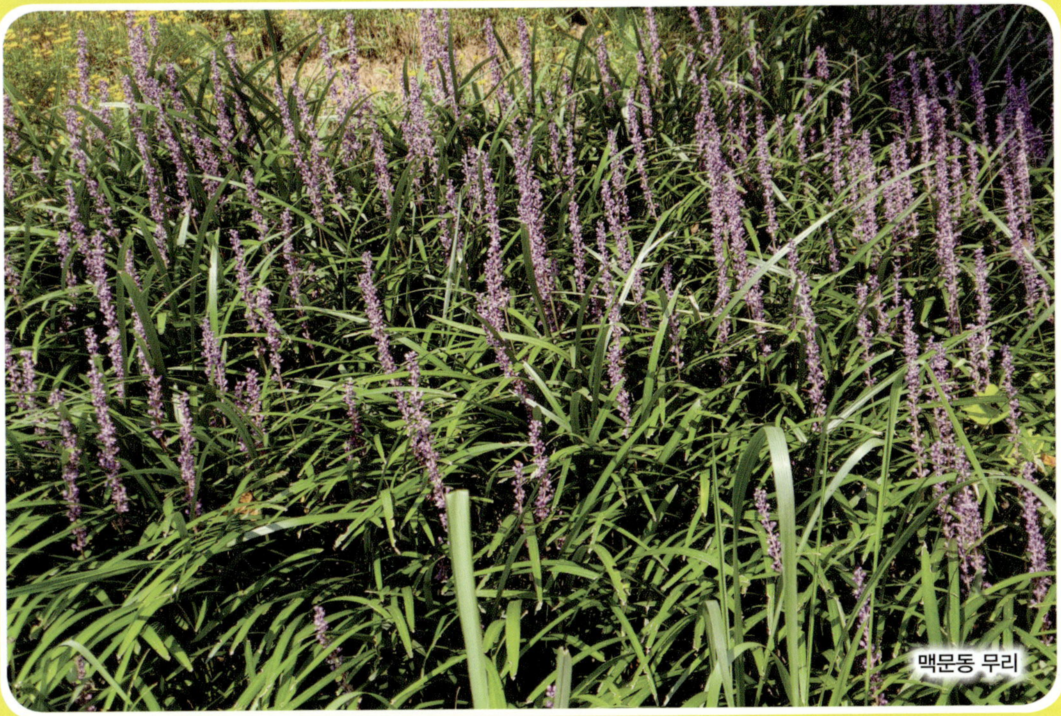

맥문동 무리

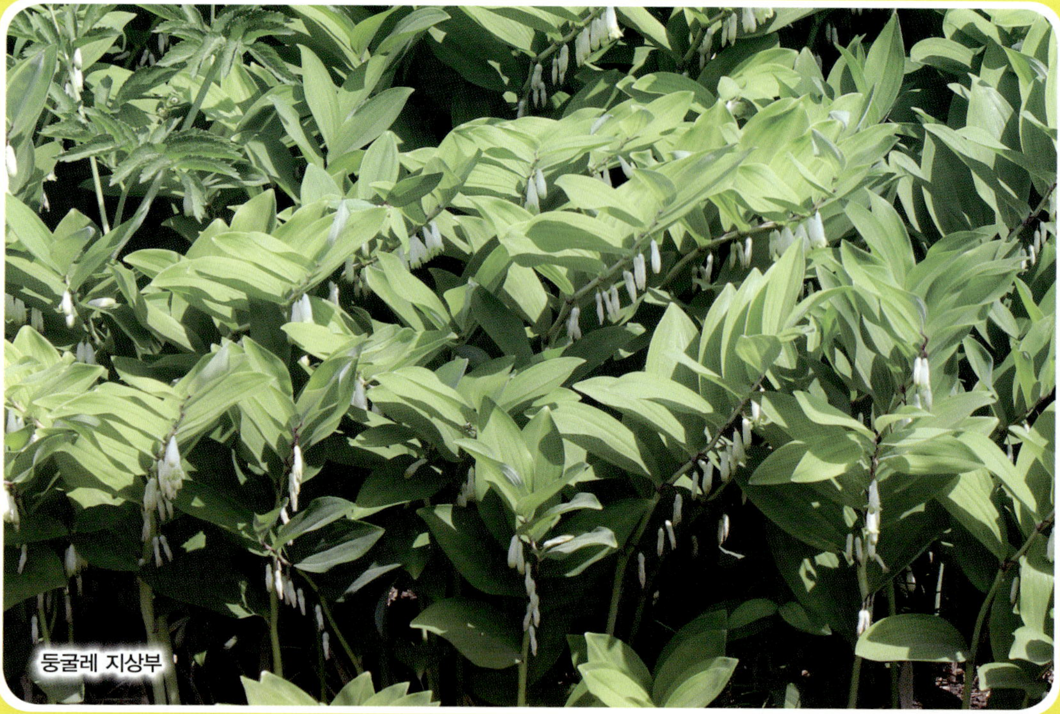

둥굴레 지상부

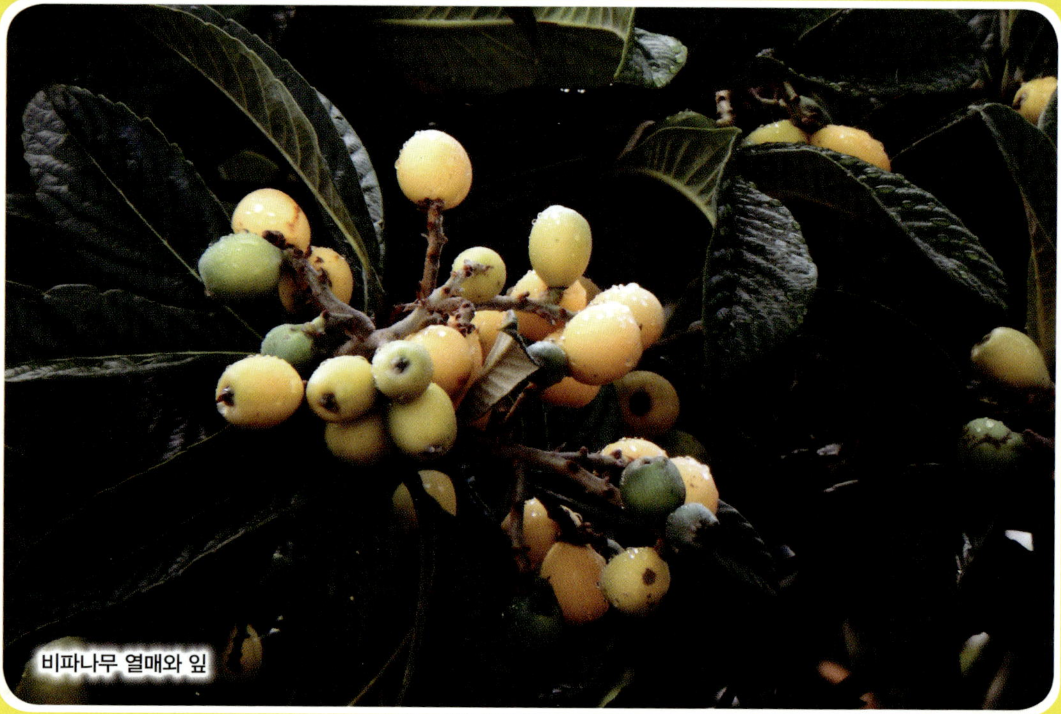

비파나무 열매와 잎